スポーツ傷害 予防と治療のための

体幹モーターコントロール

Trunk Motor Control

金岡恒治 ▶ 編著

早稲田大学スポーツ科学学術院教授

中外医学社

執筆者一覧 （執筆順）

金 岡 恒 治	早稲田大学スポーツ科学学術院　教授
大 久 保　雄	埼玉医科大学保健医療学部　講師
阿 久 澤　弘	早稲田大学スポーツ科学学術院　助教
今 井　　厚	愛知淑徳大学　健康医療科学部　助教
小 泉 圭 介	東都大学幕張ヒューマンケア学部　講師
蒲 田 和 芳	株式会社 GLAB　代表取締役
成 田 崇 矢	桐蔭横浜大学スポーツ健康政策学部　教授
村 木 孝 行	東北大学病院　リハビリテーション部　主任
石 川 博 明	東北大学病院　リハビリテーション部
坂 田　　淳	トヨタ自動車株式会社トヨタ記念病院リハビリテーション科

序 文

　近年，体幹機能は注目され様々なエクササイズ，トレーニングあるいはプラクティスが普及してきている．体幹機能は，体幹筋の活動と脊柱・胸郭の可動性によって獲得されるが，最適な筋活動様式を行わせるモーターコントロール機能も重要となる．体幹筋機能は腰痛のリハビリテーションの方法として注目され，多くの研究がなされ，腰椎に直接付着する Local（ローカル）筋群と胸郭と骨盤を直接繋ぐ Global（グローバル）筋群のモーターコントロール機能が重要であることが示されている．また体幹機能のもう一つの側面として，四肢の活動とモーターコントロール機能が挙げられる．投球動作においては下肢の力を体幹を通して上肢に伝える運動連鎖という言葉で説明され，四肢筋群と体幹筋群のモーターコントロール機能が重要となる．

　これらの腰椎や四肢のモーターコントロール機能が適切に働かないと，安定性を欠いた関節において関節障害や外傷が発生し，代償的に過活動となり遠心性収縮を強いられる筋には筋損傷が生じる．また最適な動作を行うことができなくなることから競技パフォーマンスの低下をも招くことになる．このため競技スポーツの現場においては障害予防やパフォーマンスの向上のために，“体幹をうまく使えるようにする”ことを目的として様々な介入方法が実践されている．

　しかし，“本当に体幹の機能向上すれば外傷や障害の発生を予防できるのか？”，“今やっている体幹エクササイズがベストなのか？”，“この障害に最適な体幹エクササイズはなんだろう？” といった疑問を現場のアスレティックトレーナーは感じているのではないだろうか？
　そのため，これらの疑問に応えることを目的に，本書では各スポーツ障害・外傷について，以下の構成でモーターコントロール機能向上を目的とした体幹トレーニングのエビデンスと介入方法の紹介を行った．
　①：スポーツ外傷・障害の病態，発生機序，整形外科的治療法，メディカルリハビリテーション，
　　　アスレティックリハビリテーションの概説
　②：各部位の障害に対する体幹筋トレーニング介入効果のエビデンス紹介
　③：各部位の障害に対する体幹トレーニング方法の紹介

　①の各病態解説は，足部・下腿は阿久澤弘先生，膝・大腿は小泉圭介先生，股関節・鼠径部は蒲田和芳先生，骨盤・仙腸関節は成田崇矢先生，腰部・体幹は金岡恒治，肩・肩甲帯は石川博明先生・村木孝行先生，肘は坂田淳先生に担当していただいた．②のエビデンス紹介はすべての部位に渡って今井厚先生が文献を検索し渉猟した．実際にはエビデンスに乏しい部位があり，今後も情報収集やエビデンス獲得に向けた研究活動が求められる．③の体幹トレーニングの紹介は国立スポーツ科学センターや競泳競技の現場で長年活動している小泉圭介先生に執筆していただいた．このように本書は競技の現場や医療機関でスポーツ傷害を診る方がエビデンスに裏付けられたモーターコントロール機能向上エクササイズを処方できるように，また代表的なトレーニングの方法を紹介している．

本書を活用することで，アスリートのみならず多くの運動器の障害をもった方々に対して，エビデンスに基づいた障害予防に役立つアスレティックリハビリテーションやコンディショニングを処方することができると考える．

　また本書が活用されることで，運動器障害をもつ方々の身体機能が改善しより快適な人生を送ることができるようになり，アスレティックリハビリテーションの重要性が多くの方に認識され，普及し，より健康的で活動的な社会になっていくことが期待される．

　　2019 年初夏

早稲田大学スポーツ科学学術院

金 岡 恒 治

目 次

I　総　論
―― 身体の安定性とスポーツ傷害 ――
（金岡恒治）　1

1 運動器障害の発生メカニズム………………………………………………………… 2

2 運動器障害の推定される stage 分類………………………………………………… 3

3 身体機能と活動性・競技パフォーマンス…………………………………………… 5

4 スポーツ障害の発生メカニズム……………………………………………………… 6
- A．牽引性障害（引っ張り障害）…………………………………………………… 6
- B．関節運動の不安定性による関節障害，インピンジメント障害……………… 7

II　体幹筋トレーニングのエビデンス
11
（大久保 雄）

1 体幹筋の構造・機能についての基礎的知見……………………………………… 12
- A．体幹筋の分類（ローカル筋・グローバル筋）………………………………… 12
- B．各体幹筋の機能解剖………………………………………………………………… 13
- C．身体運動時の体幹筋機能………………………………………………………… 16

2 体幹筋トレーニングの筋活動様式………………………………………………… 19
- A．ドローイン………………………………………………………………………… 19
- B．ブリッジエクササイズ…………………………………………………………… 20
- C．筋筋膜経線に沿った体幹筋トレーニング……………………………………… 25
- D．腹筋運動…………………………………………………………………………… 26
- E．Active SLR………………………………………………………………………… 27

i

Ⅲ 各 論 31

第1章 足部・下腿 32

1 足関節捻挫··(阿久澤 弘) 32
   A．症状と病態···32
   B．障害発生メカニズム···33
   C．整形外科的治療法···34
   D．足関節（距腿関節，距踵関節）の解剖学的特徴··························34
   E．足関節捻挫発生と安定化機構や下肢アライメントとの関連··············35
   F．足関節捻挫のメディカルリハビリテーション··························35
   G．足関節捻挫のアスレチックリハビリテーション······················37

2 足底腱膜炎··(阿久澤 弘) 39
   A．症状と病態···39
   B．障害発生メカニズム···40
   C．整形外科的治療法···40
   D．足部アーチの解剖学的特徴···41
   E．足底腱膜炎発生と安定化機構や下肢アライメントとの関連··············42
   F．足関節捻挫のメディカルリハビリテーション··························42
   G．足底腱膜炎のアスレチックリハビリテーション······················43

3 アキレス腱障害··(阿久澤 弘) 45
   A．症状と病態···45
   B．障害発生メカニズム···46
   C．整形外科的治療法···48
   D．距腿関節の解剖学的特徴···48
   E．アキレス腱障害発生と安定化機構や下肢アライメントとの関連··········49
   F．アキレス腱障害のメディカルリハビリテーション····················49
   G．アキレス腱障害のアスレチックリハビリテーション··················50

4 シンスプリント··(阿久澤 弘) 52
   A．症状と病態···52
   B．障害発生メカニズム···52
   C．整形外科的治療法···53
   D．足関節（距腿関節，距踵関節）の解剖学的特徴··························54
   E．シンスプリント発生と安定化機構や下肢アライメントとの関連··········54
   F．シンスプリントのメディカルリハビリテーション····················56

G．シンスプリントのアスレチックリハビリテーション·····················57

5 足部・下腿部の障害に対する体幹筋トレーニング介入効果のエビデンス
···（今井　厚）59

6 足部・下腿部の障害に対する体幹筋トレーニング方法の紹介·········（小泉圭介）62
A．骨盤後傾・股関節伸展エクササイズ······························62
B．股関節伸展・外転・外旋エクササイズ··························62
C．バックブリッジ···64
D．片脚デッドリフト/杖支持···65
E．バランススクワット···66
F．母趾球スタンディング①···67
G．母趾球スタンディング②：上肢スイング·······················67

第2章　膝・大腿   69

1 靱帯損傷··（小泉圭介）69
A．症状と病態···69
B．障害発生メカニズム···71
C．整形外科的治療法···72
D．メディカルリハビリテーション···································73
E．アスレティックリハビリテーション·····························74

2 半月板損傷··（小泉圭介）79
A．病態と状態···79
B．障害発生メカニズム···81
C．整形外科的治療法···81
D．メディカルリハビリテーション···································82
E．アスレティックリハビリテーション·····························83

3 大腿部肉離れ··（小泉圭介）85
A．病態と状態···85
B．障害発生メカニズム···85
C．整形外科的治療法···87
D．メディカルリハビリテーション···································88
E．アスレティックリハビリテーション·····························90

4 膝・大腿部の障害に対する体幹筋トレーニング介入効果のエビデンス·····（今井　厚）92
A．膝関節部の障害···92
B．大腿部の障害···94

5 膝・大腿部の障害に対する体幹筋トレーニングの紹介················（小泉圭介）98
A．股関節伸展・外転・外旋エクササイズ··························98

B．スリング①：On elbow swing ……………………………………………………99
　　C．スリング②：インサイドブリッジ ………………………………………………99
　　D．スリング③：Spine climber ……………………………………………………100
　　E．片脚デッドリフト① ……………………………………………………………101
　　F．片脚デッドリフト②：反対側つま先支持 ……………………………………101

第3章 股関節・鼠径部 　103

❶ 股関節唇損傷 ……………………………………………………（蒲田和芳）103
　　A．症状と病態 ………………………………………………………………………103
　　B．障害発生メカニズム ……………………………………………………………106
　　C．整形外科的治療法 ………………………………………………………………109
　　D．リハビリテーション ……………………………………………………………110

❷ グローインペイン ………………………………………………（蒲田和芳）116
　　A．グローインペイン治療小史 ……………………………………………………116
　　B．症状と病態 ………………………………………………………………………117
　　C．メカニズム ………………………………………………………………………118
　　D．整形外科的治療法 ………………………………………………………………121
　　E．リハビリテーション ……………………………………………………………122

❸ 股関節・鼠径部の障害に対する体幹筋トレーニング介入効果のエビデンス
　　……………………………………………………………………（今井　厚）127

❹ 股関節・股関節の障害に対する体幹筋トレーニング方法の紹介 ………（小泉圭介）130
　　A．ワイドスクワット ………………………………………………………………130
　　B．ワイドスクワット＆ツイスト …………………………………………………130
　　C．アウトサイドブリッジ …………………………………………………………131
　　D．インサイドブリッジ ……………………………………………………………131
　　E．インサイドエクステンション …………………………………………………132
　　F．スクワット内転誘導・外転誘導 ………………………………………………132
　　G．四股ふみ …………………………………………………………………………133

第4章 骨盤・仙腸関節 　134

❶ 仙腸関節障害 ……………………………………………………（成田崇矢）134
　　A．症状と病態 ………………………………………………………………………134
　　B．障害発生メカニズム ……………………………………………………………135

C．整形外科的治療方法‥‥‥‥‥‥‥‥‥‥‥‥‥‥‥‥‥‥‥‥‥‥‥‥‥ 136

D．仙腸関節の解剖学的特徴‥‥‥‥‥‥‥‥‥‥‥‥‥‥‥‥‥‥‥‥‥‥ 136

E．仙腸関節障害のメディカルリハビリテーション‥‥‥‥‥‥‥‥‥‥ 137

F．仙腸関節障害のアスレティックリハビリテーション‥‥‥‥‥‥‥ 140

2 仙腸関節障害に対する体幹筋トレーニングの紹介‥‥‥‥‥‥‥‥（小泉圭介）142

A．骨盤後傾・股関節伸展エクササイズ‥‥‥‥‥‥‥‥‥‥‥‥‥‥‥ 142

B．バックブリッジ：両脚～片脚‥‥‥‥‥‥‥‥‥‥‥‥‥‥‥‥‥‥ 142

C．スリングによるバックブリッジ：両脚～片脚‥‥‥‥‥‥‥‥‥‥ 143

D．オーバーヘッドデッドリフト‥‥‥‥‥‥‥‥‥‥‥‥‥‥‥‥‥‥ 143

第5章 腰部・体幹

144

1 腰椎椎間関節障害・腰椎椎弓疲労骨折（分離症）‥‥‥‥‥‥（金岡恒治）144

A．腰椎の解剖学的特徴と構造的安定化機構‥‥‥‥‥‥‥‥‥‥‥‥ 144

B．体幹筋による機能的安定化機構‥‥‥‥‥‥‥‥‥‥‥‥‥‥‥‥‥ 145

C．腰椎隣接関節の可動性‥‥‥‥‥‥‥‥‥‥‥‥‥‥‥‥‥‥‥‥‥ 148

D．ニュートラルゾーン‥‥‥‥‥‥‥‥‥‥‥‥‥‥‥‥‥‥‥‥‥‥ 148

E．腰椎椎間関節障害・腰椎椎弓疲労骨折（分離症）‥‥‥‥‥‥‥‥ 149

F．体幹安定性や腰椎アライメントとの関連‥‥‥‥‥‥‥‥‥‥‥‥ 152

G．アスレティックリハビリテーション‥‥‥‥‥‥‥‥‥‥‥‥‥‥ 152

2 腰椎椎間板障害・椎間板ヘルニア‥‥‥‥‥‥‥‥‥‥‥‥‥‥（金岡恒治）154

A．症状と病態‥‥‥‥‥‥‥‥‥‥‥‥‥‥‥‥‥‥‥‥‥‥‥‥‥‥ 154

B．障害発生メカニズム‥‥‥‥‥‥‥‥‥‥‥‥‥‥‥‥‥‥‥‥‥‥ 155

C．整形外科的治療方法‥‥‥‥‥‥‥‥‥‥‥‥‥‥‥‥‥‥‥‥‥‥ 156

D．構造的安定化機構‥‥‥‥‥‥‥‥‥‥‥‥‥‥‥‥‥‥‥‥‥‥‥ 156

E．機能的安定化機構・腰椎アライメントとの関連‥‥‥‥‥‥‥‥‥ 156

F．アスレティックリハビリテーション‥‥‥‥‥‥‥‥‥‥‥‥‥‥ 156

3 筋筋膜性腰痛・筋付着部障害・体幹筋肉離れ‥‥‥‥‥‥‥‥（金岡恒治）158

A．症状と病態‥‥‥‥‥‥‥‥‥‥‥‥‥‥‥‥‥‥‥‥‥‥‥‥‥‥ 158

B．障害発生メカニズム‥‥‥‥‥‥‥‥‥‥‥‥‥‥‥‥‥‥‥‥‥‥ 159

C．整形外科的治療方法‥‥‥‥‥‥‥‥‥‥‥‥‥‥‥‥‥‥‥‥‥‥ 160

D．機能的安定化機構‥‥‥‥‥‥‥‥‥‥‥‥‥‥‥‥‥‥‥‥‥‥‥ 160

E．メディカルリハビリテーション‥‥‥‥‥‥‥‥‥‥‥‥‥‥‥‥ 160

F．アスレティックリハビリテーション‥‥‥‥‥‥‥‥‥‥‥‥‥‥ 160

4 腰部障害に対する体幹筋トレーニング介入効果のエビデンス‥‥‥‥（今井　厚）161

5 腰部障害に対する体幹筋トレーニングの紹介‥‥‥‥‥‥‥‥‥（小泉圭介）164

v

A．ドローイン··· 164

B．ドローイン＋骨盤後傾··· 164

C．骨盤固定からの片脚スイング··································· 165

D．Side trunk arc··· 166

E．Side bilateral SLR·· 166

F．フロントブリッジ①：Hand-knee／Elbow-knee·········· 166

G．フロントブリッジ②：Leg-high Hand-knee／Elbow-knee········· 167

第6章 肩・肩甲帯　168

① 肩峰下インピンジメント症候群··（石川博明，村木孝行）　168

A．症状と病態·· 168

B．障害発生メカニズム··· 168

C．整形外科的治療方法··· 169

D．肩峰下インピンジメントに関連する解剖学的特徴··········· 169

E．肩峰下インピンジメントとアライメントや安定化機構との関連········· 169

F．肩峰下インピンジメント症候群のメディカルリハビリテーション········· 170

G．肩峰下インピンジメント症候群のアスレティックリハビリテーション········· 172

② 関節唇損傷··（石川博明，村木孝行）　175

A．症状と病態·· 175

B．障害発生メカニズム··· 175

C．整形外科的治療方法··· 177

D．関節唇損傷に関連する解剖学的特徴··························· 177

E．関節唇損傷とアライメント（関節位置）の関連··········· 178

F．関節唇損傷のメディカルリハビリテーション··············· 178

G．関節唇損傷のアスレティックリハビリテーション··········· 180

③ 肩関節不安定症··（石川博明，村木孝行）　183

A．症状と病態·· 183

B．障害発生メカニズム··· 184

C．整形外科的治療方法··· 184

D．肩関節不安定症に関連する解剖学的特徴··················· 185

E．肩関節不安定症とアライメント（関節位置）の関連········· 185

F．肩関節不安定症のメディカルリハビリテーション··········· 187

G．肩関節不安定症のアスレティックリハビリテーション········· 188

④ 肩関節障害に対する体幹筋トレーニング介入効果のエビデンス·······（今井　厚）　191

⑤ 上肢（肩・肘）障害に対する体幹筋トレーニングの紹介···············（小泉圭介）　194

A．腹臥位での上肢運動に対し腹筋群が収縮するか……………………………195

B．肩甲帯での支持による体幹安定性…………………………………………195

C．肩甲帯での支持下での上肢挙上と体幹安定性……………………………196

D．上肢での支持下での上肢挙上と体幹安定性………………………………197

E．上下肢による支持下での体幹安定性 —— 様々な肢位における上肢挙上位
での体幹安定化…………………………………………………………………198

第7章 肘 部   201

1 内側側副靱帯損傷………………………………………………（坂田　淳）201

A．症状と病態……………………………………………………………………201

B．障害発生メカニズム…………………………………………………………201

C．整形外科的治療法……………………………………………………………201

D．肘関節の解剖学的特徴………………………………………………………202

E．MCL 損傷と安定化機構や上肢アライメントとの関連……………………202

F．MCL 損傷のメディカルリハビリテーション………………………………203

G．MCL 損傷のアスレティックリハビリテーション…………………………204

2 離断性骨軟骨炎…………………………………………………（坂田　淳）209

A．症状と病態……………………………………………………………………209

B．障害発生メカニズム…………………………………………………………209

C．整形外科的治療法……………………………………………………………209

D．肘関節外側の解剖学的特徴…………………………………………………209

E．OCD と安定化機構や上肢アライメントとの関連…………………………210

F．OCD のメディカルリハビリテーション……………………………………211

G．OCD のアスレティックリハビリテーション………………………………212

3 上腕骨外上顆炎…………………………………………………（坂田　淳）215

A．症状と病態……………………………………………………………………215

B．障害発生メカニズム…………………………………………………………215

C．整形外科的治療法……………………………………………………………215

D．手関節・手部の構造安定化機構……………………………………………216

E．ECRB の解剖と手関節の機能的安定化機構………………………………216

F．上腕骨外上顆炎と安定化機構や上肢アライメントとの関連……………217

G．上腕骨外上顆炎のメディカルリハビリテーション………………………218

H．上腕骨外上顆炎のアスレティックリハビリテーション…………………218

4 肘関節障害に対する体幹筋トレーニング介入効果のエビデンス………（今井　厚）222

索引………………………………………223

vii

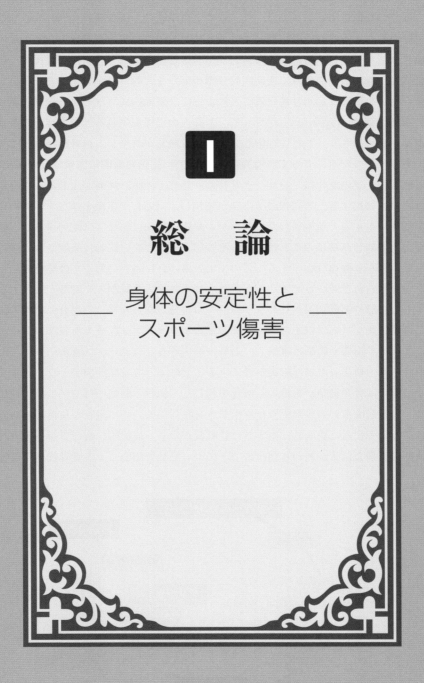

1 運動器障害の発生メカニズム

　運動器を構成する組織には，骨，軟骨（硝子軟骨，線維軟骨），関節包，靱帯，腱，筋，神経があり，神経以外の組織は主にコラーゲンとプロテオグリカンなどの軟骨基質から構成される．運動器組織に強大な外力が加わることによって骨折，軟骨損傷，関節脱臼，靱帯損傷，腱断裂，肉離れ（筋筋膜間裂離損傷）などの外傷が発生する．一方，物理的な負荷が特定の組織に加わり続けることによって，組織内にコラーゲン線維の断裂や延長などの微細損傷（microinjury）が生じる．これらの損傷が生じると白血球から炎症性のサイトカインが放出され，これに呼応して組織内に血管が新生し，神経が侵入してくる．またサイトカインの作用によって血管透過性が高まり，損傷組織内に血漿成分が漏出し腫脹する．これらの一連の変化は"炎症"と呼ばれ，熱感，腫脹，疼痛が生じる．さらに炎症部位には組織を修復するために線維芽細胞が集簇し，損傷した組織を修復するためにコラーゲン線維を産生する．新生されたコラーゲン線維は当初は無秩序に配列するが，組織に生理的な応力が加わり続けることによってその応力に沿わない線維は吸収され，最終的には最適な配列となり修復は完了する．この損傷組織の修復過程においては障害発生の原因となった物理的負荷を減少させることが求められるため，運動制限や安静が必要となる 図1．

　もし安静や運動制限が行われず組織への負荷が加わり続けた場合，組織の微細損傷が生じ続け，炎症反応は収まらず，線維芽細胞がコラーゲン線維を無秩序に産生し続けることによって，疼痛や腫脹は継続し，過剰に産生されたコラーゲン線維によって肉芽や瘢痕が形成され，新生した神経組織が侵入することによって有痛性肉芽となる．また血流が豊富な部位では骨芽細胞が組織の石灰化を起こし，靱帯や筋腱の付着部に骨増殖反応を引き起こし骨棘形成などの変形性変化を生じさせる．一方，骨に過剰な負荷が加わり続けることによって骨代謝は局所的に阻害され骨吸収が生じ，最終的に疲労骨折へと進行する．また軟骨に過剰な負荷が加わり続けることによって軟骨細胞による軟骨代謝が阻害され，プロ

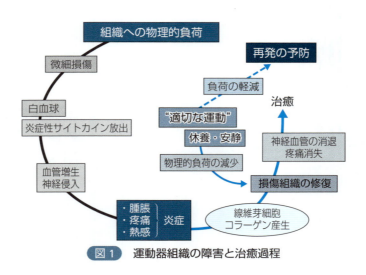

図1　運動器組織の障害と治癒過程

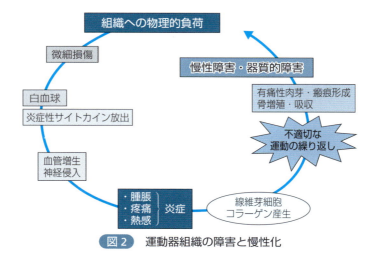

図2 運動器組織の障害と慢性化

テオグリカン産生が阻害され，関節の硝子軟骨量は減少し，半月板や関節唇などの線維軟骨は変性し易損性となり，椎間板内の髄核量や水分含有量は減少し椎間板変性へと至り，様々な障害へと進行していくことになる図2．

2 運動器障害の推定される stage 分類

スポーツ活動などの身体活動を過剰に行うことや，何らかの身体機能不全によって特定の組織に繰り返しの物理的負荷が加わった際に組織に生じる変化，X線画像変化，MRI画像変化，症状の変化を，運動器の stage 分類として表1に示す．

運動によって局所的負荷が加わっていても組織に何ら変化が生じていない stage I では組織に加わる異常な負荷を自覚的に"違和感"と感じるのみである．さらに進行して組織に微細損傷が発生する stage II では運動時に負荷が加わった時に疼痛を感じるようになる．ついで組織の微細損傷部位に炎症が生じる stage III になると，運動時の痛みに加えて，運動を行った後も疼痛が生じるようになり，組織に生じた水分貯留（浮腫）を反映してMRI画像，特に水分を鋭敏に検出するSTIR撮像方法によって障害部位の高輝度変化（画像上は白く描出）を認めるようになる．疼痛が生じているにも関わらず，炎症部位に負荷が加わり続けることによって前述した機序による骨増殖や骨吸収変化や組織の変性が生じ，X線画像では骨棘の形成，疲労骨折，関節裂隙の狭小などの所見を認めるようになり，MRI所見では軟骨内のプロテオグリカン量減少による水分量減少を反映した軟骨変性所見を呈する．この stage IV においては日常生活動作程度でも疼痛が生じるようになることが推察される．組織への負荷が長期間にわたることによって組織の変性や変形は進行し変形性関節症に至り，疲労骨折は偽関節に至る．この stage V においては炎症反応は収束し，骨変形や関節包の変性によって関節の可動性は低下し，構造的に安定し，結果的に組織への負荷が減少することによって疼痛は軽減していく．また腰椎椎弓に生じた疲労骨折

〔I　総論〕身体の安定性とスポーツ傷害

表1　特定の運動器組織に負荷が加わり続けることによる組織の変化，画像所見と症状による Stage 分類

stage	I	II	III	IV	V
組織変化	なし	微細損傷	炎症	増殖/吸収・変性	器質的変化
X線変化	なし	なし	なし	骨棘/疲労骨折	OA/偽関節
MRI所見	なし	なし	STIR高輝度変化	軟骨変性所見	変形所見
症　状	違和感	運動時の痛み	運動後の疼痛	日常生活での疼痛	疼痛?
	機能的障害			器質的障害	

は最終的に偽関節となり，偽関節部に滑膜の増生などが生じなければ疼痛は収まっていく．このように，stage V の最終段階で症状が生じるか否かはその症例やおかれている環境によって異なってくる．

　運動器障害を診断する際に整形外科外来においては X 線画像検査によって器質的変化の有無を評価するため，stage IV・V の器質的変化を認める障害は器質的障害と称することができる．一方，X 線画像に器質的変化を認めていないにもかかわらず症状を呈する stage I・II・III の障害に対する呼称は定まっていない．消化器疾患の領域では何らかの胃腸症状を呈していても，内視鏡所見にて胃潰瘍などの器質的変化を認めない障害を，機能性胃腸症と称している．このため，運動器組織への負荷によって症状を呈しているにもかかわらず器質的変化を描出することができていない運動器の障害は機能的な運動器障害と捉えることができる．しかし MRI 検査を用いると X 線検査に描出されない組織の炎症像を描出することができ，stage III の段階を評価することができる．炎症所見は可逆的なものであり，負荷の減少によって画像所見も収束していくため，その変化を機能的なものと捉えるか，器質的なものと捉えるかには異論がある．また今後の画像検査方法の進歩によって炎症が生じる前の組織の微細損傷も検出することができるようになる可能性もあるため，ここではあくまでも X 線検査所見に基づいて運動器障害を機能的障害と器質的障害に分類する．

3 身体機能と活動性・競技パフォーマンス

図3に身体機能と活動性や競技パフォーマンスとの関連を示す．運動器の障害が生じ，身体機能や活動性が低下している状態から，身体機能が向上し組織への負荷が減少し，活動性や競技パフォーマンスが向上していくことを表している．

図3における左下にあたる器質的な運動器疾患に対する対処としては，適切な医療機関において整形外科医が画像診断を用いて適切に評価・診断し，その程度や状況によっては**手術療法**を行う．さらに日常生活動作に問題がなくなるまで**メディカルリハビリテーション**が主に理学療法士から処方される．ついで日常生活動作は問題なく行うことができるものの競技スポーツの活動レベルに達していない状況に対しては**アスレティックリハビリテーション**として身体機能の向上や改善に関わる介入が行われ，その競技に適した身体機能の獲得を目指す．もし身体機能が不十分なままで競技活動を再開すると治癒した組織に負荷が加わることによって障害は再発してしまう．このためこれらの身体機能改善を目指した介入は障害の再発予防対策になる．またこの身体機能の向上は同時に競技力の向上にもつながることにもなる．さらにはこのような身体機能向上介入は一般の機能的運動器障害に対する運動療法としても用いることもできる．

もしアスリートが何らかの機能的運動器障害を呈した場合には，その選手の身体機能の運動内容に対する相対的低下を反映したものである可能性が高く，その特定の身体機能を改善することによって，障害の治療や予防対策になるのみならず，競技パフォーマンス向上にもつながることになる．このことを選手，治療者が十分に理解することによって障害発生をポジティブに捉えることができ，アスレティックリハビリテーションが順調に遂行されることに繋がる．

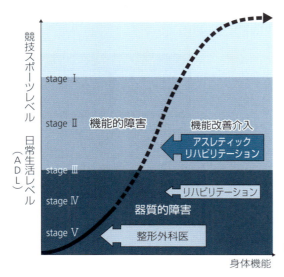

図3 活動性・競技パフォーマンス

〔I 総論〕身体の安定性とスポーツ傷害

4 スポーツ障害の発生メカニズム 図4

　前述のように組織に繰返しの負荷が加わると運動器障害が発生する．スポーツの現場では同様の競技動作を繰り返しているにもかかわらず，ある選手には障害が発生し，ある選手には発生しないことを経験する．このことからも身体への運動の負荷の量のみならず，その個体が課題となる動作を繰り返す際に不適切な筋活動様式や不適切なフォームなどの誤った身体の使用方法（maluse）を行うことによって，ある特定の組織への負荷が集中し障害発生につながると予測される．

　このような不適切な身体活動が生じる要因としては，過剰な練習量による心身の疲労状態，個別性を考慮しない不適切な指導方法，勝利至上主義などの社会的要因が背景にある．これらの要因はその競技スポーツ組織が育んできた文化であり，それを改善することは一朝一夕には行えないが，障害を起こさずより高い競技パフォーマンスを発揮できるようなスポーツ環境の醸成が求められる．

　スポーツ障害には大きく分けて，繰り返しの組織への牽引力によって発生する牽引性障害と，何らかの要因によって生じる非生理的関節挙動による関節障害やインピンジメント障害がある．以下に各々の発生メカニズムについて推察を交えて解説する．

A．牽引性障害（引っ張り障害）

　運動時に筋が収縮し筋腱の牽引が繰り返されることによって，筋，筋膜，腱，筋腱移行部，筋腱の骨付着部に加わる牽引負荷によって障害が発生する．繰り返しの牽引力によって筋腱の線維性組織に微細損傷が発生し，その修復のために線維芽細胞が動員されコラーゲンを産生し損傷組織を修復する．しかし運動負荷量が大きく，正常に修復される前に微細損傷が繰り返されることによって集簇した白血球より炎症性サイトカインが放出され続け，未成熟なコラーゲン線維によって形成された肉芽に血管や神経が増生し，疼痛性肉芽を形成してしまうことによって慢性的な障害となってしまう．筋腱への牽引力は特に筋に遠心性の収縮が生じるときに強くなり，切り返し動作，ストップ動作，着地動作，階段や坂道を降りる動作の時などに関節を安定させるために生じる遠心性の筋収縮に

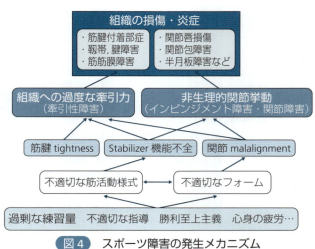

図4　スポーツ障害の発生メカニズム

よって疼痛を生じやすい．この遠心性の筋収縮はスポーツ動作の様々な局面において生じており，特に運動している身体を安定させる際に働く．障害発生部位は多岐にわたり，すべての筋腱に生じうる．代表的な障害として膝蓋靱帯症，膝蓋靱帯の脛骨付着部症（Osgood病），アキレス腱症，アキレス腱付着部症，後脛骨筋の付着部障害（シンスプリント），大腿内転筋の付着部障害，脊柱起立筋の付着部障害，上腕骨内・外上顆炎などがあげられる．また強大な牽引力が短時間で作用すると筋筋膜間に損傷（肉離れ）が生じたり，腱断裂や筋腱付着部の裂離骨折を引き起こすことになる．

これらの牽引性障害の発生要因として，筋腱の伸長性の低下（tightness）が関与するため，本障害を予防するためには筋腱の伸張性を高めるためのストレッチが推奨される．また遠心性の筋収縮は身体に予期せぬ動きが生じた際に適正な位置に戻す際に用いられるため，身体を予め適正な位置に保つことができていれば不用な遠心性収縮の発生は抑えられ，牽引性障害の発生は予防されると考える．このため身体の動的安定性を高めるための神経筋コーディネーションも必要となる．また運動時の四肢関節の動的アライメントが不適切であると，特に接地時などの衝撃を受ける際には四肢を安定させるために特定の部位に負荷が加わりやすくなるため，これらの改善も求められる．

B．関節運動の不安定性による関節障害，インピンジメント障害

関節の運動成分には回転運動と並進運動があり，これらの比率によって運動の質が変化する．回転運動成分を主とした運動では回旋中心位置は関節内に存在する 図5 が，並進運動成分が増すと回旋中心位置は関節外に外れる 図6．このように回旋中心位置は関節運動の質を表すと考えられる．

また関節に運動を生じさせる筋群には，関節近傍に存在する単関節筋群と複数の関節を跨いでいる多関節筋群の2種類に分けられる．筋肉の働きは関節運動を引き起こすmobilizerとして働くのみならず，関節を安定させるためのstabilizer機能がある 図7．単関節筋は関節近傍に位置するため関節を安定させるstabilizer機能を担い，遠心性収縮にさらされる機会が多くなり，持久性が求められるため血流の豊富な赤筋（遅筋）の成分が多い．一方，多関節筋は大きく速い関節運動を生じさせる

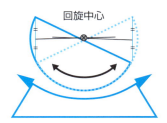

図5 回転要素の大きい関節運動，回転中心位置が関節内に存在する

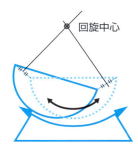

図6 並進要素の大きい関節運動，回転中心位置が関節外に存在する

[I 総論] 身体の安定性とスポーツ傷害

mobilizer 機能を担い，求心性収縮を起こすため白筋（速筋）成分が多い．このように筋群の機能は各々の役割があり，関節運動の際には，まず単関節筋が収縮し関節を安定させ，回転中心が関節内に存在させたのちに，多関節筋が収縮して関節運動を行わせることによって安定した関節運動が行われる 図8．一方，多

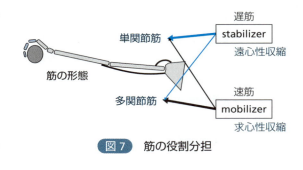

図7 筋の役割分担

関節筋の過活動によって単関節筋が機能する前に多関節筋によって関節運動を行わせることで並進運動要素が増し，回転中心は関節外に逸れてしまう．そのような運動を繰り返すことによって，関節包には牽引ストレスが生じ，関節縁には圧縮応力が作用する（図9）．もし多関節筋優位の不適切な関節運動を繰り返すことによって生じた関節包への牽引ストレスが繰り返されると，関節包に微細損傷が生じ関節障害が発生する．さらには慢性的な炎症によって関節包の伸張性が低下することにより回転中心位置はさらに非生理的なものとなり関節包への牽引ストレスが強くなるという悪循環を呈する．このような状況に陥ってしまった際には関節包の伸長性を再獲得するための徒手療法や筋緊張を弱めるための介入が必要となる．また単関節筋の機能を高め，回転運動が主体の安定した関節運動を獲得することが再発予防のために必要となる．

また不安定な関節運動によって関節縁に生じる圧縮応力によって関節辺縁の関節唇などの線維軟骨組織に微細損傷が生じ，負荷が加わり続けることによって変性し関節唇の断裂や剥離などの器質的損傷に至る．関節包の伸展性制限が存在すればこの圧縮応力はさらに

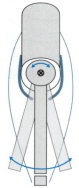

図8 単関節筋機能良好であれば回転中心が関節内に存在する安定した関節挙動が行われる

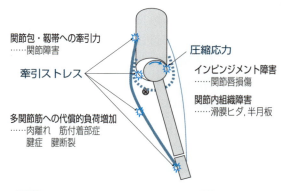

図9 単関節筋機能不全状態では回転中心が関節外に移動した不安定な挙動となる
この挙動によって，関節縁には圧縮応力が作用し，インピンジメント障害や関節内組織の障害，関節包への牽引ストレスによって関節障害が発生する．
また他関節筋には過活動が生じ各種牽引性障害の発生を誘発する．

高まり器質的変化を促進させてしまう．損傷が非可逆的となり，何らかの症状を呈する場合には器質的損傷部位を修復する外科的加療が行われるが，適切な関節運動が行えるような身体機能改善を行わない限りは競技復帰によって受傷時と同様の動作を行い修復部位への圧縮応力が加わることによって損傷は再発してしまうことが危惧される．そのため障害の発生予防や，術後のアスレティックリハビリテーションでは関節の安定性を高めるための単関節筋機能向上の介入が求められる．

　多関節筋の過活動による相対的な単関節筋の機能不全状態で運動を繰り返すことによって，多関節筋への牽引ストレスが増加するだけではなく，単関節筋の機能低下を補い関節の安定性を獲得することを目的に多関節筋の活動が促進されることが推察される．関節の安定性を得るためには僅かな挙動を開始した関節運動を制御する必要性から遠心性の筋収縮様式が求められる．もし多関節筋に遠心性の収縮を繰り返させた場合には過剰な牽引力によって前述の牽引性障害の発生を招くことになってしまう．このような筋収縮様式もスポーツ障害の発生機序の一つと考えられる．

　このような不適切な筋活動様式を是正するためには単関節筋が多関節筋よりも先に収縮し（feedforward 機能），関節の安定性を確保した上で，多関節筋を使って大きな運動を行うという筋活動様式が求められる．このような身体機能の改善によって多くのスポーツ障害は予防が可能であり，手術後のアスレティックリハビリテーションのみならず，競技パフォーマンスの向上も期待できる．

（金岡恒治）

II
体幹筋トレーニングのエビデンス

〔Ⅱ〕体幹筋トレーニングのエビデンス

① 体幹筋の構造・機能についての基礎的知見

A. 体幹筋の分類（ローカル筋・グローバル筋）

　腰椎の安定性制御には体幹筋が大きな役割を担っている．Bergmark[1]は腰椎安定化に作用する筋システムを理解するために，体幹筋を①ローカル筋と②グローバル筋の2つに分類した 表1．

　ローカル筋は起始もしくは停止が腰椎に直接付着する筋と定義され，体幹深部に位置し腰椎の分節的安定性を制御している．体幹筋のみならず，関節の深部に位置する筋は関節に適度な緊張を与え安定性を高める働きをしており，肩では回旋肩板，膝では内側広筋，股関節では中臀筋がこれにあたる[2]．

　一方，グローバル筋は脊椎に直接付着しない多分節間を横断する表在筋であり，脊椎運動時のトルクを発生し運動方向をコントロールしている．多分節間を横断していることから張り網のように作用し，胸郭から骨盤に力を伝達する役割を有している．この2つの筋システムが相互に作用することにより腰椎の安定性が増加し，体幹の剛性が高まると考えられている[3]．

表1　ローカル筋・グローバル筋の分類

ローカル筋	グローバル筋
・ 腹横筋	・ 腹直筋
・ 内腹斜筋（胸腰筋膜付着線維）	・ 外腹斜筋
・ 腰方形筋の内側線維	・ 内腹斜筋
・ 多裂筋	・ 腰方形筋の外側線維
・ 胸最長筋の腰部	・ 胸最長筋の胸部
・ 腰腸肋筋の腰部	・ 腰腸肋筋の胸部
・ 横突間筋	
・ 棘間筋	
（・ 大腰筋）	

＊ 大腰筋は股関節筋として考えられ，ローカル筋に含まれないこともある

（Bergmark A. Acta Orthop Scand. 1989; 230: 20-4[1]）

12

1 体幹筋の構造・機能についての基礎的知見

B．各体幹筋の機能解剖

(1) 腹直筋 図1

腹直筋は腹部の最も表層に位置し，第5-7肋軟骨，胸骨剣状突起から起こり，恥骨に停止する．白線によって左右を分けられており，左右それぞれ3～4本の腱画で区画，補強されている．作用は腰椎前屈，骨盤後傾であり，矢状面上での腰椎・骨盤運動において大きなトルクを発揮する．

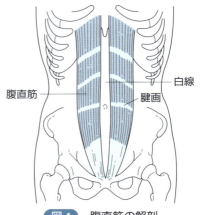

図1 腹直筋の解剖

(2) 外腹斜筋 図2

外腹斜筋は側腹筋群の中で最も浅層に位置し，第5-12肋軟外側面から起こり，腸骨稜の外唇および腹直筋鞘の前葉，白線に停止する．片側収縮により体幹の同側側屈，反対側回旋が生じ，両側収縮では体幹の前屈および骨盤の後傾が生じる．外腹斜筋は，腹直筋鞘を介して反対側の内腹斜筋と筋膜によって連結されており[4]，体幹安定性を高めるためには反対側の内腹斜筋と協同的に活動する．

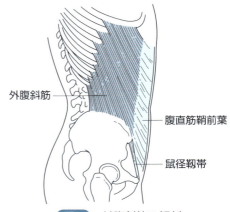

図2 外腹斜筋の解剖

(3) 内腹斜筋 図3

内腹斜筋は腹横筋と外腹斜筋の中間層に位置し，胸腰筋膜，腸骨稜の中間線，上前腸骨棘，鼠径靱帯の外側1/3に起始をもち，第10～12肋骨下縁，腹直筋鞘の前・後葉および白線に停止する．一側性の収縮により同側への体幹側屈および回旋運動が生じ，両側性に収縮すると体幹の屈曲が生じる．また，後部線維は腹横筋や胸腰筋膜に連結しているため，腹横筋と同様に腹圧や胸腰筋膜の緊張の調節にも関与している．ラットやシュミレーションモデルを用いた研究[5,6]により，腰椎安定性制御に大きく寄与

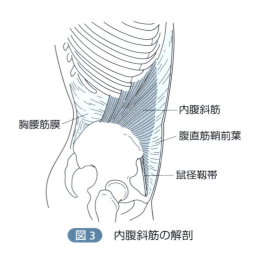

図3 内腹斜筋の解剖

していることが報告されており，近年注目を集めている．

(4) 腹横筋 図4

腹横筋は腹部の最も深層に位置し，第7〜12肋軟骨の内側面，胸腰筋膜，腸骨稜の内側唇，鼠径靱帯の外側から起こり，腹直筋鞘の後葉および白線に停止する．腹横筋は胸郭下縁から横断方向に走行する上部線維，胸腰筋膜を介して腰椎に付着している中部線維，腸骨稜と鼠径靱帯に起始をもつ下部線維の3つの領域に分けることができる．両側性に収縮すると，腹囲の減少および腹圧の上昇が生じ，胸腰筋膜と前方の筋膜が緊張する．この胸腰筋膜の緊張が neutral zone における腰椎の剛性を向上させることが報告されている[7,8]．さらに，腹横筋は仙腸関節の安定性を増加させることが報告されており[9]，仙腸関節障害に対するリハビリテーションにおいて重要な筋として考えられている．また，腹横筋の下部線維は同側方向への体幹回旋時に大きな活動量を示したとの報告[10]から，腹横筋は体幹回旋動作にも関与していると考えられている．

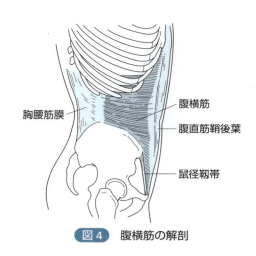

図4 腹横筋の解剖

(5) 多裂筋 図5

多裂筋は腰部脊柱起立筋群の中で最も内側に位置し，各高位に存在する筋束の集合から構成されている．個々の多裂筋は腰椎横突起もしくは仙骨に起始を持ち，2〜4分節上位の棘突起に停止する．両側性に収縮すると腰椎を伸展させ，一側性に収縮すると同側への側屈，反対側への回旋が生じる．多裂筋は筋束が分節的に配置されていることから，背部ローカル筋の中でも分節的安定性制御に重要な筋と考えられている．屍体腰椎を用いた研究により，多裂筋の収縮が腰椎の挙動を抑制し，neutral zone における腰椎の剛性を増加させることが報告されている[11]．また我々の研究結果から，多裂筋は骨盤前傾運動時に大きく活動していた図6[12]ことから，多裂筋が骨盤前傾・腰椎前弯角度の制御に関与していることが示唆される．

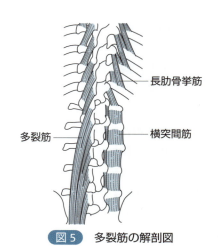

図5 多裂筋の解剖図

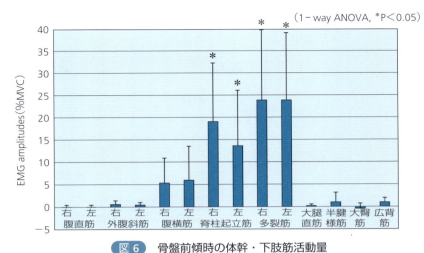

図 6 骨盤前傾時の体幹・下肢筋活動量

立位にて自動骨盤前傾運動を行った際，脊柱起立筋および多裂筋の活動量が他の筋に比べ有意に大きい．

(6) 腰方形筋 図7

　腰方形筋は腸骨稜から起こり，第 12 肋骨に停止する外側線維と第 1～4 腰椎に停止する内側線維に分けられる．一側性に収縮すると体幹の同側への側屈や骨盤の挙上が生じ，両側性に収縮すると腰椎が前弯位にあれば腰椎の伸展に作用する．線維別では，外側線維は骨盤挙上や体幹側屈に作用し，内側線維は体幹伸展や体幹側屈に作用することが明らかにされている[13]．腰椎安定性に関与しているのは主に腰椎に付着している内側線維であり，有限要素モデルを用いた研究により，腰方形筋が椎間の変位や椎間板内圧を軽減し安定性を向上させることが報告されている[14]．

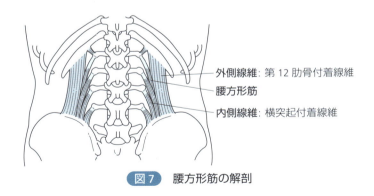

図 7 腰方形筋の解剖

(7) 大腰筋 図8

　大腰筋は第 12 胸椎～第 4 腰椎の椎体および椎間板の側面から起こる前部線維と第 1～5 腰椎の横突起から起こる後部線維に分けられ，両者ともに腸腰筋と一体化して大腿骨の小転子に停止する．股関節に対して屈曲・外旋作用を有し，腰椎に対しては，一側性の収縮により同側への側屈が生じ，両側性の収縮により腰椎伸展（前弯）が生じる．その中で，

〔Ⅱ〕体幹筋トレーニングのエビデンス

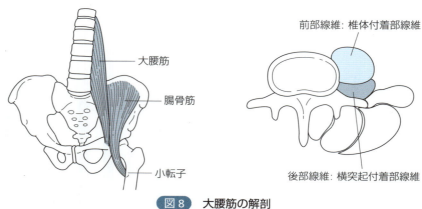

図8　大腰筋の解剖
左：前額面，右：水平面

前部線維は主に股関節屈曲や腰椎屈曲・側屈に作用する一方，後部線維は腰椎が前弯曲位にあれば腰椎伸展・側屈に作用すると報告されている[15]．腰椎安定性への作用に関して，大腰筋は主に椎体側面に付着していることから，両側性の収縮により前額面上の腰椎安定性を高めること[16]や，大腰筋の中でも後部線維が腰椎安定性に関与していること[17]が報告されている．

C．身体運動時の体幹筋機能

先行研究により，基本的な身体運動時のローカル筋機能について様々なことが明らかにされている．上肢挙上時に腹横筋は主動筋（三角筋）に先行して活動し，体幹筋の中で最も早く活動を開始することが明らかになっている 図9[18]．同様の結果が下肢の運動でも確

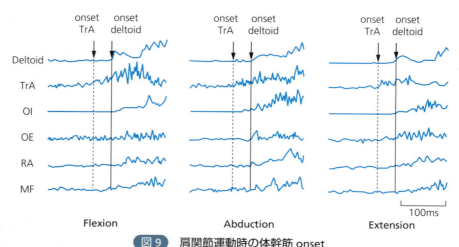

図9　肩関節運動時の体幹筋 onset
腹横筋の onset は三角筋（主動筋）よりも早く活動を開始している．
Deltoid：三角筋，TrA：腹横筋，OI：内腹斜筋，OE：外腹斜筋，RA：腹直筋，MF：多裂筋
（Hodges PW, et al. Phys Ther. 1997; 77: 132-42[18]）

1 体幹筋の構造・機能についての基礎的知見

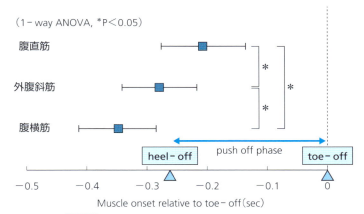

図10 立ち幅跳び時の腹筋群の活動開始時間

立ち幅跳びを行った際のtoe-offを基準（0秒）とした腹筋群の筋活動開始時点を示す．腹横筋のonsetは外腹斜筋，腹直筋よりも有意に早い
（Okubo Y, et al. J Orthop Sports Phys Ther. 2013; 43: 577-82[20]を一部改変）

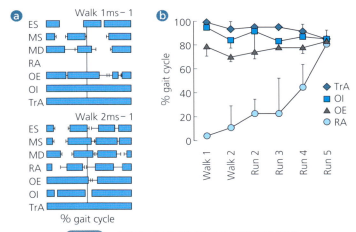

図11 歩行および走行時の体幹筋活動様式

ⓐ 青の塗りつぶしが活動している時点を示す．腹横筋は歩行周期全体を通じて活動している．
ⓑ 縦軸は1歩行周期に対する活動していた時間の割合．腹横筋は歩行・走行ともにほぼ全周期で活動しているのに対し，腹直筋は遅い歩行では活動しておらず，速い走行で活動割合が大きくなる．

TrA：腹横筋，OI：内腹斜筋，OE：外腹斜筋，RA：腹直筋，MD：深部多裂筋，MS：表層多裂筋，ES：脊柱起立筋
Walk 1：歩行1m/s，Walk 2：歩行2m/s，Run 2：走行2m/s，Run 3：走行3m/s，Run 4：走行4m/s，Run 5：走行5m/s
（Saunders SW, et al. Gait Posture. 2004; 20: 280-90[23]）

認されており[19]，四肢運動時に腹横筋はfeedforward作用を有することが明らかにされている．我々の研究においても，ジャンプ動作時に腹横筋は外腹斜筋や腹直筋よりも有意に早く活動し，ジャンプの蹴り出し期（push off phase）にて大きな地面反力を受ける準備段階として働くことを報告している 図10[20]．また，表面筋電を用いた研究においても，腹横

〔Ⅱ〕体幹筋トレーニングのエビデンス

筋−内腹斜筋の筋活動量は着地前に大きくなることが報告されている[21,22]．以上から，腹横筋はあらゆる運動時に最も早く活動を開始し運動の土台となっていることから，ドローイン（Draw-in）により腹横筋機能を向上させることが腰痛治療やパフォーマンス向上につながると考えられる．

　歩行時では，腹横筋や内腹斜筋といったローカル筋は，歩行周期全体を通じて活動しており 図11 ⓐ，走行ではローカル筋の活動に加えて，グローバル筋である腹直筋の活動割合が高くなることが報告されている 図11 ⓑ [23]．一方，背部の脊柱起立筋は主に二重支持期で活動量が大きくなることを我々の研究で明らかにしている[24]．本結果より，歩行や走行などの移動能力にもローカル筋を含めた体幹筋機能が重要であることが示唆される．

　大腰筋は歩行時に前部線維と後部線維で異なる作用を示すことが報告されている[25]．前部線維は下肢を振り出す遊脚期に大きく活動するのに対し，後部線維は脊柱起立筋と同調して立脚後期から遊脚期への切り替え時に活動が大きくなる．これは，歩行時に前部線維が股関節屈筋として作用し，後部線維は脊椎安定性に関与していることが示唆されている．

2 体幹筋トレーニングの筋活動様式

A. ドローイン（Draw-in）

　体幹安定化運動の基本となるのが，腹部引込みによるドローインである．背臥位にて，下腹部の筋収縮を意識し，息を吐きながら腹部を引き込ませる 図12 ．先行研究により，ドローインではグローバル筋（腹直筋，外腹斜筋）の活動量が抑制された中で腹横筋の活動量が最も大きくなり，特に背臥位で下腹部のみを引き込ませることが腹横筋の下部および中部線維の促通に有効であることが示されている[26]．よって，正しくドローインを指導する場合，背臥位にて腹直筋や外腹斜筋を過剰収縮させずに，腹横筋の選択的収縮を促通させることが重要である．また，我々は骨盤後傾運動に腹横筋の筋活動量が他の筋よりも有意に大きいことを報告しており 図13 [12]．ドローインに骨盤後傾を伴うことで腹横筋の活動をより促通することができる．また，一側の腹横筋を促通する場合，促通する側を下にした側臥位にてドローインを行うサイドドローイン（Side draw-in）が用いられている 図14 ．

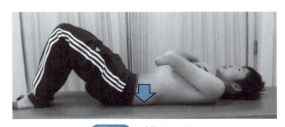

図12　ドローイン
息を吐きながら腹部を引き込ませ，腹横筋の選択的収縮を促通する．

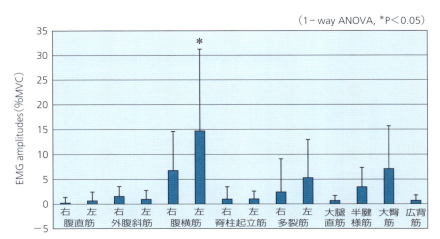

図13　骨盤後傾時の体幹・下肢筋活動量
立位にて自動骨盤後傾運動を行った際，腹横筋（左）の活動量が他の筋に比べ有意に大きい．
（Takaki S, et al. Phys Ther Res. 2016; 19: 50-7[12]）

〔Ⅱ〕体幹筋トレーニングのエビデンス

ドローインの効果として，即時的および長期的に上肢運動時の腹横筋オンセット（onset）が早くなることが報告されており[27,28]，ローカル筋の神経筋機能を改善させることが明らかにされている．臨床現場では，ドローインを行わせながら一側下肢を伸展挙上させるドローイン＋SLR（Straight Leg Raising）を用いて，腰椎骨盤の安定性が評価されている（Active SLR test）[29]．安定性が獲得されている場合，骨盤の運動は生じず股関節の屈曲運動のみが生じるが，安定化作用が不十分な場合，骨盤の運動が確認される．

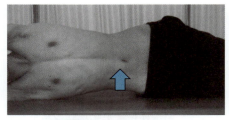

図14 サイドドローイン
側臥位にてドローインを行ながら，ウエストを持ち上げる．

B．ブリッジエクササイズ（Bridge exercise）

ドローインは主にローカル筋の選択的収縮を促通するエクササイズであるが，ブリッジエクササイズではローカル筋とグローバル筋の共同収縮を目的に行われる．基本的なブリッジエクササイズとして，Elbow-toe，Hand-knee，バックブリッジ（Back bridge），サイドブリッジ（Side bridge）があり，各エクササイズに上下肢挙上を行わせて難易度を調整する．我々はワイヤ電極を腹横筋および多裂筋に刺入し，各ブリッジエクササイズ時の体幹筋活動様式を検証してきた．その結果，Elbow-toe が腹筋群の共同収縮，バックブリッジが背筋群の共同収縮，Hand-knee では 30〜40％ MVC の腹筋・背筋群の共同収縮を示し，サイドブリッジでは支持側の外腹斜筋の活動量が特異的に大きかった 図15[30]．本結果より，ブリッジエクササイズでは，床面に面している体幹筋群の共同収縮を示すことが明ら

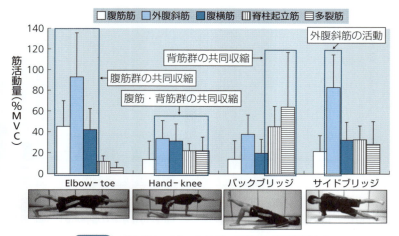

図15 各ブリッジエクササイズ時の筋活動様式
Elbow-toe では腹筋群の共同収縮，Hand-knee では中等度の腹筋・背筋の共同収縮，バックブリッジでは背筋群の共同収縮，サイドブリッジでは外腹斜筋の活動量が大きくなる傾向を示した．（大久保 雄．臨床スポーツ医学．2013；4；32-7[30]を一部改変）

かになり，臨床現場に促通すべき体幹筋によってエクササイズを適切に選択する必要がある．筋ごとには，腹横筋は Elbow-toe 対側上下肢挙上（右腹横筋：Elbow-toe 右上肢左下肢挙上で 41.8±20.2% MVC，左腹横筋：Elbow-toe 左上肢右下肢挙上で 50.6±28.3% MVC）で有意に大きな活動量を示した 図16[31]．多裂筋の活動量はバックブリッジや Hand-knee 対側上下肢挙上で有意に大きかった 図17[31]．

ブリッジエクササイズにおける上下肢挙上の筋活動変化では，Elbow-toe にて，上肢挙上側と同側の腹横筋と反対側の外腹斜筋の活動量が有意に増加した 図18[32]．よって，臨床現場において，Elbow-toe で右上肢挙上が困難な場合，右腹横筋あるいは左外腹斜筋の機能低下が疑われる．一方，Hand-knee での上下肢挙上では，挙上した下肢と同側の多裂筋および反対側の脊柱起立筋の活動量が有意に増加した 図19[32]．よって，Hand-knee 右上肢・左下肢挙上時に大きな代償動作が確認される場合，左多裂筋あるいは右脊柱起立筋

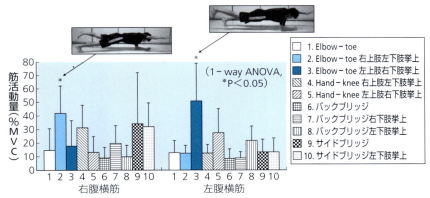

図16 ブリッジエクササイズ時の腹横筋活動量
10 種類のブリッジエクササイズ時の腹横筋活動量を比較した結果，Elbow-toe 対側上下肢挙上で活動量が有意に大きかった．
（Okubo Y, et al. J Orthop Sports Phys Ther. 2010; 40: 743-50[31] を一部改変）

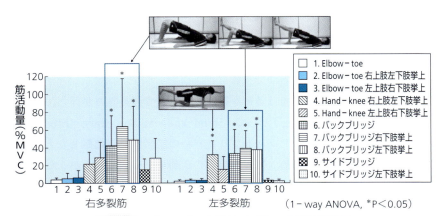

図17 ブリッジエクササイズ時の多裂筋活動量
10 種類のブリッジエクササイズ時の多裂筋活動量を比較した結果，バックブリッジや Hand-knee 対側上下肢挙上で活動量が有意に大きかった．
（Okubo Y, et al. J Orthop Sports Phys Ther. 2010; 40: 743-50[31] を一部改変）

〔Ⅱ〕体幹筋トレーニングのエビデンス

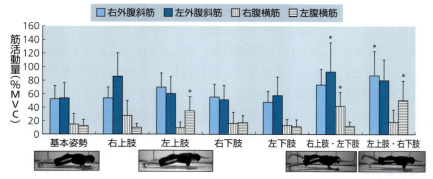

図18　Elbow-toe での上下肢挙上による筋活動変化

Elbow-toe では，上肢挙上によって挙上側と同側の腹横筋の活動量が有意に大きくなり，対側上下肢挙上では上肢挙上側と同側の腹横筋および反対側の外腹斜筋の活動量が有意に大きくなる．（大久保　雄，他．臨床スポーツ医学会誌．2010; 19: 94-101[32]を一部改変）

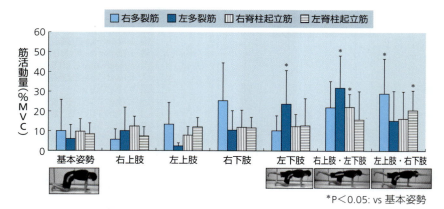

図19　Hand-knee での上下肢挙上による筋活動変化

Hand-knee では，下肢挙上によって挙上側と同側の多裂筋の活動量が有意に大きくなり，対側上下肢挙上では下肢挙上側と同側の多裂筋および反対側の脊柱起立筋の活動量が有意に大きくなる．（大久保　雄，他．臨床スポーツ医学会誌．2010; 19: 94-101[32]を一部改変）

の機能低下が疑われる．このように，ブリッジエクササイズは体幹筋機能不全の評価および促通の両者に利用することができる．

　リハビリテーション現場では負荷を段階的に上げて運動処方が行われ，フロントブリッジ（Front bridge）の段階上げとして，Hand-knee→Elbow-knee→Elbow-toe の順に負荷が上がる．そこで，3つのフロントブリッジ時の筋活動量を比較したところ，Elbow-toe で腹部グローバル筋（腹直筋，外腹斜筋）の活動量が有意に大きかったのに対し，背筋群（脊柱起立筋，多裂筋）の活動量は Hand-knee で有意に大きかった 図20 ．しかし，腹横筋の活動量は3つのエクササイズで有意差を認めなかった（Hand-knee: 38.0±33.5% MVC, Elbow-knee: 37.5±34.1% MVC, Elbow-toe: 46.9±41.2% MVC）ことから，負荷の高い Elbow-toe では腹部グローバル筋の活動量が増加することが示唆された．

　さらに，フロントブリッジでは股関節周囲の筋活動も関与するため，Hand-knee, El-

② 体幹筋トレーニングの筋活動様式

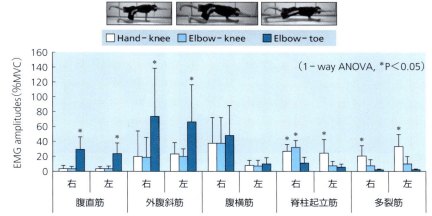

図20 3種類のフロントブリッジ（右上肢・左下肢挙上）における体幹筋活動量
Elbow-toe では腹部グローバル筋（腹直筋，外腹斜筋）の活動量が有意に大きく，Hand-knee や Elbow-knee では多裂筋や脊柱起立筋の活動量が大きい．一方，腹横筋は3種類のフロントブリッジの中で有意差を認めなかった．

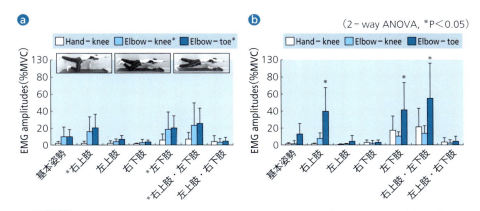

図21 3種類のフロントブリッジ（右上肢・左下肢挙上）における下肢筋活動量
ⓐ大腰筋，ⓑ大腿直筋．大腰筋は Elbow-knee および Elbow-toe で有意に活動量が大きかったのに対し，大腿直筋は Elbow-toe でのみ有意に活動量が大きかった．また，大腰筋・大腿直筋ともに，右上肢挙上，左下肢挙上，右上肢・左下肢挙上で活動量が増加した．

bow-knee，Elbow-toe exercise 時の大腰筋活動をワイヤ筋電図により計測した．その結果，大腰筋の活動量は Elbow-knee および Elbow-toe exercise で大きく，上下肢挙上の変化では，右上肢，左下肢，右上肢・左下肢挙上時に大きかった 図21ⓐ．一方，大腿直筋の活動量は Elbow-toe での右上肢挙上（40.4±28.4% MVC），左下肢挙上（42.0±32.9% MVC），右上肢・左下肢挙上（56.2±41.4% MVC）で特異的に大きかった 図21ⓑ．Elbow-toe では負荷が大きくなるため，アウターマッスルである大腿直筋の活動が大きくなることが示唆される．また，ワイヤ筋電図だけでなく，MR拡散強調画像 図22 を用いて5つの体幹エクササイズ（Hand-knee，Elbow-knee，Elbow-toe，サイドブリッジ，Knee raise）の大腰筋活動量を測定した．その結果，Elbow-toe 右上肢・左下肢挙上（14.9±4.1%）および Elbow-knee 右上肢・左下肢挙上（7.8±7.0%）で右大腰筋の活動量が大きく，ワイヤ

[Ⅱ] 体幹筋トレーニングのエビデンス

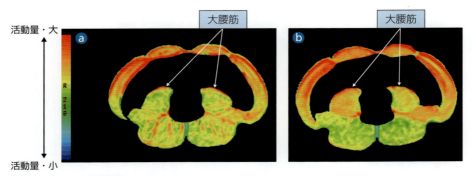

図22　大腰筋エクササイズ前後の体幹 MR 拡散強調画像
ⓐpre，ⓑpost．post の画像では，大腰筋が赤くなっている．これは大腰筋内の水分含有量が増えたことを表し，エクササイズ中に筋活動が行われていたことを示している．

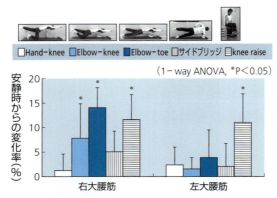

図23　MR 拡散強調画像による体幹エクササイズ時の大腰筋活動量
5種類のエクササイズ時の大腰筋活動量を MR 拡散強調画像にて比較した結果，Knee raise で両側大腰筋，Elbow-toe および Elbow-knee（右上肢・左下肢挙上）で右大腰筋の活動量が有意に大きかった．（Imai A et al. J Orthop Sports Phys Ther. 2017; 47: 108-14[39]）

筋電図を用いた実験と同様の結果を得た 図23 ．さらに，Knee raise も他のエクササイズに比べ有意に左右の大腰筋活動量が有意に大きく（右大腰筋：11.6±5.1%，左大腰筋：11.0±5.8%，図23），Elbow-toe，Elbow-knee，Knee raise が大腰筋エクササイズとして有効な可能性がある．

> **Advice**
> 　対象者の身体機能レベルでやや値は異なるが，筋力強化を図ったエクササイズの筋活動量の目安として 45〜66% MVC 以上の活動量が必要であるとされている[33-35]．一方，neutral zone において腰椎安定性を制御するには，30% MVC 以上の活動量で十分であると報告されている[36,37]．よって，分節的な腰部安定性を図ったエクササイズでは，高負荷エクササイズを処方する必要はなく，30〜40% MVC 程度の中等度エクササイズでローカル筋の促通を図る．

C. 筋筋膜経線に沿った体幹筋トレーニング

人体の筋肉は筋膜で連結されており（筋筋膜経線），あらゆる動作において共同的に活動し，体幹安定性を高める[4]．体幹前面では，一側の外腹斜筋が反対側の内転筋へと前斜走スリングによって連結されている 図24ⓐ[38]．前斜走スリングを促通するにはサイドブリッジ姿勢を上側の下肢で支持する adductor side bridge が有効である 図24ⓑ，ⓒ．また，前述の Elbow-toe 対側上下肢挙上においても，上肢挙上側の腹横筋および反対側の外腹斜筋の活動が増加し 図18[32]，腹筋群の中で対角線上の共同収縮を伴っており，腹側の体幹安定性を向上させるのに有用なエクササイズである．

一方，背面の筋群では，一側の広背筋から

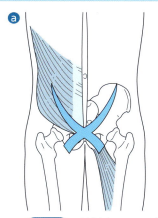
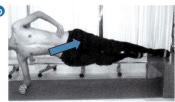
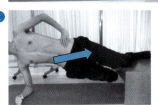

図24　前斜走スリングを促通する adductor side bridge
ⓐ前斜走スリングは一側の外側斜筋と反対側の内転筋を連結している[38]．
ⓑ図の adductor side bridge では右外腹斜筋と左内転筋が共同収縮している．
ⓒ下肢の支持部位を近位にすることによって，負荷を下げることができる．

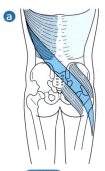
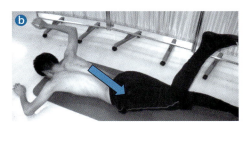

図25　後斜走スリングを促通するクロスモーション背筋
ⓐ後斜走スリングは一側の広背筋と反対側の大殿筋を連結している[38]．
ⓑ図のクロスモーション背筋では右広背筋と左大殿筋が共同収縮している．

腰背筋膜を介して反対側の大殿筋へと後斜走スリングによって連結されている[38] 図25ⓐ．この前斜走および後斜走スリングを共同収縮させる運動を行うことによって，体幹安定性を高めることができる．この後斜走スリングの促通には，背筋運動に対側の肩関節伸展と股関節伸展を伴うクロスモーション背筋 図25ⓑ が有効である．また，前述の Hand-knee 対側上下肢挙上時における下肢挙上側の多裂筋および反対側の脊柱起立筋の共同収縮も 図19[32]，背面の筋筋膜経線に沿ったエクササイズとなる．特に，Hand-knee は運動負荷が高くないため，高齢者などにも処方することができる．

〔Ⅱ〕体幹筋トレーニングのエビデンス

D. 腹筋運動（Sit-up）（図26）

　腹筋運動（Sit-up）は，従来から腹筋群の筋力トレーニングとして用いられており，下肢の屈曲や固定の有無などにより様々なバリエーションで行われる．そこで我々は，大腰筋にワイヤ電極を刺入し，様々なSit-up時の体幹・下肢の筋活動様式を計測した．その結果，大腰筋は屈曲初期よりも屈曲中期，後期で活動量が有意に大きく 図26 ⓐ，股関節屈筋群は屈曲中期や後期で活動量が大きくなるのに対し，腹筋群は屈曲初期，中期で活動量が大きかった 図26 ⓒ，ⓓ，ⓔ．特に腹直筋は，屈曲初期〜後期にかけて活動量が顕著に減少したため 図26 ⓒ，腹直筋の強化には肩甲骨を上げる程度の高さで十分であることが示唆された．以上から，起き上がり運動において，初期では腹筋群の貢献度が高く，後期に進むにつれて股関節屈筋群を利用したストラテジーをとっていることが明らかとなった．

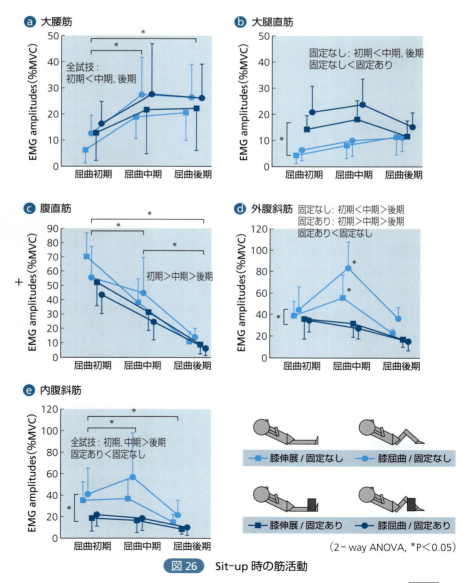

図26　Sit-up時の筋活動

ⓐ大腰筋，ⓑ大腿直筋，ⓒ腹直筋，ⓓ外腹斜筋，ⓔ内腹斜筋．4種類のSit-up（膝伸展/固定なし，膝屈曲/固定なし，膝伸展/固定あり，膝屈曲/固定あり）の大腰筋，大腿直筋，腹直筋，外腹斜筋，内腹斜筋の活動量を比較した結果を示す．
- ⓐ 大腰筋：いずれの試技においても，初期より中期および後期が有意に大きい値を示した．
- ⓑ 大腿直筋：固定ありの試技が固定なしより有意に活動量が大きかった．また，固定なしの試技では初期から後期にかけて活動量が増加した．
- ⓒ 腹直筋：いずれの試技においても初期＞中期＞後期の順に活動量が大きかった．
- ⓓ 外腹斜筋：固定なしの試技が固定ありより有意に活動量が大きかった．また，固定なしの試技では中期の活動量が特異的に大きいのに対し，固定ありの試技では初期から後期にかけて活動量が減少した．
- ⓔ 内腹斜筋：外腹斜筋と同様に，固定なしの試技が固定ありより有意に活動量が大きかった．Phase間の比較では，いずれの試技においても初期および中期が後期よりも活動量が大きかった．

下肢の固定の有無では，大腿直筋が下肢を固定したSit-upで活動量が大きくなるのに対し，腹斜筋群（外腹斜筋，内腹斜筋）は下肢固定がないSit-upで活動量が大きかった（図26 ⓑ，ⓓ，ⓔ）．以上から，Sit-upにおいて，phaseや下肢固定の有無によって賦活化される筋が異なり，対象とした筋に適切な負荷のかかるSit-upを選択する必要がある．

E．Active SLR

　Active SLRは股関節屈曲運動を伴うため，大腰筋を含む股関節屈筋群のエクササイズとして用いられている．さらに近年，Active SLRは腰椎骨盤の安定性を評価する手法として臨床現場にて用いられている（Active SLR test）[29]．そこで我々は，大腰筋にワイヤ電極を刺入し，Active SLR時の体幹・股関節屈筋群の筋活動様式を計測した．その結果，大腰筋は屈曲後期において33.0±19.6% MVCと最も活動量が大きく，股関節屈曲角度が大

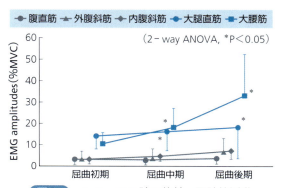

図27　Active SLR時の体幹・下肢筋活動
Active SLRを行った際の挙上側と同側の体幹・下肢筋活動量示す．大腰筋は屈曲初期から後期にかけて漸増的に活動量が大きくなり，大腿直筋は初期から後期にかけて緩やかに活動量が増加する．

〔Ⅱ〕体幹筋トレーニングのエビデンス

きくなるにつれて徐々に活動量が増加した 図27. 屍体やワイヤ筋電図を用いた研究[40,41]においても，大腰筋は股関節屈曲角度が大きいポジションで賦活化されることが報告されており，大腰筋エクササイズは股関節深屈曲位にて実施することが有効であることが示唆された．一方，屈曲初期では大腿直筋の活動量が大腰筋よりも大きいため（大腿直筋：14.1±5.9% MVC，大腰筋：10.3±5.5% MVC），Active SLR において屈曲初期では大腿直筋優位，屈曲後期では大腰筋優位のストラテジーにて股関節屈曲運動を行っていることが示唆される．

■ 文献

1) Bergmark A. Stability of the lumbar spine. A study in mechanical engineering. Acta Orthop Scand. 1989; 230: 20-4.

2) 小形洋悦. 筋肉痛に対するマニュアルセラピー —深部筋群治療の理論と実際. 理学療法. 2001; 18: 485-92.

3) Stanton T, et al. The effect of abdominal stabilization contractions on posteroanterior spinal stiffness. Spine. 2008; 33: 694-701.

4) Thomas WM. Anatomy train— Myofascial meridians for manual and movement therapists. 松下松雄，訳. アナトミー・トレイン── 徒手運動療法のための筋筋膜経線. 東京: 医学書院; 2009. p. 167-76.

5) Brown SH, et al. Transmission of muscularly generated force and stiffness between layers of the rat abdominal wall. Spine. 2009; 34: E70-5.

6) Grenier SG, et al. Quantification of lumbar stability by using 2 different abdominal activation strategies. Arch Phys Med Rehabil. 2007; 88: 54-62.

7) Hodges PW, et al. Intervertebral stiffness of the spine is increased by evoked contraction of transversus abdominis and the diaphragm: In vivo porcine studies. Spine. 2003; 28: 2594-601.

8) Barker PJ, et al. Effects of tensioning the lumbar fasciae on segmental stiffness during flexion and extension. Spine. 2006; 31: 397-405.

9) Richardson CA et al. The relation between the transversus abdominis muscles, sacroiliac joint mechanics, and low back pain. Spine. 2002; 27: 399-405.

10) Urquhart DM. Differential activity of regions of transversus abdominis during trunk rotation. Eur Spine J. 2005; 14: 393-400.

11) Wilke HJ, et al. Stability increase of the lumbar spine with different muscle groups. A biomechanical in vitro study. Spine. 1995; 20: 192-8.

12) Takaki S, et al. Analysis of muscle activity during pelvic tilting in sagittal plan. Phys Ther Res. 2016; 19: 50-7.

13) Park RJ, et al. Changes in regional activity of the psoas major and quadratus lumborum with voluntary trunk and hip task and different spinal curvatures in sitting. J Orthop Sports Phys Ther. 2014; 43: 74-82.

14) Goel VK, at al. A combined finite element and optimization investigation of lumbar spine mechanics with and without muscles. Spine. 1993; 18: 1531-41.

15) Park RJ, et al. Differential activity of regions of the psoas major and qudratus lumborum during submaximal isometric trunk efforts. J Orthop Res. 2012; 33: 311-8.

16) Santaguida PL, et al. The psoas major muscle: a three-dimensional geometric study. J Biomech. 1995; 28: 339-45.

17) Bogduk N, et al. Anatomy and biomechanics of the psoas major. Clin Biomech. 1992; 7: 109-19.

18) Hodges PW, et al. Contraction of the abdominal muscles associated with movement of the lower limb. Phys Ther. 1997; 77: 132-42.

19) Hodges PW, et al. Delayed postural contraction of transversus abdominis in low back pain associated with movement of the lower limb. J Spinal Disord. 1998; 11: 46-56.

20) Okubo Y, et al. Abdominal muscle activity during a standing long jump. J Orthop Sports Phys Ther. 2013; 43: 577-82.

21) Kulas A, et al. Sex-specific abdominal activation strategies during landing. J Athl Train. 2006; 41: 381-6.

22) 川端将司, 他. ドロップジャンプ動作中における体幹の筋活動および腹腔内圧の変化. 体力科学. 2009; 57: 225-34.

23) Saunders SW, et al. Postural and respiratory activation of the trunk muscles changes with mode and speed of locomotion. Gait Posture. 2004; 20: 280-90.

24) 大久保雄. 水中大股歩行時の体幹・下肢筋活動. 理学療法学. 2014; 41: 88-9.

25) 阿久澤弘. 大腰筋の機能— Rachel Park 先生の研究より. Sportsmedicine. 2015; 169: 2-5.

26) Urquhart DM, et al. Abdominal muscle recruitment during a range of voluntary exercises. Man Ther. 2005; 10: 144-53.

27) Tsao H, et al. Immediate changes in feedforward postural adjustments following voluntary motor training. Exp Brain Res. 2007; 181: 537-56.

28) Tsao H, et al. Persistence of improvements in postural strategies following motor control training in people with recurrent low back pain. J Electromyogr Kinesiol. 2008; 18: 559-67.

29) Liebenson C, et al. The active straight leg raise test and lumbar spine stability. PM R. 2009; 1: 530-5.

30) 大久保雄. Core stabilization exercise の効果検証. 臨床スポーツ医学. 2013; 4: 32-7.

31) Okubo Y, et al. Electromyographic analysis of transversus abdominis and lumbar multifidus using wire electrodes during lumbar stabilization exercises. J Orthop Sports Phys Ther. 2010; 40: 743-50.

32) 大久保雄, 他. 腰椎 Stabilization Exercise 時の四肢挙上による体幹筋活動変化. 臨床スポーツ医学会誌. 2010; 19: 94-101.

33) Ekstrom RA, et al. Electromyographic analysis of core trunk, hip, and thigh muscles during 9 rehabilitation exercises. J Orthop Sports Phys Ther. 2007; 37: 754-62.

34) Atha J. Strengthening muscle. In: Miller D, editor. Exercise and sport sciences reviews, Vol 9. Philadelphia: The Franklin Institute; 1981. p. 1-73.

35) Anderson EA, et al. Relative EMG levels in training exercises for abdominal and hip flexor muscles. Scand J Rehabil Med. 1998; 30: 175-83.

36) Jull GA, et al. Rehabilitation of active stabilization of the lumbar spine. In: Twomey LT, et al. editiors. Physical therapy of the low back. 2nd ed. Churchill Livingstone, 1994; p. 251-73.

37) Cholewicki AG, et al. Mechanical stability of the in vivo lumbar spine: implications for injury and chronic low back pain. Clin Biomech. 1996; 11: 1-15.

38) Lee D, et al. 機能的な腰椎骨盤帯股関節複合体, 骨盤帯 原著第 4 版, 石井美和子, 監訳, 今村安秀, 監修. 東京: 医歯薬出版; 2013. p.78.

39) Imai A et al. J Orthop Sports Phys Ther. 2017; 47: 108-14.

40) Yoshio M, et al. The function of the psoas major muscle: passive kinetics and morphological studies using donated cadavers. J Orthop Sci. 2002; 7: 199-207.

41) Juker D, et al. Quantitative intramuscular myoelectric activity of lumbar portions of psoas and the abdominal wall during a wide variety of tasks. Med Sci Sports Exerc. 1998; 30: 301-10.

（大久保 雄）

III 各論

第1章

足部・下腿

1 足関節捻挫

・はじめに

　足関節は最もスポーツ障害や外傷が発生しやすい身体部位で，スポーツ障害，外傷全体の10〜30％は足関節に起こる[1,2]．その足関節障害，外傷の中でも，足関節捻挫は非常に大きな割合を占める．競技1000時間あたりの足関節捻挫発生頻度は約11.55回で，特に女性や屋内でのスポーツに発生頻度が高い外傷である[3]．専門的な治療を受けずに選手や指導者の判断により競技復帰することも多いため，症状の慢性化や再発も多く，早期からの適切な処置，治療が必要である．本稿では足関節捻挫の中でも特に発生頻度の高い，内反捻挫ついて述べる．

A．症状と病態

　足関節内反強制により損傷する組織は多岐にわたるため，様々な症状を呈する．急性期には疼痛や腫脹といった炎症症状が強く，特に損傷した靱帯や軟部組織の周辺に強い圧痛が認められる．急性期にみられる圧痛点を図1ⓐに示す[4]．また，損傷した組織にストレスのかかる方向への運動時痛や荷重時痛もみられる．内反強制によって最も損傷しやすい組織は前距腓靱帯で，75〜93％に完全もしくは部分断裂がみられたとMRIを用いた研究によって報告されている[5,6]．ついで踵腓靱帯の損傷が多く，41〜80％に損傷が確認されている．また，足関節外側の靱帯損傷のみでなく，骨挫傷や足関節内側に位置する三角靱帯，後脛骨筋腱などにも損傷がみられる．

　足関節捻挫により後述する足関節安定化機構に破綻が生じると，再受傷のリスクが高まる．足関節捻挫の再発率は40％以上とされ，慢性的な足関節不安定症（Chronic Ankle Instability: CAI）を呈する可能性が危惧される[1]．長期的にも，足関節捻挫後の約30％に疼痛や腫脹，可動域制限，神経筋機能低下などの症状が残存することが報告されている[4]．長期的に症状が残存する場合にみられる圧痛部位を図1ⓑに示す．主な病態として距腿関節周囲の靱帯に着目されることが多いが，距骨下関節の病態も症状の理解に重要である．Tochigiらは死体を用いた研究で，骨間距踵靱帯と前距腓靱帯の両方を切離することで，距骨の前外側回旋偏移が生じたとしている．さらに，臨床的にも骨間距踵靱帯の損傷が疼

1 足関節捻挫

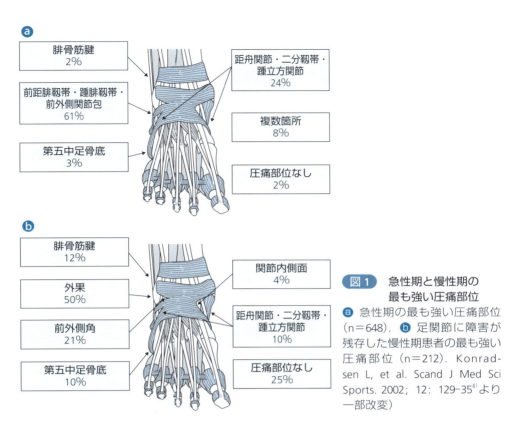

図1 急性期と慢性期の最も強い圧痛部位
ⓐ 急性期の最も強い圧痛部位（n＝648）．ⓑ 足関節に障害が残存した慢性期患者の最も強い圧痛部位（n＝212）．Konradsen L, et al. Scand J Med Sci Sports. 2002; 12: 129-35[4]）より一部改変）

痛，不安定性，可動域制限の残存と関連があったとしている[7]．

B. 障害発生メカニズム

　足関節捻挫は距腿関節と距骨下関節の内反強制や，足部が固定された状態での下腿外旋によって，足関節周囲の靱帯に破断張力が加わることで発生する．代表的な受傷機転としては着地動作や切り返し動作，方向転換があげられる[7]．前距腓靱帯は足関節の内反と底屈を制動しており，一方，踵腓靱帯は内反と背屈を制動している 図2[8]．足関節捻挫の好発肢位は足関節底屈内反位であり，前距腓靱帯が最も緊張する肢位と一致する．また，前距腓靱帯は足関節外側靱帯の中で最も強度が低いため，この肢位の強制によって容易に損傷する．踵腓靱帯の強度は前距腓靱帯の2～3.5倍とされている

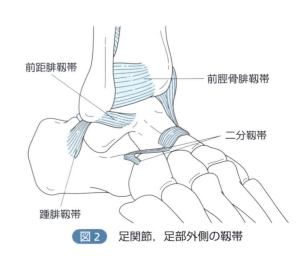

図2 足関節，足部外側の靱帯

が[8,9]，同様に内反強制により損傷する．

C．整形外科的治療法

　　足関節捻挫の受傷直後から急性期にはRICE処置（Rest・Icing・Compression・Elevation）が行われる[9,10]．急性期のアイシング方法については，20分間のアイシングを2時間おきに行うとされてきた[11]．しかし，10分間のアイシング後，10分間の休憩を挟んで，再度10分間冷やすことで，早期の疼痛が有意に軽減されたとの報告も近年なされている[12]．重症度に応じて装具の処方や固定が行われるが，長期間の固定は避けるべきとされている[13]．保存療法を実施しても足関節に不安定性や疼痛などの症状が残存し，スポーツ活動が困難な場合，靱帯を再建する手術療法も考慮される[9]．手術療法には否定的な意見も多いが，靱帯再建術によって不安定性の改善，再発率が低下するとの報告もある[13]．手術のメリットとデメリットを考慮し，治療選択がなされるべきである．

D．足関節（距腿関節，距踵関節）の解剖学的特徴

(1) 構造的安定化機構

　　足関節は距腿関節，距骨下関節，遠位脛腓関節から構成される複合関節である[9]．距腿関節は，脛骨と腓骨の遠位で形成する天蓋に距骨が嵌り込む形状をしており，骨性の安定性が得られている．さらに周囲の靱帯によって内反，外反方向への運動が制動されている．距腿関節の内反は前距腓靱帯，踵腓靱帯，後距腓靱帯が腓骨筋腱と共に制動している[8,9]．一方，距腿関節の外反は三角靱帯や後脛骨筋腱，長趾屈筋腱が制動している．距骨下関節の安定性には踵腓靱帯を最表層に持つ，外側靱帯組織が寄与している[14]．特に，最深層に位置する骨間距踵靱帯は主要な安定化機構である 図3[15]．遠位脛腓関節は前脛腓靱帯，後脛腓靱帯，骨間靱帯からなる脛腓靱帯結合によって連結されている．脛腓靱帯結合は脛骨と腓骨の離開を制限しており，この離開制動は二次的に距骨の外側傾斜や外旋を制限している[16]．

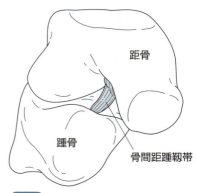

図3　前方より見た骨間距踵靱帯

(2) 機能的安定化機構

　　足部内反に対する安定性には神経筋コントロール機能が重要な役割を果たしている．その神経筋コントロールには固有受容感覚，筋反応時間が影響を与えると考えられている[17]．固有受容器は筋，腱，関節包に存在し，前距腓靱帯の付着部付近にも多数存在する[18]．急な外乱に対して固有受容器からの入力信号は多シナプス反射として適切な筋収縮を促

す[17]．足部内反の制動には腓骨筋群が大きく関与しており，外乱刺激に対する筋反応時間に関する研究が多くなされている．足部に不安定のある場合，外乱刺激に対する腓骨筋群の筋反応時間が遅延していると報告されている[17]．そのため，適切な腓骨筋群の反応が安定性に関与していることが推察される．

E．足関節捻挫発生と安定化機構や下肢アライメントとの関連

片脚着地時の姿勢や外力によって重心位置が支持基底面の外側に移動すると，足関節の内反モーメントが増加する 図4．そのため，この内反モーメントに抗するだけの外反モーメントが産生できなければ，足関節は内反強制され，内反捻挫が発生する．この重心位置の偏移を制動するためには，体幹や骨盤帯の筋による制御が不可欠となる．特に股関節は，足関節と共に姿勢バランス保持に重要な役割を果たしており，その機能低下は足関節によるバランス保持機能に影響を与える．Lee らは股関節外転筋群の筋力が低下している群は，片脚着地時の足底圧中心の側方移動距離が大きく，長腓骨筋の筋活動量も高かったとしている[19]．また，股関節外転筋群に疲労介入を加えることでも，同様の結果が得られている[20]．このことから，股関節外転筋出力低下を補うために体幹を支持脚側に傾斜させることで，足底圧中心の外側偏移が生じ，足関節に発生する内反モーメントが増大するため内反捻挫のリスクが高まると考察している．さらに上半身にかかる外力に抗したり，体幹傾斜を制動したりするためには体幹周囲の筋の活動が不可欠となる．以上のことより，重心位置を支持足の支持基底面内に維持するために，近位関節周囲の筋によるアライメントの調整が非常に重要な意味をもつ．

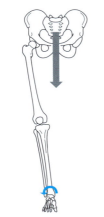
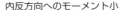
内反方向へのモーメント小

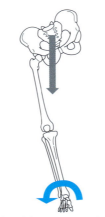
内反方向へのモーメント大

図4 骨盤位置と足部にかかる内反モーメント
骨盤が外側に偏移し，重心線が足部外側に位置することで，足部に発生する内反モーメントは大きくなる．

F．足関節捻挫のメディカルリハビリテーション

足関節捻挫後のリハビリテーションは損傷した靱帯の回復を妨げないように注意しながら，可及的に可動域の回復，神経筋の再教育，荷重訓練を行っていく必要がある[9,10]．可動

〔Ⅲ　各論〕第1章　足部・下腿

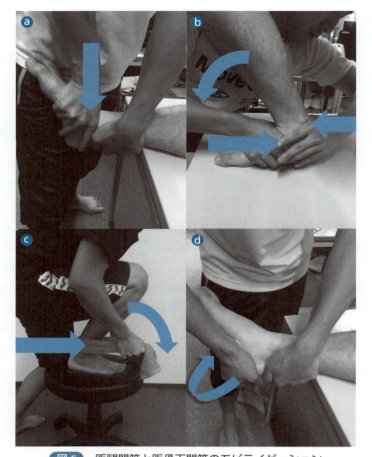

図5　距腿関節と距骨下関節のモビライゼーション
ⓐ 背臥位での距骨の背側滑り，ⓑ 立位での距骨背側滑り．距骨を押さえ，内外果を腹側に滑らせながら，患者自身に下腿前傾し，距腿関節を背屈してもらう．ⓒ 立位での距骨背側滑りセルフモビライゼーション，ⓓ 距骨下関節外反ストレッチ．

域制限に対しては，徒手的なモビライゼーションも含め，疼痛，靱帯の伸長などに注意しながら可動域訓練を実施する．特に背屈，外反制限は残存しやすいため，適切な介入が必要である．背屈制限に対しては，徒手的に距骨を背側に滑らせる手技を用いる 図5ⓐ [21]．荷重位での背屈可動域制限が残存する場合は，立位にて内外果を腹側に滑らせることで，相対的に距骨を背側に滑らせながら背屈を行わせる 図5ⓑ．また，自宅でも同様の可動域訓練が行えるように，タオルを使用したセルフストレッチを指導する 図5ⓒ．外反制限に対しても徒手的なストレッチ実施し，同様のセルフストレッチを指導する 図5ⓓ．神経筋の再教育は，主に腓骨筋群に対して行う．足関節の状態次第で，エラスチックバンドでの抵抗運動から，荷重位でのトレーニングへと進めていく 図6．荷重訓練は疼痛のない範囲から開始し，必要に応じて装具などにより安定化させた状態で行う．損傷した組織に負担をかけない範囲での早期の荷重によって，神経筋の再教育，可動域の改善，固有感覚受容器に対する入力が行われ，機能回復が促進されると考えられる．

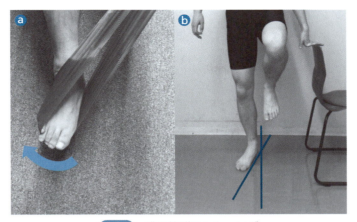

図6　腓骨筋群のトレーニング

ⓐ エラスチックバンドを用いたトレーニング，ⓑ 荷重位でのトレーニング．足部30°外転位で母趾球への荷重を意識させながらカーフレイズを行うことで，足関節底屈，外反を強調し，腓骨筋群の活動を高める．

G．足関節捻挫のアスレチックリハビリテーション

　炎症症状や荷重時痛が消失し，正常に近い可動域も確保されたら，バランストレーニング，プライオメトリックトレーニング，アジリティトレーニングなどの複合プログラムを実施していく．システマチックレビューにおいて，これらの複合運動プログラムは再発予防に有効であったと報告されている[22]．バランストレーニングにはバランスボードやウレタンフォームなどが使用し，固有感覚の再教育や神経筋促通を目的に行う．不安定面上での立位保持から開始し，段階的に動作の追加，支持基底面の狭小化，運動負荷の増大を行っていく図7．ジャンプ動作を疼痛なく実施できるようになったら，プライオメトリックト

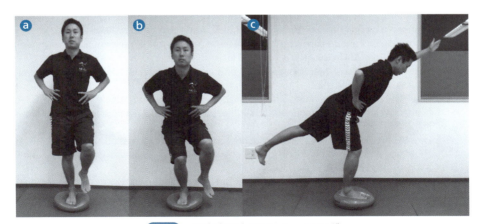

図7　不安定面上でのトレーニング

ⓐ 不安定面上での片脚立位，ⓑ 不安定面上でのスクワット，ⓒ 不安定面上での全身的運動．左上肢から左下肢までを一直線に維持しながら，右股関節を軸として体幹を前傾させていく．

〔Ⅲ　各論〕第1章　足部・下腿

レーニングを開始する．その場での連続ジャンプから，多方向へのジャンプ，ボックスからのドロップジャンプを両脚支持から片脚支持へと進めていく．同時に細かい方向転換を含めたアジリティトレーニングや心肺機能向上のための持久力トレーニングを合わせてスポーツ復帰をめざす．

■ 参考文献

1) Kobayashi T, et al. Intrinsic risk factors of lateral ankle sprain : A systematic review and meta-analysis Sports Health. 2015; 8: 190-3.
2) Fong DT, et al. A systematic review on ankle injury and ankle sprain in sports. Sports Med. 2007; 37: 73-94.
3) Doherty C, et al. The incidence and prevalence of ankle sprain injury: a systematic review and meta-analysis of prospective epidemiological studies. Sports Med. 2014; 44: 123-40.
4) Konradsen L, et al. Seven years follow-up after ankle inversion trauma. Scand J Med Sci Sports. 2002; 12: 129-35.
5) Khor YP, et al. The Anatomic Pattern of Injuries in Acute Inversion Ankle Sprains: A Magnetic Resonance Imaging Study. Orthop J Sports Med. 2013; 1: 2325967113517078.
6) Frey C, et al. A comparison of MRI and clinical examination of acute lateral ankle sprains. Foot Ankle Int. 1996; 17: 533-7.
7) Tochigi Y, et al. The role of the interosseous talocalcaneal ligament in subtalar joint stability. Foot Ankle Int. 2004; 25: 588-96.
8) Wolfe MW, et al. Management of ankle sprains. Am Fam Physician. 2001; 63: 93-104.
9) DiGiovanni BF, et al. Acute ankle injury and chronic lateral instability in the athlete. Clin Sports Med. 2004; 23: 1-19.
10) McGovern RP, et al. Managing ankle ligament sprains and tears: current opinion. Open Access J Sports Med. 2016; 7: 33-42.
11) Polzer H, et al. Diagnosis and treatment of acute ankle injuries: development of an evidence-based algorithm. Orthop Rev (Pavia). 2012; 4: e5.
12) Swenson C, et al. Cryotherapy in sports medicine. Scand J Med Sci Sports. 1996; 6: 193-200.
13) Bleakley CM, et al. Cryotherapy for acute ankle sprains: a randomised controlled study of two different icing protocols. Br J Sports Med. 2006; 40: 700-5; discussion 5.
14) Petersen W, et al. Treatment of acute ankle ligament injuries: a systematic review. Arch Orthop Trauma Surg. 2013; 133: 1129-41.
15) Aynardi M, et al. Subtalar instability. Foot Ankle Clin. 2015; 20: 243-52.
16) Choisne J, et al. Influence of kinematic analysis methods on detecting ankle and subtalar joint instability. J Biomech. 2012; 45: 46-52.
17) Teramoto A, et al. Three-dimensional analysis of ankle instability aft1 er tibiofibular syndesmosis injuries: a biomechanical experimental study. Am J Sports Med. 2008; 36: 348-52.
18) Richie DH, Jr. Functional instability of the ankle and the role of neuromuscular control: a comprehensive review. J Foot Ankle Surg. 2001; 40: 240-51.
19) Takebayashi T, et al. Mechanosensitive afferent units in the lateral ligament of the ankle. J Bone Joint Surg Br. 1997; 79: 490-3.
20) Lee SP, et al. Individuals with diminished hip abductor muscle strength exhibit altered ankle biomechanics and neuromuscular activation during unipedal balance tasks. Gait Posture. 2014; 39: 933-8.
21) Lee SP, et al. Fatigue of the hip abductors results in increased medial-lateral center of pressure excursion and altered peroneus longus activation during a unipedal landing task. Clin Biomech (Bristol, Avon). 2013; 28: 524-9.
22) van der Wurff P, et al. Clinical diagnostic tests for the sacroiliac joint: motion and palpation tests. Aust J Physiother. 2006; 52: 308.
23) Zech A, et al. Neuromuscular training for rehabilitation of sports injuries: a systematic review. Med Sci Sports Exerc. 2009; 41: 1831-41.

〈阿久澤　弘〉

2 足底腱膜炎

・はじめに

　足底腱膜は踵骨結節内側を起始にもち，前足部と内外側筋間中隔に付着する強固な腱膜である．足底腱膜は主に3つの線維束に分けられ，その中央線維束が構造的，機能的に主要な役割を果たしているとされている[1,2]．足底腱膜炎は足部障害の中で最も発生頻度の高い障害で，長距離走者などに多くみられるランニング障害である．疫学的にはランナーにおける罹患率は4.5～10％とされている[3]．しかし，スポーツ活動の有無に関わらず，生涯の中で足底腱膜炎を罹患する割合は約10％との報告もあり[4]，一般的にも広くみられる障害である．症状消失までの平均期間は13.3～14.1カ月と長く，競技や日常生活に与える影響の大きさが伺える[5]．そのため，アスリートにおいては練習の制限，休養によって競技に大きな影響を与える疾患である．

A. 症状と病態

　足底腱膜の主な症状は踵部下内側の疼痛で，特に長時間の非荷重後の荷重動作開始時に強い症状が起こる[1,4]．また起始部である踵骨内側結節部に圧痛がみられる 図1 [1,6]．足底腱膜炎はその名称から腱膜の炎症症状と考えられることが多い．しかし，組織学的な研究結果から，腱膜の炎症所見はほとんどみられず，その代わり腱膜の退行変性が起こっていると報告されている[1,7,8]．そのため，炎症症状ではなく付着部症による症状と考えるべきである．足底腱膜の退行変性は，張力による組織の微細損傷の繰り返しと，組織の阻血状態が関与すると考えられている[1]．それらの要因により退行変性が生じることで，足底腱膜の肥厚が起こる．足底腱膜の肥厚は足底腱膜炎の特徴的な所見であり，超音波画像診断装置で測定した厚さが4mm以上の場合，肥厚していると判断される[9]．また，足底腱膜の厚さは主観的な症状と相関しており，厚さの減少に伴い，症状も軽減されたと報告されている[9-11]．

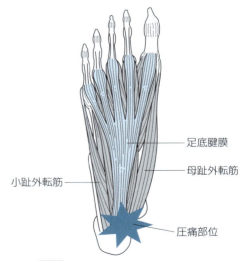

図1　足底腱膜炎の圧痛好発部位

B．障害発生メカニズム

足底腱膜の退行変性には様々な要因が考えられるが，歩行やランニングによって繰り返し加わる張力が，障害発生の主要なメカニズムと考えられている[1]．足底腱膜への張力は，踵骨が底屈し，足趾が背屈することで，遠位と近位付着部の距離が延長することで発生する図2[12]．張力の詳細な発生機序に関しては機能的安定化機構の中で述べる．また，近年では足底腱膜とアキレス腱のパラテノンに連続性があることが確認されており，関節運動に伴う伸長だけでなく，下腿三頭筋の収縮が，直接足底腱膜に張力を加える可能性も示唆されている[2,13]．Erdemirらはこれらの要素により足底腱膜にかかる張力を，屍体を用いて測定している[14]．その結果，立脚後期に最大で体重の約96％の張力が足底腱膜にかかると報告している．また，足部形態はハイアーチ，ローアーチとも足底腱膜炎のリスクファクターとされている．ハイアーチは衝撃吸収に不利な形態のため，足底腱膜にかかる負荷が増大すると考えられている[1,5]．同様に，踵部脂肪体の衝撃吸収能力低下も足底腱膜炎の発生に関与しているとされている[15]．一方，ローアーチは荷重によってアーチが低下することで，足底腱膜が伸長され，ストレスがかかるとされている[1,7,16]．

それらの要因によって，大きな張力が繰り返し足底腱膜に加わることで，組織の退行変性が惹起され，足底腱膜炎が発症すると考えられている．

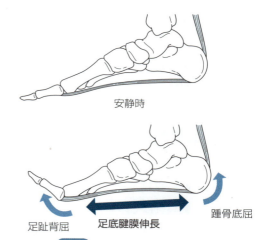

図2　足底腱膜への張力変化
足趾背屈，踵骨底屈によって足底腱膜の起始と停止距離が延長することで，足底腱膜にかかる張力は増加する．

C．整形外科的治療法

インソールの処方は治療選択のひとつであり，ガイドラインにおいてもその効果のエビデンスが確認されている[5]．特に内側縦アーチサポートがあり，踵部にクッション性の高い素材を使用しているものが推奨されている．また，症状に応じて約1〜3カ月間の夜間装具の使用効果も同様にエビデンスが示されている．直接的な患部へのアプローチとして局所へのステロイド注射が使用されることがある．しかし，その効果に比べて感染や色素脱失，脂肪組織の萎縮，末梢神経損傷，足底腱膜断裂などの副作用が起こるリスクが高いため，推奨されていない[5,8]．保存療法による効果が見られない場合，手術療法も選択肢の一つとなる．手術療法の方法は様々であるが，その成功率は90％以上との報告が多い[6]．しかし，アーチが低下している足部に腱膜切除を行うと，より扁平化を促進してしまうため，注意も必要である．

D．足部アーチの解剖学的特徴

(1) 構造的安定化機構

　足部の骨配列はアーチ形状を呈しており，その形状を周囲の靱帯，足底腱膜が支持している．足部の靱帯の中でも特に長短足底靱帯とばね靱帯はアーチ支持に重要な役割を果たしていると考えられている 図3．各靱帯と足底腱膜のアーチ保持への貢献度を調査した研究では，長短足底靱帯は12.5％，ばね靱帯は8.0％，足底腱膜は79.5％アーチ保持に貢献していたと報告している[17]．これらの構造的安定化機構が足部アーチを静的に支持している．

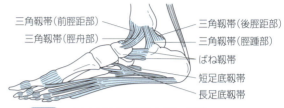

図3　足底部と足関節内側の靱帯

(2) 機能的安定化機構

　歩行やランニングの推進期に踵離地が起こる際，後足部には底屈モーメントが発生する．同時に足圧中心が前方に移動し，足趾が背屈することで，足底腱膜は巻き上げられる 図4[12]．この作用によってこの縦アーチは挙上し，足部の剛性は高まる[18]．また，足底腱膜は物理的に足部の剛性を高めるだけでなく，様々な情報を感知するセンサーとしても機能する．足底腱膜が母趾外転筋，小趾外転筋，中足趾節間関節に付着する部分には，パチニ小体とルフィニ小体が多く存在することが確認されている[2]．そのため，足底部の筋の収縮程度，足部の位置覚などを感知し，付着する筋による足底腱膜への張力を適切に調節していると考えられている．さらに足部アーチは下腿筋群の筋活動によっても動的に保持されている．特に後脛骨筋は内側縦アーチの頂点に位置する舟状骨に停止を持ち，アーチ保持に重要な役割を果たしている[19]．同様に，長趾屈筋も荷重動作時中に等尺性に収縮することで，アーチ保持に寄与している[20]．一方，長腓骨筋はアーチ保持に関与するとともに，その収縮によって後足部を外反させ，足部の剛性を低下させることで，衝撃吸収に有利な状態に変化させる[21]．

　足底腱膜自体の動作中の張力変化や，下腿の筋による動的なアー

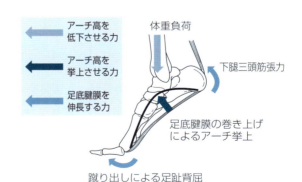

図4　足底腱膜の巻き上げによるアーチ挙上
歩行や走行の蹴り出しの際に，足趾が背屈し，下腿三頭筋による踵骨底屈モーメントが発生することで，足底腱膜は巻き上げられ，弓の弦を張るように足部アーチを挙上させる．

〔Ⅲ　各論〕第1章　足部・下腿

チ支持によって，足部のアーチ構造は機能的に剛性を高めている．一方，必要に応じて足部を動的に緩衝作用の高い関節位置に変化させることで，衝撃吸収に対する要求も満たすことができる．このように，足部は剛性と柔軟性を状況に応じて変化させ，各動作に適切な足部状態を機能的に調整している．

E．足底腱膜炎発生と安定化機構や下肢アライメントとの関連

　　接地や着地時の衝撃吸収能力低下は足底腱膜炎のリスクファクターとされている[5,22]．そのため，衝撃吸収能力の低下につながる足部ハイアーチや踵部脂肪体の変性は足底腱膜炎に関連しているとされている[5,15]．しかし，接地や着地時の衝撃吸収には足部だけでなく近位の膝関節，股関節も大きく関わっている．着地動作時には膝と股関節の屈曲角度が大きいと床反力の垂直成分は小さくなると報告されている[23,24]．そのため，ランニングや着地動作時に近位関節によって衝撃吸収が不十分な場合，足底腱膜への負荷が増大する可能性がある．また，体幹筋の活動も全身の動きをコントロールする上で重要となる．着地動作中の腹直筋と外腹斜筋は，着地後と比較して着地前の空中での方が，活動量が有意に高かったと報告されている[25]．このことから，着地動作に先行して体幹筋が活動することで，着地時の衝撃吸収に備えていると考えられる．しかし，腹筋群を強く収縮させるbracingを行いながら着地動作をすると，膝と股関節の屈曲角度が減少し，床反力も増大したとの報告もある．そのため，体幹筋によって適切な腹圧や体幹の剛性を調整することが，着地動作時の衝撃吸収に対して，より重要と考える[26]．

　　足部のローアーチもリスクファクターとなるため，矢状面上の屈曲動作による衝撃吸収のみでなく，近位関節の前額面上，水平面上の動作も足底腱膜炎発生に影響を与えると考えられる．体幹や股関節周囲筋の筋力低下や協調性低下によって骨盤の回旋，側方傾斜が起こると，運動連鎖によって下肢アライメントも変化する．股関節の内転，内旋によって足部は回内方向に動くため，アーチは低下する．アーチの低下は足底腱膜をより伸長し，足底腱膜にかかる張力は増大すると考えられる．

F．足関節捻挫のメディカルリハビリテーション

　　足底腱膜への張力軽減，距腿関節の可動性改善，衝撃吸収と足部回内コントロールに関わる筋の筋力強化を目的に行う[5]．足底腱膜にかかる張力の軽減のために，足底腱膜自体と連続性が認められる下腿三頭筋のストレッチを行う．足底腱膜のストレッチは，図5のように足底腱膜の伸長に特化した方法で行うことで，通常の下腿三頭筋ストレッチよりも高い効果が得られたと報告されている[7,27]．また，足底腱膜や下腿三頭筋に対する徒手的な軟部組織モビライゼーション，筋膜に対するアプローチも実施し，柔軟性や筋緊張を改善する．

　　距腿関節の可動性低下は足底腱膜炎のリスクファクターであるため[5]，早期から可動性の改善を図るべきである．下腿三頭筋などの距腿関節底屈筋群のストレッチと合わせて，

徒手的に距骨を背側に滑らせ，背屈可動域を改善させる（足関節捻挫の項（35頁）を参照）．

筋力トレーニングは，内側縦アーチ保持と足部回内制動に重要な役割を果たす後脛骨筋と長趾屈筋，足部の衝撃吸収機能に関与する長腓骨筋に対して行う（シンスプリントと内反捻挫の項（57頁）を参照）．

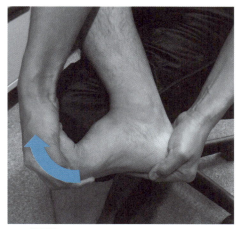

図5 足底腱膜のストレッチ
足趾を背屈させることで，足底腱膜を伸長していく．

G．足底腱膜炎のアスレチックリハビリテーション

アキレス腱症や膝蓋靱帯症と同様に，足部の筋の遠心性収縮トレーニングを行うことで，足底腱膜にあえて張力を加え，腱膜のコラーゲン配列を改善していく 図6 ．また，荷重位での後脛骨筋，長趾屈筋，長腓骨筋のトレーニングは，個別の筋をターゲットにしたものから，他の筋との協調的なトレーニングへと進めていく．不安定板やBOSU（バランスボード等）などの不安定上でカーフレイズを行うことで，運動強度を上げつつ固有受容感覚を促通するトレーニングを行う．また，膝や股関節周囲筋との協調的なトレーニングとして，カーフレイズを膝と股関節屈曲90°の肢位で行う 図7 ．さらにプライオメトリックトレーニングを行うことで，足底腱膜に対してより張力を加えつつ，下肢全体の衝撃吸

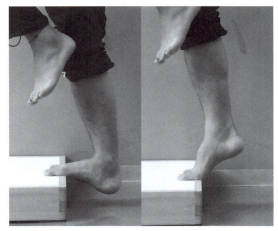

図6 足底部の筋の遠心性収縮トレーニング
可能な限り足趾のみで支持した状態で，段差でのカーフレイズを行う．遠心性収縮を加えるため，下降期を意識させながらゆっくりと行う．

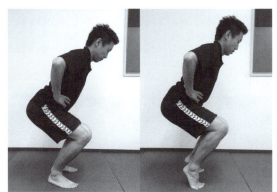

図7 膝，股関節屈曲位でのカーフレイズ
スクワット姿勢から上半身や骨盤の位置を上昇させないように，カーフレイズを行う．膝，股関節周囲筋との協調的な運動を意識させる．

〔Ⅲ　各論〕第1章　足部・下腿

収能力を改善していく．前足部のみで支持を維持しつつ，その場での連続片脚ジャンプか
ら多方向ジャンプ，ハードルジャンプへと難易度を上げていく．

■ 参考文献

1) Wearing SC, et al. The pathomechanics of plantar fasciitis. Sports Med. 2006; 36: 585-611.
2) Stecco C, et al. Plantar fascia anatomy and its relationship with Achilles tendon and paratenon. J Anat. 2013; 223: 665-76.
3) Lopes AD, et al. What are the main running-related musculoskeletal injuries? A Systematic Review. Sports Med. 2012; 42: 891-905.
4) McPoil TG, et al. Heel pain-plantar fasciitis: clinical practice guildelines linked to the international classification of function, disability, and health from the orthopaedic section of the American Physical Therapy Association. J Orthop Sports Phys Ther. 2008; 38: A1-A18.
5) Martin RL, et al. Heel pain-plantar fasciitis: revision 2014. J Orthop Sports Phys Ther. 2014; 44: A1-33.
6) Conti SF, et al. Managing plantar fasciitis and plantar heel pain J Musculoskel Med. 2009; 26: 106-12.
7) Schwartz EN, et al. Plantar fasciitis: a concise review. Perm J. 2014; 18: e105-7.
8) Lemont H, et al. Plantar fasciitis: a degenerative process (fasciosis) without inflammation. J Am Podiatr Med Assoc. 2003; 93: 234-7.
9) Fabrikant JM, et al. Plantar fasciitis (fasciosis) treatment outcome study: plantar fascia thickness measured by ultrasound and correlated with patient self-reported improvement. Foot (Edinb). 2011; 21: 79-83.
10) Wearing SC, et al. Plantar fasciitis: are pain and fascial thickness associated with arch shape and loading? Phys Ther. 2007; 87: 1002-8.
11) Mahowald S, et al. The correlation between plantar fascia thickness and symptoms of plantar fasciitis. J Am Podiatr Med Assoc. 2011; 101: 385-9.
12) Pascual Huerta J. The effect of the gastrocnemius on the plantar fascia. Foot Ankle Clin. 2014; 19: 701-18.
13) Cheung JT, et al. Effect of Achilles tendon loading on plantar fascia tension in the standing foot. Clin Biomech (Bristol, Avon). 2006; 21: 194-203.
14) Erdemir A, et al. Dynamic loading of the plantar aponeurosis in walking. J Bone Joint Surg Am. 2004; 86-A: 546-52.
15) Wearing SC, et al. Plantar enthesopathy: thickening of the enthesis is correlated with energy dissipation of the plantar fat pad during walking. Am J Sports Med. 2010; 38: 2522-7.
16) Bolgla LA, et al. Plantar fasciitis and the windlass mechanism: a biomechanical link to clinical practice. J Athl Train. 2004; 39: 77-82.
17) Iaquinto JM, et al. Computational model of the lower leg and foot/ankle complex: application to arch stability. J Biomech Eng. 2010; 132: 021009.
18) Hicks JH. The mechanics of the foot. II. The plantar aponeurosis and the arch. J Anat. 1954; 88: 25-30.
19) Kamiya T, et al. Dynamic effect of the tibialis posterior muscle on the arch of the foot during cyclic axial loading. Clin Biomech (Bristol, Avon). 2012; 27: 962-6.
20) Hofmann CL, et al. Experimental evidence supporting isometric functioning of the extrinsic toe flexors during gait. Clin Biomech (Bristol, Avon). 2013; 28: 686-91.
21) Kokubo T, et al. Effect of the posterior tibial and peroneal longus on the mechanical properties of the foot arch. Foot Ankle Int. 2012; 33: 320-5.
22) Pohl MB, et al. Biomechanical and anatomic factors associated with a history of plantar fasciitis in female runners. Clin J Sport Med. 2009; 19: 372-6.
23) Derrick TR. The effects of knee contact angle on impact forces and accelerations. Med Sci Sports Exerc. 2004; 36: 832-7.
24) Blackburn JT, et al. Sagittal-plane trunk position, landing forces, and quadriceps electromyographic activity. J Athl Train. 2009; 44: 174-9.
25) Iida Y, et al. Role of the coordinated activities of trunk and lower limb muscles during the landing-to-jump movement. Eur J Appl Physiol. 2012; 112: 2223-32.
26) Campbell A, et al. Abdominal bracing increases ground reaction forces and reduces knee and hip flexion during landing. J Orthop Sports Phys Ther. 2016; 46: 286-92.
27) DiGiovanni BF, et al. Tissue-specific plantar fascia-stretching exercise enhances outcomes in patients with chronic heel pain. A prospective, randomized study. J Bone Joint Surg Am. 2003; 85-A: 1270-7.

(阿久澤　弘)

3 アキレス腱障害

・はじめに

　アキレス腱障害はシンスプリントや足底腱膜炎と同様，ランナーに多く発症するランニング障害のひとつである．ランナーの発症率は7〜9％とされているが，スポーツ活動を行わない中高年層にも比較的多くみられる特徴がある[1]．このようなアキレス腱部の疼痛を主訴とする障害に対して，一般的にアキレス腱炎という名称が広く用いられている．しかし，アキレス腱障害には様々病態が存在するため，一概にアキレス腱炎という名称を使用するのは適切とはいえない．アキレス腱周囲の疼痛を起こす原因組織を図1に示す[2]．本稿ではアキレス腱実質の障害であるアキレス腱症と，アキレス腱の踵骨付着部での障害であるアキレス腱付着部症について記載する．このように多様な病態が存在するため，症状の原因組織を考慮し，適切な治療介入を行う必要がある．

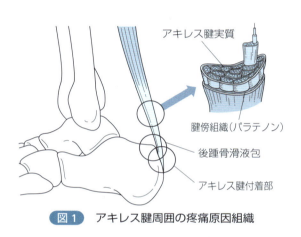

図1　アキレス腱周囲の疼痛原因組織

A．症状と病態

　いずれの病態においてもアキレス腱部の疼痛は主訴であるが，その症状部位に差異が認められる．

(1) アキレス腱症

　アキレス腱症は，アキレス腱付着部から2〜6 cm近位に圧痛や腫脹が起こる[1-3]．一方，アキレス腱付着部症では，踵骨のアキレス腱付着部付近の疼痛を訴える[2]．
　アキレス腱実質の障害であるアキレス腱症は，腱内の組織に炎症を認めないのが特徴である．その代わり，腱実質内にはコラーゲン組織の配列異常がみられ，腱組織の退行変性が起こっているとされている[4,5]．退行変性と疼痛発生の関連性については現在も一定の結論は出されていない．しかし，神経血管系の増殖や，疼痛に関与する神経伝達物質であるグルタミン酸の増加などが原因と，近年では推察されている[1,6]．また，アキレス腱実質周囲を囲う腱傍組織の炎症症状である，アキレス腱周囲炎を併発することも多い[2,7]．

〔Ⅲ　各論〕第1章　足部・下腿

(2) アキレス腱付着部症

アキレス腱付着部症はアキレス腱実質の障害とは異なり，少なくとも発症初期には，アキレス腱の踵骨付着部に炎症反応が認められる[7]．しかし，慢性的になると，炎症は消失する．アキレス腱付着部の約80％には，踵骨後面の骨隆起であるHaglund変形が認めらえるのも特徴である[2,7,8]．また，アキレス腱付着部周囲の腱組織には石灰化，グルコサミノグリカンの増加がみられ，これらの変化によって組織は硬くなり，圧縮弾性率が低下しているとされている[9~11]．また，アキレス腱付着部前方には，後踵骨滑液包が存在し，この滑液包が炎症を起こすことで，疼痛の原因となるとされている[2,7]．障害ごとの症状と病態を 表1 にまとめる．

表1　障害ごとの症状と病態

	アキレス腱症	腱傍組織炎	アキレス腱付着部症	後踵骨滑液包炎
組織学的変化	コラーゲン線維の退行変性，配列異常，細胞数減少，アキレス腱への血管新生減少，局所的な細胞死	腱傍組織への炎症細胞浸潤と毛細血管増殖	炎症細胞の浸潤，粘液性の退行変性，コラーゲン線維の断裂	滑液包の炎症と肥大，アキレス腱との癒着
臨床症状	アキレス腱付着から2~6cm近位の圧痛，腫脹，朝の起床時や長時間の座位後の歩行開始時に疼痛出現	アキレス腱周囲の疼痛，腫脹，熱感，捻髪音	踵骨後方の疼痛と硬化，活動によって症状増悪	アキレス腱の前方かつ踵骨上部の疼痛

(Uquillas CA, et al. J Bone Joint Surg Am. 2015; 97: 1187-95[7]より一部改変)

B. 障害発生メカニズム

アキレス腱症の発生メカニズムは，アキレス腱実質に繰り返しのストレスがかかり，腱の耐性を越えることで変性が起こるというのが定説であるが[1,4,7]，退行変性が起こる正確な機序は現在も結論が出ていない．しかし，近年では足底筋腱の影響や腱傍組織による血液供給量減少，アキレス腱の捻じれが関与している可能性が報告されている[3,5,12-14]．足底筋腱はアキレス腱の内側を走行する腱で，アキレス腱よりも強度の高い[15]．また，アキレス腱と非常に近接しているため，圧迫やせん断ストレスを与える可能性が示唆されている[12]．一方，腱傍組織は腱実質への血液供給を担っているが，この組織に炎症が起こることによって，腱実質への血液供給量が減少する[2]．そのため，血液供給が不足した腱実質では，十分な組織のリモデリングが行われず，退行変性が起こることが推察されている[5]．さらに，アキレス腱は踵骨に付着するまでに内側に90°捻れた構造となっている 図2ⓐ [3]．この捻れた構造に，膝，足関節の角度によって活動量が変化する腓腹筋内外側頭，ヒラメ筋の異なる方向からの張力が加わることで，腱全体に均等な張力は加わらない 図2ⓑ [16,17]．このように不均衡なストレスが特定の箇所に集中することで，変性が起こる可能性が考えられる．

アキレス腱付着部症は，アキレス腱症とは異なった障害発生メカニズムによって発症す

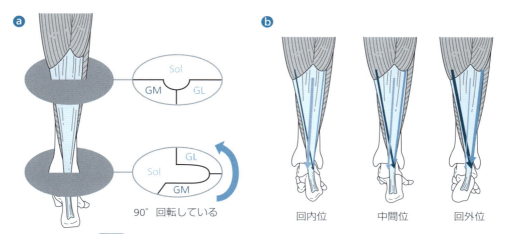

図2 アキレス腱の捻れと距骨下関節の位置による張力変化
ⓐアキレス腱は腱実質から付着部にかけて，右は反時計回り，左は時計回りに90°回旋している．Sol：ヒラメ筋，GM：腓腹筋内側頭，GL：腓腹筋外側頭．
ⓑ足部が回内位の場合，アキレス腱内側にかかる張力が大きくなり，一方回外位では外側にかかる張力が大きくなる．線の太さは腱にかかる歪みの力を示している．
（Bojsen-Moller J, et al. Exerc Sport Sci Rev. 2015；43：190-7[16]）より一部改変）

る．アキレス腱付着部や後踵骨滑液包は，距腿関節背屈によって，横断的な圧迫力を受ける 図3 [10,18,19)]．この繰返しによって組織が変性することで，前述の通りアキレス腱付着部の圧縮弾性率が低下する．そのため，硬質化したアキレス腱と踵骨の間で，後踵骨滑液包も含めた組織のインピンジメントが起こり，炎症が発生すると考えられている[7,10)]．

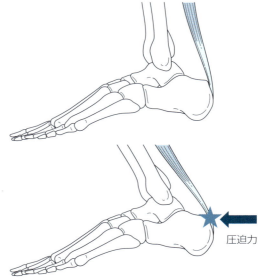

図3 足関節背屈によるアキレス腱付着部と後踵骨滑液包の圧迫
足関節背屈によってアキレス腱は踵骨方向に押し付けられ，腱と踵骨の間でインピンジメントが起こる．

〔Ⅲ　各論〕第 1 章　足部・下腿

C．整形外科的治療法

　　70〜90％の症例において，保存療法で良好な結果が得られる[7,20]．整形外科的な治療法として，ステロイド注射が用いられることもあり，短期的な効果は報告されているが，副作用の報告も多い[20]．また，近年では Platelet Rich Plasma 注射や体外衝撃波などが使用されることが増えてきている[20]．体外衝撃波は石灰化のないアキレス腱付着部症に効果がみられたと報告されている[21]．保存療法で効果が得られない場合は，手術療法が選択される．手術療法後の満足度は約 85％と高く，治療選択の一つとしてその効果が報告されている[1,20,21]．

D．距腿関節の解剖学的特徴

（1）構造的安定化機構

　　距腿関節は脛骨と腓骨，距骨で構成される関節であり，足関節低背屈の運動を行う．距骨の距骨滑車は脛骨，腓骨で構成される天蓋に嵌り込む形状をしており，立脚期にかかる荷重に対しても，その構造的安定性のみで関節の安定性が得られるとされている[22]．また，距骨は後方に比べて前方の幅が広い構造となっているため，距腿関節が背屈するとより関節の安定性が増す．さらに，距腿関節は，脛腓関節の運動を制限する脛腓靱帯結合，足関節内側の三角靱帯，足関節外側の前距腓靱帯，踵腓靱帯などによって安定性が得られている．

（2）機能的安定化機構

　　距骨に直接付着する筋は存在しないため，直接的に距腿関節の動的安定性に寄与する筋機能はない．しかし，距踵関節や距舟関節などの関節を介して，下腿の筋からの運動制御を受ける．下腿の筋が距腿関節を中心とした足部の運動に与える影響を 表2 にまとめる．

表2　下腿の筋ごとの足部に対する運動作用

コンパートメント	筋	作用
前方	前脛骨筋	背屈・内反
	長母趾伸筋	背屈・内反
	長趾伸筋	背屈
	第三腓骨筋	背屈・外反
外側	長腓骨筋	底屈・外反
	短腓骨筋	底屈・外反
後方	腓腹筋	底屈
	ヒラメ筋	底屈
	足底筋	底屈
深部	後脛骨筋	底屈・内反
	長母指屈筋	底屈・内反
	長趾屈筋	底屈・内反

(Brockett CL, et al. Orthop Trauma. 2016; 30: 232-8[22])

E．アキレス腱障害発生と安定化機構や下肢アライメントとの関連

　動作の中からアキレス腱実質とアキレス腱付着部にストレスをかける要素を考えると，足部回内外による腱内での不均衡な張力の発生と，距腿関節背屈による付着部への圧迫力が挙げられる．足部の回内外モーメントは足部に対して重心線が内側にあるか，外側にあるかで異なる．片脚立位時に重心位置が足部直上に位置する場合，足関節に回内外モーメントは発生しないが，内側に移動すれば回内方向，外側移動すれば回外モーメントが，足底部を支点としてそれぞれ発生する．特に，繰り返しの足部回内はアキレス腱症発生に関わるとされている[3]．

　そのため，重心線が支持基底面内に維持されるように，骨盤，体幹の運動を制御する必要がある．また，前額面上の運動だけでなく，水平面上の回旋も運動連鎖によって足部回内外を引き起こすため，加えてコントロールする必要がある．これらの運動制御のために，体幹深部筋や中臀筋をはじめとした股関節周囲筋の活動が不可欠となる．

　一方，スクワット動作を矢状面上から観察すると，下降相において骨盤前傾，股関節屈曲角度が小さく，膝を足趾よりも前方に出して行う症例が臨床的に多くみられる 図4．このような動作パターンでは，脛骨の前傾角度が増大する分，距腿関節の背屈角度が大きくなる．そのため，アキレス腱付着部への圧迫力は増大していると考えられる．このような症例では，大腿四頭筋が優位なスクワット動作パターンを習得しており，大臀筋などの股関節伸筋群による安定した動作の遂行が求められる．

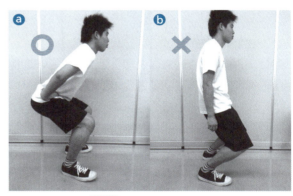

図4　スクワット姿勢
ⓐ良姿勢でのスクワット．
ⓑ不良姿勢でのスクワット．骨盤後傾し，股関節屈曲角度が小さく，下腿を前傾しているため，足関節背屈角度が増加し，アキレス腱付着部への圧迫力が大きくなる．

F．アキレス腱障害のメディカルリハビリテーション

　アキレス腱症とアキレス腱付着部症では，発生メカニズムが異なるため，治療方法や留意すべき点も異なる．腱実質の退行変性が起こっているアキレス腱症には，遠心性収縮を強調したトレーニングが有効とされている[6,20]．階段や段差に前足部のみを乗せ，足関節が完全背屈位となるまで，遠心性収縮を強調したカーフレイズを行う 図5ⓐ．このカーフレイズを繰り返し，腱に張力を加えていく．また，下腿後面の筋の柔軟性を維持，改善することも重要である．腓腹筋だけでなく，ヒラメ筋もストレッチするために，膝関節の屈

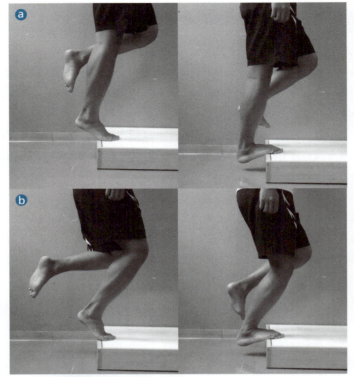

図5　遠心性収縮を強調したカーフレイズ
ⓐ腓腹筋優位な膝伸展位でのカーフレイズ．
ⓑヒラメ筋優位な膝屈曲位でのカーフレイズ．段差に前足部を置き，踵部挙上後，ゆっくりと踵部を下降させていき，下腿三頭筋に遠心性収縮を加えていく．

曲角度を変化させて，下腿後面の筋のストレッチを行っていく 図5ⓑ．また，同じ底屈筋であり，足部回内を抑制するために重要な後脛骨筋のトレーニングも実施する．具体的な方法は，シンスプリントの項（57頁）に記載する．

アキレス腱付着部症に対しては，遠心性トレーニングの効果が，アキレス腱症ほど高くないと報告されている[20]．また，後踵骨滑液包やアキレス腱付着部前方の組織は，足関節背屈によって圧迫力を受けることになるので，遠心性トレーニングを行う場合は，背屈角度の大きくなる段差を用いたトレーニングは避けるべきとされている[10,18,21]．そのため，段差を用いず，平面での遠心性収縮を強調したカーフレイズを行う[8]．また，背屈による下腿三頭筋のストレッチも，組織の圧迫に留意しながら行うべきである．

G．アキレス腱障害のアスレチックリハビリテーション

　より腱や腱付着部に負荷のかかるプライオメトリックトレーニングを実施していく．スクワットジャンプやランジジャンプなどを実施する際，股関節，膝関節の屈曲に留意し，

近位関節を意識して衝撃吸収や跳躍力の産生を十分に行うように指導する．また，足関節が回内しないように注意することも重要である．それ以外にも，足底腱膜炎の項で示したようなハードルジャンプなどのジャンプメニューを行っていく．症状の出現に注意しながら，徐々にランニング距離を伸ばし，スピードを上げていき，競技復帰を目指す．

■ 参考文献

1) Rompe JD, et al. Mid-portion Achilles tendinopathy-current options for treatment. Disabil Rehabil. 2008; 30: 1666-76.
2) Weinfeld SB. Achilles tendon disorders. Med Clin North Am. 2014; 98: 331-8.
3) Edama M, et al. Structure of the Achilles tendon at the insertion on the calcaneal tuberosity. J Anat. 2016; 229: 600-4.
4) Kader D, et al. Achilles tendinopathy: some aspects of basic science and clinical management. Br J Sports Med. 2002; 36: 239-49.
5) Magnan B, et al. The pathogenesis of Achilles tendinopathy: a systematic review. Foot Ankle Surg. 2014; 20: 154-9.
6) Lopez RG, et al. Achilles tendinosis: treatment options. Clin Orthop Surg. 2015; 7: 1-7.
7) Uquillas CA, et al. Everything Achilles: Knowledge update and current concepts in management: AAOS Exhibit Selection. J Bone Joint Surg Am. 2015; 97: 1187-95.
8) Jonsson P, et al. New regimen for eccentric calf-muscle training in patients with chronic insertional Achilles tendinopathy: results of a pilot study. Br J Sports Med. 2008; 42: 746-9.
9) Bah I, et al. Mechanical changes n the Achilles tendon due to insertional Achilles tendinopathy. J Mech Behav Biomed Mater. 2016; 53: 320-8.
10) Chimenti RL, et al. Insertional achilles tendinopathy associated with altered transverse compressive and axial tensile strain during ankle corsiflexion. J Orthop Res. 2016; 35: 910-5.
11) Chimenti RL, et al. Altered tendon characteristics and mechanical properties associated with insertional achilles tendinopathy. J Orthop Sports Phys Ther. 2014; 44: 680-9.
12) Masci L, et al. How to diagnose plantaris tendon involvement in midportion Achilles tendinopathy-clinical and imaging findings. BMC Musculoskelet Disord. 2016; 17: 97.
13) Alfredson H. Midportion Achilles tendinosis and the plantaris tendon. Br J Sports Med. 2011; 45: 1023-5.
14) Olewnik L, et al. Anatomic study suggests that the morphology of the plantaris tendon may be related to Achilles tendonitis. Surg Radiol Anat. 2016; 39: 69-75.
15) Lintz F, et al. The role of plantaris longus in Achilles tendinopathy: a biomechanical study. Foot Ankle Surg. 2011; 17: 252-5.
16) Bojsen-Moller J, et al. Heterogeneous loading of the human Achilles tendon In vivo. Exerc Sport Sci Rev. 2015; 43: 190-7.
17) Lersch C, et al. Influence of calcaneus angle and muscle forces on strain distribution in the human Achilles tendon. Clin Biomech (Bristol, Avon). 2012; 27: 955-61.
18) Chimenti RL, et al. Ultrasound strain mapping of Achilles tendon compressive strain patterns during dorsiflexion. J Biomech. 2016; 49: 39-44.
19) Bogaerts S, et al. Strain mapping in the Achilles tendon—A systematic review. J Biomech. 2016; 49: 1411-9.
20) Roche AJ, et al. Achilles tendinopathy: A review of the current concepts of treatment. Bone Joint J. 2013; 95-B: 1299-307.
21) Wiegerinck JI, et al. Treatment for insertional Achilles tendinopathy: a systematic review. Knee Surg Sports Traumatol Arthrosc. 2013; 21: 1345-55.
22) Brockett CL, et al. Biomechanics of the ankle. Orthop Trauma. 2016; 30: 232-8.

〈阿久澤 弘〉

4 シンスプリント

・はじめに

　シンスプリントは 1966 年に American Medical Association によって初めて定義された障害で，底屈筋群の過使用や固い路面上での繰り返しのランニングによって起こる，下腿の痛みと違和感と定義された．しかし，シンスプリントとは状態を表した名称であるため，特定の病態を的確に表すものではない．そのため，広義には脛骨の疲労骨折，コンパートメント症候群，骨膜-筋膜接合部での骨膜炎を含んだ診断名として使用されることが多い．近年では Medial Tibial Stress Syndrome（MTSS）という名称が広く用いられており，より適切な定義がなされている．Yates らは MTSS の定義を，運動によって引き起こされる脛骨後内側の痛みで，虚血性や疲労骨折による痛みは除外したものであるとしている[1]．本稿では一般的に知られているシンスプリントという名称を使用し，疲労骨折やコンパートメント症候群は除外した病態として解説する．疫学調査では，シンスプリントは長距離ランナーや着地動作の多い競技の選手に多くみられる疾患であり，ランニング障害の約 13.2〜17.3％を占める[1]．また，女性の発症リスクは男性と比べて 1.91 倍高いとされている[2]．競技復帰までには長期間を要し，完全なランニング復帰まで平均 102〜118 日かかるとの報告がなされている[3]．そのため，競技パフォーマンスに大きな影響を与える疾患である．

A．症状と病態

　シンスプリントの主な症状は脛骨後内側面中央〜遠位 1/3 に沿った疼痛で，荷重下での運動で増悪がみられる．また，同部位に圧痛が認められるのも特徴である．シンスプリントの正確な病態は，依然として明確にされていないが，脛骨後内側面の骨膜と筋膜接合部分での骨膜炎が疼痛の原因として長年考えられてきた．しかし，近年の組織学的な研究からは，骨膜の肥厚は認められるが，炎症反応はほとんどみられないことが判明してきている[4,5]．一方，疼痛発生部位の脛骨皮質骨に骨密度低下が認められることが報告されており，皮質骨の微細損傷とリモデリングが病態として関与しているとの見解が新しくなされている[4,6,7]．

B．障害発生メカニズム

　シンスプリント発症には，"Traction-induced" と "Tibial bending" の 2 種類のメカニズムの関与が考えられている．"Traction-induced" は，骨膜や皮質骨に繰り返しの牽引力が加わることで，障害が発生するというメカニズムである．その牽引力を発生する筋として，

脛骨後内側に起始をもつ後脛骨筋，長趾屈筋，ヒラメ筋が長年考えられてきた．しかし，後脛骨筋は症状の最も多くみられる脛骨遠位1/3に付着しておらず，直接の関与は少ないとの解剖学的研究結果が散見される[8,9]．だが，各筋単独による牽引力ではなく，下腿筋膜を介して，前記の3筋が骨膜・皮質骨に牽引力を加えるとの見解も多くなされている[4,10,11]．後脛骨筋，長趾屈筋，ヒラメ筋はすべて底屈筋群であるため，歩行，走行時の立脚後期に活動張力を発生する．また，後脛骨筋は最大の後足部回外モーメントを発生させる筋であり[12]，立脚初期の足関節外反を遠心性収縮によって制動する[13]．それらの筋の歩行，ランニング時の筋収縮，特に遠心性収縮は強い張力を発生する．筋収縮によって生じた張力は筋膜，腱，骨膜，皮質骨を結合しているシャーピー線維を介して伝達され，皮質骨に牽引力を加えることで，機械的ストレスを発生させる．

"Tibial bending"は荷重時に脛骨が撓むことで，圧縮力が脛骨内側にかかり，骨膜や皮質骨にストレス反応を引き起こすというメカニズムである．特に脛骨の最も細い部分である中央〜遠位1/3の部分で最大となる．この部位はシンスプリントの症状部位と一致する．ランニングなどによる繰り返しの接地が機械的なストレスとなる図1．

前記の牽引力，圧縮力といった機械的ストレスが皮質骨にかかることで，骨細胞は骨のリモデリングを促進させる．リモデリングの中で，骨細胞には細胞死が起こり，破骨細胞の産生，機能が促進され，骨形成が十分になされなくなる．そのため，皮質骨の骨密度低下が起こる[4,14]．これらのメカニズムがシンスプリントの障害発生に関わっていると，現在では考えられている．

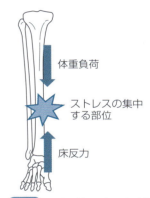

図1 Tibial bendingによるストレスの集中
接地時の床反力と体重負荷が脛骨の最も細い部分である脛骨遠位1/3に集中する．

C．整形外科的治療法

シンスプリントの整形外科的治療として，RICE処置やインソールの処方，患部へのステロイド注射，最終的には手術療法が選択される．インソールは着地時の衝撃吸収や後足部を安定化させることを目的として処方される．シンスプリントの予防としてインソールを用いた研究ではあるが，障害の発生が有意に減少したと報告されている[4,15]．ステロイド注射の効果に関しては研究が少ないが，ケースレポートからは効果は薄く，組織の萎縮や色素脱失を起こすとされている[16]．また，シンスプリントに対して手術療法が選択されるのは比較的まれである．その治療成績は様々であり，受傷前の競技レベルに復帰できた割合は31〜93％されている[4,14]．

D. 足関節（距腿関節，距踵関節）の解剖学的特徴

(1) 構造的安定化機構

　　足部の過回内と内側縦アーチの低下がリスクファクターとなるため，足部内側の安定化機構について述べる．距骨，踵骨，舟状骨の内側には扇状に広がる三角靱帯が付着している．三角靱帯には深層，浅層が存在し，複数の靱帯が集まった複合体である[17]．深層，浅層や靱帯の走行，足部の肢位によっても異なるが，主に距腿関節，距骨下関節の回内を制動している．また，内側縦アーチの保持には足底腱膜が重要な役割を果たしている．足底腱膜は踵骨と前足部を結び，荷重負荷によるアーチの低下を防いでいる．

(2) 機能的安定化機構

　　足関節内側を走行する後脛骨筋と長趾屈筋は後足部回外作用を持ち，荷重時の過回内や縦アーチの低下を動的に制動する 図2 [18,19]．特に後脛骨筋は最大の回外モーメントを産生する筋であり[12]，歩行の立脚初期に一つ目の活動ピークをもつ 図3 [20]．このピークは歩行時に足部が回内する時期と一致するため，過回内の制動に特に重要な役割をもつと考えられる[13]．また，後足部が回外することで，Midtarsal joint locking mechanism により足部の剛性は増す[21]．足部剛性の増加は立脚後期の蹴り出しの際に，推進力を効率的に伝達するのに有利となる．

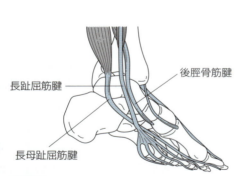

図2　後脛骨筋腱，長趾屈筋腱，長母趾屈筋腱の走行

後脛骨筋腱，長趾屈筋腱は距骨下関節内側を走行し，強い距骨下関節回外作用をもつ．特に後脛骨筋は最大の回内作用をもつ．

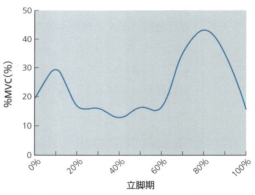

図3　後脛骨筋の歩行時立脚期筋活動
接地期と推進期の2期でピークをもつ二峰性の筋活動を示す．
（Akuzawa H, et al. J Phy Ther Sci. 2016; 28: 3458-62[20]）

E. シンスプリント発生と安定化機構や下肢アライメントとの関連

　　近年では体幹，股関節の動作パターンとシンスプリントの発症リスクが注目されている．Verrelst らは前向き研究によって，片脚ドロップジャンプ時の股関節，胸郭の回旋角度の大きさが，シンスプリント発症予測因子となるとしている[22]．さらに，片脚ドロップジャ

表1 シンスプリント発症予測因子としての疲労課題後片脚ドロップジャンプ時の股関節と胸郭回旋角度

	カットオフ値（°）	感度（%）	特異度（%）	ハザード比
胸郭（接地相）	10.56	58.82	77.14	1.178
股関節（離地相）	9.61	47.62	84.62	1.186

※ 接地相：接地から膝関節最大屈曲まで．離地相：膝関節最大屈曲から離地まで
※ 回旋角度は各相の最大回旋角度と最小回旋角度の差

（Verrelst R, et al. Am J Sports Med. 2014; 42: 1219-25[23]）

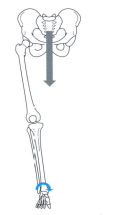
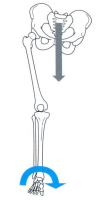

回内方向へのモーメント小　　回内方向へのモーメント大

図4　骨盤位置よる足部回内方向モーメント変化
骨盤が非支持脚側に偏移し，重心線が足部内側に位置することで，足部に発生する回内モーメントは大きくなる．

ンプによるテスト前に，スクワットとスクワットジャンプによる疲労課題を加えることで，その精度はより上がるとしている[23]．股関節と胸郭回旋のリスクとなり得るカットオフ値と感度，特異度，ハザード比を表1に示す．

　シンスプリントの発生を"Traction-induced"のメカニズムから考えると，荷重動作時の体幹，骨盤帯と足部の相対的な位置関係が，脛骨にかかる機械的ストレスに大きく影響を与えると推察される．股関節外転筋の弱化は，シンスプリントの発症リスクとされており[24]，この股関節外転筋や体幹筋の弱化は，片脚荷重動作時の非支持側方向への骨盤傾斜を引き起こす．骨盤が非支持側方向へ傾斜すると，重心線はより支持脚内側に偏移する．身体重心の偏移によって，身体には非支持側に倒れるモーメントが発生する．それに伴い，股関節は内転，内旋し，膝関節は外反，足部は回内して内側縦アーチは低下する．荷重による内側縦アーチの低下はシンスプリントの内因性リスクファクターであり，10 mm以上の低下がみられる場合，1.99倍発症しやすいとされている[2]．この運動連鎖に対して後足部回外筋であり，内側縦アーチの保持に重要な役割を果たす後脛骨筋，長趾屈筋は身体バランス保持のために活動を強いられると考えられる 図4．

　一方，"Tibial bending"による骨にかかる圧縮力は，接地時の床反力に比例して大きく

なる．Lawrenceらは股関節外旋筋群の等尺性筋力が弱いほど，着地動作時の床反力垂直成分が大きくなったと報告している[25]．このことから，着地動作時の膝関節，股関節での衝撃吸収が不十分な場合，骨にかかるストレスが増加することが推察できる．

F．シンスプリントのメディカルリハビリテーション

シンスプリントの治療として，筋のストレッチ，筋力トレーニング，様々な物理療法機器が用いられる．ストレッチは症状部位に対する筋張力による牽引力を緩和するために後脛骨筋，長趾屈筋，ヒラメ筋を含む足関節底屈筋群に対して行われる．また，筋ではなく下腿筋膜に対する徒手的なアプローチも使用される[26]．

筋力トレーニングは主に下腿の底屈筋群に対して行う．足部の過回内はシンスプリントのリスクファクターとされているため，回外作用を持ち，内側縦アーチの保持に重要な役割を果たす後脛骨筋，長趾屈筋のトレーニングは重要である．各筋のトレーニングとして非荷重位での運動と，より機能的な肢位である荷重位でのトレーニングを紹介する 図5．

物理療法機器としては，体外衝撃波治療がもっとも治療効果の可能性があるのではないかとされている[27,28]．体外衝撃波は骨芽細胞の活動を促進し，骨形成を促進させる目的で用いられる．この作用によって，皮質骨に起きた骨密度の減少を改善することが期待されている．

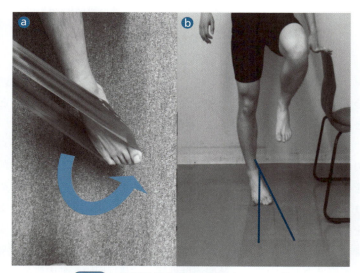

図5　後脛骨筋と長趾屈筋トレーニング
ⓐ 非荷重での後脛骨筋トレーニング．エラスチックバンドで内反方向に対して抵抗を加える．抵抗に抗して内反運動を行う．
ⓑ 荷重位での後脛骨筋，長趾屈筋トレーニング．足部30°内転位で小趾球への荷重を意識させて，カーフレイズを行う．内反を伴う底屈運動を行うことで，後脛骨筋，長趾屈筋の筋活動量を高める．

G. シンスプリントのアスレチックリハビリテーション

より荷重下での動作を取り入れ，徐々に運動強度を上げていく．プライオメトリックトレーニングは，骨に対して骨形成を促進させる目的で，選択肢の一つと考えられている[28]．特に多方向への片脚ホッピングは骨に対する歪みが最も大きいため，骨自体を強化するに最も適していると報告されている[29]．しかし，骨に対するストレスも大きいため，実施には注意が必要である．

ランニング復帰はランニングテストの結果を参考にして，段階を付けて強度を上げていく[27]．ランニングテストとランニングプログラムの概要は 表2 と 表3 に記載する．

表2　ランニングテスト

走行可能距離	速度（km/h）	時間（分）	ランニングプログラム開始レベル
Warm-up	7.5	2	1
0-400 m	10	—	1
400〜800 m	10	—	2
800〜1200 m	10	—	3
1200〜1600 m	10	—	4
1600 m 以上	10	—	5

7.5 km/h での warm-up より開始し，2分間の warm-up 後に 10 km/h でランニングを行う．疼痛が Visual Analog Scale で 4 以上となった時点での距離を記録する．その距離に応じて，ランニングプログラムの開始レベルを決定する．テストはトレッドミル上で実施する．
（Moen MH, et al. Br J Sports Med. 2012; 46: 253-7[27]）

表3　ランニングプログラム

ランニングレベル	実施場所	合計時間（分）	時間配分	スピードと強度
1	トレッドミル	16	R2, W2, R2, W2, R2, W2, R2, W2	R=10 km/h, W=6 km/h
2	トレッドミル	16	R2, W2, R2, W2, R2, W2, R2, W2	R=12 km/h, W=6 km/h
3	路面	20	R3, W2, R3, W2, R3, W2, R3, W2	強度 A〜B
4	路面	20	R3, W2, R3, W2, R3, W2, R3, W2	強度 B〜C
5	路面	16	連続	強度 A〜B
6	路面	18	連続	強度 B〜C

R2: ランニング 2 分間，W2: 歩行 2 分間，R3: ランニング 3 分間．
強度 A: 軽いジョギング，強度 B: 会話ができる程度のジョギング，強度 C: 会話が難しい程度のランニング．
ランニング中やランニング後，または翌日に Visual Analog Scale で 4 以上の疼痛が起こらなければ，次のレベルに進む．もしも 4 以上の痛みがあれば，そのままのレベルでランニング時間を調整して継続する．プログラムは週 3 回程度実施し，連続した日程での実施は避ける．レベル 6 まで達成したら，徐々に競技復帰する．
（Moen MH, et al. Br J Sports Med. 2012; 46: 253-7[27]）

〔Ⅲ　各論〕第 1 章　足部・下腿

■ 参考文献

1) Yates B, et al. The incidence and risk factors in the development of medial tibial stress syndrome among naval recruits. Am J Sports Med. 2004; 32: 772-80.
2) Newman P, et al. Risk factors associated with megmentatdial tibial stress syndrome in runners: a systematic review and meta-analysis. Open Access J Sports Med. 2013; 4: 229-41.
3) Moen MH, et al. The treatment of medial tibial stress syndrome in athletes: a randomized clinical trial. Sports Med Arthrosc Rehabil Ther Technol. 2012; 4: 12.
4) Moen MH, et al. Medial tibial stress syndrome: a critical review. Sports Med. 2009; 39: 523-46.
5) Bhatt R, et al. Correlation of bone scintigraphy and histological findings in medial tibial syndrome. Br J Sports Med. 2000; 34: 49-53.
6) Franklyn M, et al. Aetiology and mechanisms of injury in medial tibial stress syndrome: Current and future developments. World J Orthop. 2015; 6: 577-89.
7) Magnusson HI, et al. Abnormally decreased regional bone density in athletes with medial tibial stress syndrome. Am J Sports Med. 2001; 29: 712-5.
8) Brown AA. Medial tibial stress syndrome: Muscles located at the site of pain. Scientifica (Cairo). 2016; 2016: 7097489.
9) Beck BR, et al. Medial tibial stress syndrome. The location of muscles in the leg in relation to symptoms. J Bone Joint Surg Am. 1994; 76: 1057-61.
10) Bouché RT, et al. Medial tibial stress syndrome (tibial fasciitis): a proposed pathomechanical model involving fascial traction. J Am Podiatr Med Assoc. 2007; 97: 31-6.
11) Stickley CD, et al. Crural fascia and muscle origins related to medial tibial stress syndrome symptom location. Med Sci Sports Exerc. 2009; 41: 1991-6.
12) Hintermann B, et al. Foot movement and tendon excursion: an in vitro study. Foot Ankle Int. 1994; 15: 386-95.
13) Murley GS, et al. Tibialis posterior EMG activity during barefoot walking in people with neutral foot posture. J Electromyogr Kinesiol. 2009; 19: e69-77.
14) Reshef N, et al. Medial tibial stress syndrome. Clin Sports Med. 2012; 31: 273-90.
15) Larsen K, et al. Can custom-made biomechanic shoe orthoses prevent problems in the back and lower extremities? A randomized, controlled intervention trial of 146 military conscripts. J Manipulative Physiol Ther. 2002; 25: 326-31.
16) Loopik MF, et al. Atrophy and depigmentation after pretibal corticosteroid injection for medial tibial stress syndrome: two case reports. J Sport Rehabil. 2015; 25: 380-1.
17) Mengiardi B, et al. Medial collateral ligament complex of the ankle: MR imaging anatomy and findings in medial instability. Semin Musculoskelet Radiol. 2016; 20: 91-103.
18) Kamiya T, et al. Dynamic effect of the tibialis posterior muscle on the arch of the foot during cyclic axial loading. Clin Biomech (Bristol, Avon). 2012; 27: 962-6.
19) Hofmann CL, et al. Experimental evidence supporting isometric functioning of the extrinsic toe flexors during gait. Clin Biomech (Bristol, Avon). 2013; 28: 686-91.
20) Akuzawa H, et al. Calf muscle activity alteration with foot orthoses insertion during walking measured by fine-wire electromyography. J Phy Ther Sci. 2016; 28: 3458-62.
21) Blackwood CB, et al. The midtarsal joint locking mechanism. Foot Ankle Int. 2005; 26: 1074-80.
22) Verrelst R, et al. The role of proximal dynamic joint stability in the development of exertional medial tibial pain: a prospective study. Br J Sports Med. 2014; 48: 388-93.
23) Verrelst R, et al. Contribution of a muscle fatigue protocol to a dynamic stability screening test for exertional medial tibial pain. Am J Sports Med. 2014; 42: 1219-25.
24) Verrelst R, et al. The role of proximal dynamic joint stability in the development of exertional medial tibial pain: a prospective study. Br J Sports Med. 2013; 48: 1564-9.
25) Lawrence RK 3rd, et al. Influences of hip external rotation strength on knee mechanics during single-leg drop landings in females. Clin Biomech (Bristol, Avon). 2008; 23: 806-13.
26) Schulze C, et al. Treatment of medial tibial stress syndrome according to the fascial distortion model: a prospective case control study. ScientificWorldJournal. 2014; 2014: 790626.
27) Moen MH, et al. Shockwave treatment for medial tibial stress syndrome in athletes: a prospective controlled study. Br J Sports Med. 2012; 46: 253-7.
28) Winters M, et al. Treatment of medial tibial stress syndrome: a systematic review. Sports Med. 2013; 43: 1315-33.
29) Milgrom C, et al. A home exercise program for tibial bone strengthening based on in vivo strain measurements. Am J Phys Med Rehabil. 2001; 80: 433-8.

〈阿久澤　弘〉

5 足部・下腿部の障害に対する体幹筋トレーニング介入効果のエビデンス

　足部や下腿の障害としては，足関節捻挫（靱帯損傷）が頻繁に発生しており，その他に足底腱膜炎，アキレス腱障害，シンスプリントといったオーバーユース障害がよくみられる．これら足部・足関節障害のリスクファクターとしては，主に下腿の筋活動や背屈可動域などが挙げられているが，体幹側腹筋群や股関節外転筋，股関節伸展筋の筋力不足や神経筋コントロールの低下なども関与すると報告されている[1-3]．また，足部・足関節に生じるモーメントは体幹や骨盤の位置による影響を受けることから，中臀筋の機能低下によって適切な片脚立位ができない場合には，体幹の傾きが大きくなり，足関節内反モーメントと外反モーメントが増加し前脛骨筋や腓骨筋の活動も増大する[4,5]．そして，体幹の傾きが大きくなると足圧中心が外側に大きく移動するため内反捻挫のリスクが高まる[4,5]．

　足部障害に対する予防トレーニングとしてはバランスボードなどを使用した足部や足関節周囲筋の固有受容器へのアプローチが行われており，足関節捻挫の予防効果についても報告されている[6-11]．バランストレーニングとしては，主に片脚立位の保持や片脚立位での様々な動作が行われ，段階的に不安定面を用いることで負荷を増大し機能向上を図っている．片脚立位の保持には足部の筋だけでなく体幹深部筋や臀筋群が適切に機能することが重要であるため，体幹安定性は姿勢制御において重要な役割を担っている．また，基底面が不安定になると体幹の筋活動が増し[12,13]，体幹筋機能の貢献度が増加することからも，体幹トレーニングは足部障害予防に必要な要素であるといえる．

　足関節捻挫に対するバランストレーニング（足関節周囲筋の神経系トレーニング）の予防効果を調べた研究では，コントロール群と比べ40～50％程度低い発生率を示し[6-9]，体幹トレーニングを含む複合的な障害予防ウォーミングアッププログラムに関する研究においては20～70％程度低い発生率であったと報告されている[14-18]．Pasanenらは女性フロアボール選手に介入研究を行った結果，足関節の靱帯損傷がコントロールと比較して72％低い発生率であったことを示している[14]．膝関節障害の予防プログラムであるKIPP（knee injury prevention program）にも体幹エクササイズは含まれているが，LaBellaらは女性のサッカー選手とバスケットボール選手に介入した結果，足関節捻挫の発生率がコントロール群と比較して42％低かったと報告している[15]．また，下肢の障害予防プログラムであるFIFA11+においては，Shilversらが35％[16]，Owoeyeらは男性サッカー選手において有意ではなかったが47％[17]低い足関節障害の発生率であったと報告している．そのほかに，Emeryらは統計的な有意差はなかったが，男女のユースサッカー選手において体幹安定化エクササイズを含む予防プログラム実施群で足関節捻挫の発生が50％少なかった[18]と報告している．これらの研究で用いられた予防プログラムは体幹エクササイズも含むが片脚立位でのバランストレーニングも含まれている．よって，ボードなどの特別な用具を用いなくてもバランストレーニングと体幹エクササイズを行うことで足部障害を予防できる可能性があり，その他の部位の障害予防も兼ねているためバランストレーニングだ

けを行うよりも有用であるかもしれない．また，Pasanen らは，非常に高い予防効果を示している[14]が，バランスマット上でのエクササイズを行っていることが関与していると考えられ，不安定面でのトレーニングと体幹エクササイズを行うことでより高い予防効果が期待できる．

しかし，前記の先行研究においては様々な種類のトレーニングを含んでいるため体幹エクササイズが足部障害の予防にどの程度影響しているのかはわかっていない．一定期間の体幹トレーニングによって静的・動的バランスが向上し，片脚立ちのパフォーマンスが向上することが報告されていることからも，体幹トレーニングは足部障害の減少に貢献するかもしれない[19]．さらに，体幹エクササイズの即時的な効果を調べた研究では，トレーニング直後に静的・動的バランスの改善，リバウンドジャンプ能力の改善が報告されており[20-23]，スポーツ活動前のウォームアップとして行うことで足関節障害の予防につながると推察される．この仮説を基に，著者らは中学サッカー選手を対象に毎回の練習や試合のウォーミングアップとして5分弱の体幹安定化エクササイズを実施した結果，体幹エクササイズを実施しないチームと比較してシーズン中の足関節障害全般の発生率は86％，足関節捻挫の発生率は87％と，有意に発生率を低下させた[24]．

足部障害に対する体幹トレーニングの予防効果や予防メカニズムについて述べてきたが，現時点ではエビデンスが少なく不明瞭な点が多い．しかし，体幹エクササイズによる

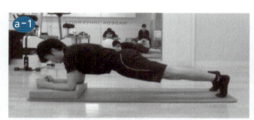
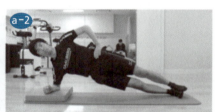
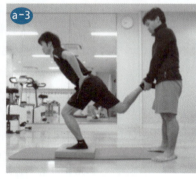
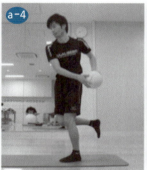
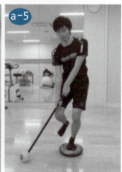

（Pasanen K, et al. BMJ. 2008；337：a295[14]）

図　Pasanen らの予防プログラムの例
- a-1：バランスマット上でプローンブリッジ
- a-2：バランスマット上でサイドブリッジ
- a-3：バランスマット上で片脚スクワット
- a-4：片脚立ちで体幹を捻ってメディシンボールを投げる
- a-5：バランスディスク上で片脚立ちし，ボールを打つ

5 足部・下腿部の障害に対する体幹筋トレーニング介入効果のエビデンス

体幹筋への刺激とバランス機能向上は動作時の姿勢制御に影響し，障害発生へとつながる姿勢を回避しやすくなる可能性がある．そのため，バランストレーニングや動作トレーニングと合わせて体幹トレーニングを行うことで，より高い障害予防効果が期待できる．

■ 参考文献

1) De Ridder R, et al. Hip strength as an intrinsic risk factor for lateral ankle sprains in youth soccer players: A 3-season prospective study. Am J Sports Med. 2016; pii: 0363546516672650.
2) Friel K, et al. Ipsilateral hip abductor weakness after inversion ankle sprain. J Athl Train. 2006; 41: 74-8.
3) Leetun DT, et al. Core stability measures as risk factors for lower extremity injury in athletes. Med Sci Sports Exerc. 2004; 36: 926-34.
4) Lee SP, et al. Fatigue of the hip abductors results in increased medial-lateral center of pressure excursion and altered peroneus longus activation during a unipedal landing task. Clin Biomech. 2013; 28: 524-9.
5) Lee SP, et al. Individuals with diminished hip abductor muscle strength exhibit altered ankle biomechanics and neuromuscular activation during unipedal balance tasks. Gait Posture. 2014; 39: 933-8.
6) Cumps E, et al. Efficacy of a sports specific balance training programme on the incidence of ankle sprains in basketball. J Sports Sci Med. 2007; 6: 212-9.
7) Emery CA, et al. Effectiveness of a home-based balance-training program in reducing sports-related injuries among healthy adolescents: a cluster randomized controlled trial. CMAJ. 2005; 172: 749-54.
8) McGuine TA, et al. The effect of a balance training program on the risk of ankle sprains in high school athletes. Am J Sports Med. 2006; 34: 1103-11.
9) Verhagen E, et al. The effect of a proprioceptive balance board training program for the prevention of ankle sprains: a prospective controlled trial. Am J Sports Med. 2004; 32; 1385-93.
10) Schiftan GS, et al. The effectiveness of proprioceptive training in preventing ankle sprains in sporting populations: a systematic review and meta-analysis. J Sci Med Sport. 2015; 18: 238-44.
11) Vriend I. 1Preventing sport injuries from evidence to practice. JISAKOS. 2016; 1: 202-213.
12) Anderson K, et al. Trunk muscle activity increases with unstable squat movements. Can J Appl Physiol. 2005; 30: 33-45.
13) Lawrence MA, et al. Effects of an unstable load on force and muscle activation during a parallel back squat. J Strength Cond Res. 2015; 29: 2949-53.
14) Pasanen K, et al. Neuromuscular training and the risk of leg injuries in female floorball players: cluster randomised controlled study. BMJ. 2008; 337: a295. doi:10.1136/bmj.a295.
15) LaBella CR, et al. Effect of neuromuscular warm-up on injuries in female soccer and basketball athletes in urban public high schools: cluster randomized controlled trial. Arch Pediatr Adolesc Med. 2011; 165: 1033-40.
16) Shilvers-Granelli H, et al. Efficacy of the FIFA 11+ injury prevention program in the collegiate male soccer player. Am J Sports Med. 2015; 43: 2628-37.
17) Owoeye OB, et al. Efficacy of the FIFA 11+ warm-up programme in male youth football: A cluster randomised controlled trial. J Sports Sci Med. 2014; 13: 321-8.
18) Emery CA, et al. The effectiveness of a neuromuscular prevention strategy to reduce injuries in youth soccer: a cluster-randomised controlled trial. Br J Sports Med. 2010; 44: 555-62.
19) Imai A, et al. Effects of two types of trunk exercises on balance and athletic performance in youth soccer players. Int J Sports Phys Ther. 2014; 9: 47-57.
20) Kaji A, et al. Transient effect of core stability exercises on postural sway during quiet standing. J Strength Cond Res. 2010; 24: 382-8.
21) 今井厚, 他. 異なる体幹エクササイズが静的バランスに及ぼす即時効果. 臨床スポーツ医学会誌. 2012; 20: 469-74.
22) Imai A, et al. Comparison of the immediate effect of different types of trunk exercise on the star excursion balance test in male adolescent soccer players. Int J Sports Phys Ther. 2014; 9: 428-35.
23) Imai A, et al. Immediate effects of different trunk exercise programs on jump performance. Int J Sports Med. 2016; 37: 197-201.
24) Imai A, et al. A trunk stabilization exercise warm-up may reduce ankle injuries in junior soccer players. Int J Sports Med. 2018; 39: 270-4.

〈今井 厚〉

6 足部・下腿部の障害に対する体幹筋トレーニング方法の紹介

　足部障害を考える際，患部に対するリハビリテーションに留まらず，その発生要因となる姿勢やアライメント，すなわち重力に対する支持戦略の問題点も改善しなければ再発のリスクは軽減しない．

　特に，足部障害では片脚支持におけるバランス能力の低下が足部への過負荷を生じていることが多く，一般に三次元的な安定性の向上のためのバランストレーニングが実施されている．その際，下半身のみならず上半身による自律したバランス能力が求められ，かつ股関節の支持機能による上半身と下半身の連動が極めて重要となる．

　本項では股関節の活動性向上と上半身・下半身の連動につなげるトレーニング例を紹介する．

A. 骨盤後傾・股関節伸展エクササイズ（exercise）図1

　大臀筋を仲介して上半身と下半身の連動を図る前提として，まず大臀筋のみ選択的に収縮されるべきである．片脚立位時に上半身と下半身を連結するのは多軸関節である股関節であり，三次元的な安定性に寄与する primary force は大臀筋といえる．よって，まずはハムストリングスと胸腰筋膜の活動を抑制し，図の肢位にて大殿筋の単独収縮を促す．

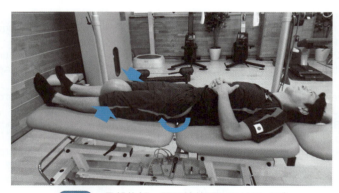

図1　骨盤後傾・股関節伸展エクササイズ

B. 股関節伸展・外転・外旋エクササイズ

　片脚立位時に前額面上での不安定性が認められる場合，体幹や股関節の側方安定性が低下している可能性が示唆される．このうち，股関節が原因で骨盤が側方変位する場合，単関節筋である中臀筋や大臀筋による側方支持性の不足から，多関節筋である大腿筋膜張筋〜腸脛靱帯により側方安定化がもたらされていると考えられる 図2 ．このような骨盤

6 足部・下腿部の障害に対する体幹筋トレーニング方法の紹介

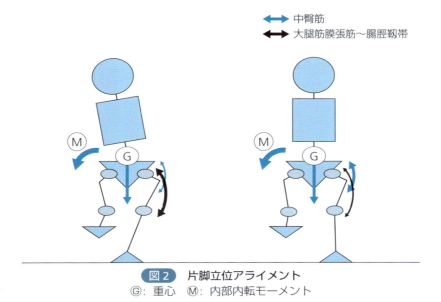

図2　片脚立位アライメント
Ⓖ：重心　Ⓜ：内部内転モーメント

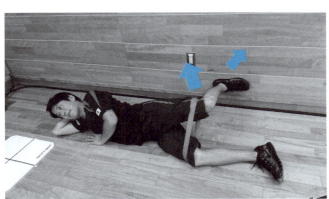
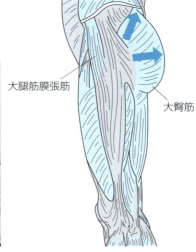

図3　大臀筋・中臀筋強化のための股関節伸展・外転・外旋エクササイズ

　不安定性を改善するためには，股関節外転筋群の多関節筋である大腿筋膜張筋の活動を抑制し，単関節筋である中臀筋および大臀筋を選択的に活性化することが必要となる．
　よって，股関節中間位にて伸展方向の収縮を促すことで大腿筋膜張筋を抑制しつつ，外転外旋運動を行うことで大臀筋と中臀筋の活動を活性化する 図3 ．

C. バックブリッジ（Back bridge） 図4

　バックブリッジは大臀筋と背筋群によって支持され，アウターユニット後斜系のトレーニングとして有効である[1]．特に，片脚ブリッジでは支持側股関節による3次元的制動力が求められる[2]ことから，単関節筋である大臀筋のトレーニングとして高い活動が発揮される．

　立位支持系のトレーニングを行う前提として，まずバックブリッジでの大臀筋による支持機能の獲得が必要であり，バックブリッジの安定性が担保された上で立位CKCトレーニングを開始すべきであろう．

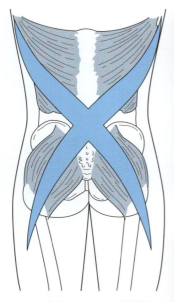

・アウターユニット後斜系

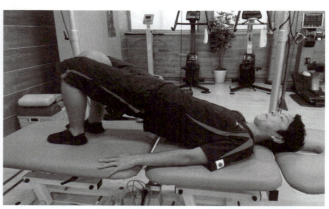

両脚バックブリッジ

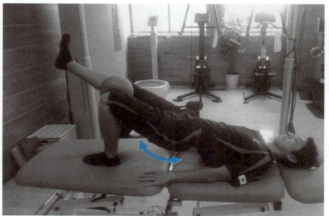

片脚バックブリッジ

図4　バックブリッジ

D. 片脚デッドリフト（Dead lift）/杖支持

前項のバックブリッジでは上半身が接地しており広い支持基底面上での活動となるが，立位姿勢では上半身が空間にてコントロールされなければならない．この支持機能がアウターユニット後斜系となるが，この活動が不十分な場合にも前額面上で上半身が傾斜し骨盤が側方に偏位することになる図5．

この場合，まず棒や杖のようなものを利用して上半身を支持することで内部内転モーメ

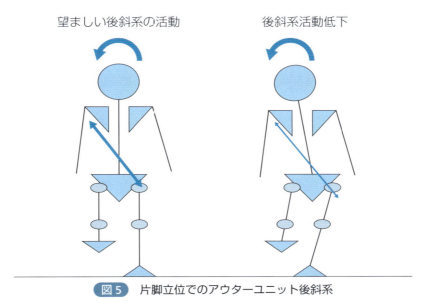

図5 片脚立位でのアウターユニット後斜系

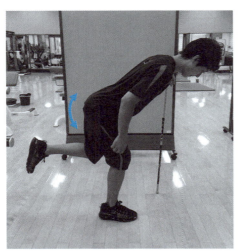
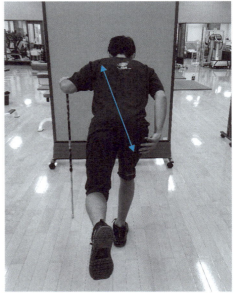

図6 片脚デッドリフト（反対側杖支持）

ントを制御し，上半身の支持側への側方傾斜を防ぐ．アライメントが改善することで大臀筋と広背筋の連動が効率化，正常な後斜系筋活動でのトレーニングが可能になる 図6．

　無論，体幹自体の側方安定性が低下していることも考慮する必要があり，この場合は腰部体幹障害に対するトレーニングで紹介する体幹側方安定化トレーニングを実施すべきである．（股関節そのものの外転筋力不足に対するデッドリフトについては股関節の項で解説する）．

E．バランススクワット（Balance squat）図7

　シンスプリントや足部周辺の腱炎は，足圧中心の位置が偏位し，重心の制御を足底で行うことがストレス要因となることが一因の機能障害と考えられる．つまり，足部より上の質量配分に対し，足部足関節で調整を試みることで筋腱組織に過剰なストレスが加わることになる．

　よって，CKC トレーニングを行う際にはまず足圧中心の位置を視覚化し，これを足部末端のみでなく股関節および体幹全体で制御することが重要となる．

フラット荷重　　　　　　足圧中心後方偏位　　　　　　足圧中心前方偏位

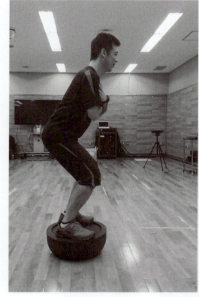
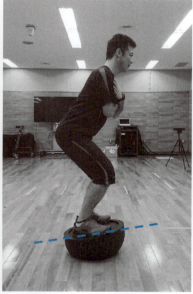
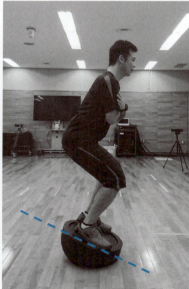

図7　バランススクワット

F．母趾球スタンディング 図8

　スポーツ動作では後方重心姿勢が問題になることが多く，これは足部障害に限らず，膝や脊柱など他部位の障害，またパフォーマンスの面からも改善が求められることが少なくない．しかし，下腿三頭筋や腓骨筋群など底屈筋群のトレーニングを実施しても荷重位置の改善に至らないケースを経験する．この場合，足部の問題のみならず全身の荷重コントロールを学習する必要がある．足関節は中間位を維持しつつ，母趾球より前側のみ接地することで，体幹筋を含め全身で姿勢を維持する感覚を得る．

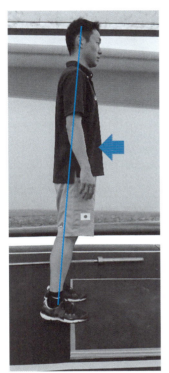
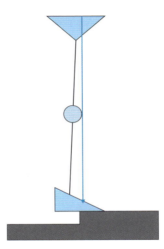

足関節は中間位を保ちながら
母趾球で立位を保持

図8　母趾球スタンディング

G．母趾球スタンディング/上肢スイング 図9

　母趾球立位にて上肢挙上動作を加えることで，より強い外乱刺激が生じ，体幹深部筋・股関節による全身での姿勢維持がさらに強く実施される．このとき，体幹ローカル筋が動員され，足関節足部を中心に狭い範囲での重心制動が行われる．よって，姿勢制御戦略のAnkle strategy[3]能力向上のトレーニングと考えられる．

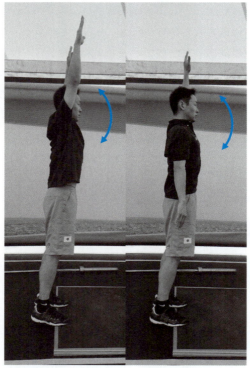

図9 母趾球スタンディング（上肢スイング）

■ 文献
1) Lee D, et al：骨盤帯の運動力学．丸山仁司，監訳．ペルビックアプローチ．神奈川：医道の日本社．2001；p52-55.
2) 市橋則明, 他．各種ブリッジ動作中の股関節周囲筋の筋活動―MMT3との比較―．理学療法科学．1998, 13：79-83.
3) Nashner LM, et al. The organization of human postural movement: a formal basis and experimental synthesis. Behav Brain Sci. 1985；8：135-72.

（小泉圭介）

◆ 第2章 ◆

膝・大腿

1 靱帯損傷（ACL/PCL）

・はじめに

　膝関節は骨適合性が不安定であり，その安定性は靱帯への依存度が高い．よって，様々な競技場面で，膝靱帯損傷の発生リスクは高いといえる．そのなかでも，内側側副靱帯（MCL）は損傷頻度が高く，前十字靱帯（ACL）損傷はその後の不安定性を生じることからその後のパフォーマンスにおいて阻害因子となることが多い．

　膝靱帯損傷後の治療およびリハビリテーションについては，まず膝そのものの安定性を確保することが重要となるが，その後のパフォーマンスを考慮し，競技毎に求められる動きを考慮し，ストレスポイントの分散を心がけるリハビリテーションを実施しなければならない．

A．症状と病態 図1

　MCL 図1, 2 は膝の靱帯の中で受傷率が高く，関節外靱帯で神経受容器が多いため痛みの訴えも強い．下肢荷重線であるミクリッツ線が膝直上を通るため，FTA は 175°となり膝関節は前額面上で生理的外反位をとる 図3．よって，膝関節は外反ストレスを受けやすい構造になっており，必然的に強固な内側支持機構が必要になる．

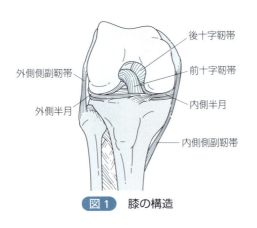

図1　膝の構造

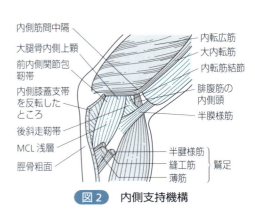

図2　内側支持機構

MCLを含む膝内側の静的安定化機構は3層に分けて考えられており[1]，最表層は筋膜，第2層にMCL浅層（狭義のMCL），第3層はMCL深層と関節包が一体化している．このMCL浅層線維（sMCL）と深層線維（dMCL）の2層がMCLとして機能しており，sMCLはdMCLと比較し外反と外旋に対する制御力が強いとされる．MCLは後斜走靱帯（POL）とともに内側支持機構の静的安定化機構として作用する 図2 ．

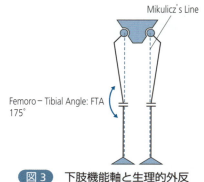

図3　下肢機能軸と生理的外反

MCL損傷はその重症度からいくつかの分類がなされる．このうちFetto & MarshallによるGrade分類では膝屈曲0°と30°の外反ストレステストからⅠ～Ⅲに分類される 表1 [2]．

一方，ACLにも神経終末はあるものの痛みへの感受性は低く，受傷直後に痛みの訴えがあいまいである場合が少なくない．また，ストレステストにおいてもハムストリングス等の防御反応によって脛骨前方不安定性の評価が困難である場合が多いが，経時的変化として著明な腫脹と関節内液の貯留が認められる．

ACLは前内側線維束（AMB）と後外側線維束（PLB）の2本からなり 図4 ，AMBは全可動域にて一定の張力を発揮するのに対し，PLBは伸展位で緊張し屈曲位で弛緩する．この2本の線維束により脛骨前方引き出し・外反・内旋が制動されるが，その評価としては

表1　MCL損傷（Fetto & MarshallによるGrade分類）

Grade Ⅰ	膝屈曲0°外反ストレステスト陰性 膝屈曲30°外反ストレステスト陰性	MCLの疼痛のみ
Grade Ⅱ	膝屈曲0°外反ストレステスト陰性 膝屈曲30°外反ストレステスト陽性	広範囲の圧痛 MCL部分断裂
Grade Ⅲ	膝屈曲0°外反ストレステスト陽性 膝屈曲30°外反ストレステスト陽性	MCL完全断裂 合併損傷の可能性 （ACL, POL）

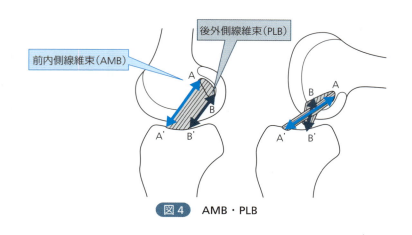

図4　AMB・PLB

膝屈曲位で行う前方引き出しテストでは PLB が弛緩している肢位であるため AMB の張力が評価され，伸展位に近い肢位で行う Lachman test との差で PLB の張力も評価可能である．

ACL は，損傷後の自己修復が困難であることから機能不全に陥った場合は著しい脛骨前内側不安定性を生じることになる．よって高い競技レベルへの復帰を目指す場合には観血的再建術が選択される場合が多いが，臨床的には動作時の膝崩れ（giving way）の有無により判断される．また，競技レベルの高い選手の中にはランキングを維持し続けるために手術を選択できない場合もあり，テーピング固定とトレーニングにより保存療法で競技継続することも少なくない．

また，稀に MRI 所見で ACL 断裂が認められるにも関わらず不安定性を訴えないケースがあり，Coper とよばれる．

B．障害発生メカニズム

膝靱帯損傷においては，再受傷を予防する観点から受傷時のストレスメカニズムを理解することが極めて重要になる．

(1) MCL 損傷受傷機転

MCL 損傷の受傷機転には接触型と非接触型に分けられる．接触型では，ラグビーのタックルやバスケットボールでの転倒接触時など，外側からの接触による直達外力により外反ストレスが発生する．一方，非接触型ではスキーやバスケットボールなど，着地や転倒時に外反外旋ストレスが生じる 図5．

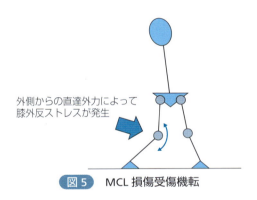

図5　MCL 損傷受傷機転

(2) ACL 損傷受傷機転

ACL 損傷は発生頻度が男性に対し女性が高いと報告されており[3-5]，競技別ではサッカー，バスケットボールが高い[3]．

ACL 損傷の受傷機転も MCL と同様に接触型と非接触型に分けられる．非接触型損傷が 70% を占めるとの報告もあるが[4]，ラグビー選手を対象とした調査では接触型が 70% 以上であり[6]，種目特異動作に依存すると考えられる．このうち，非接触型では特にバスケットボールやバドミントンなどで片脚での着地時や方向転換時に膝屈曲・外反・内旋し骨盤後傾位となることが報告されている 図6[7]．

しかし，動作上では下腿外旋位での断裂例もあり，この場合は外反位であるため通常は内側顆上にある回旋中心が外側顆に移動することから外側顆を巻き込む外旋を生じ，この巻き込み現象により外反・外旋によっても ACL が伸張するとされる．いずれにせよ膝屈曲位での後方重心を伴った外反強制が ACL 断裂の好発肢位と考えられる．

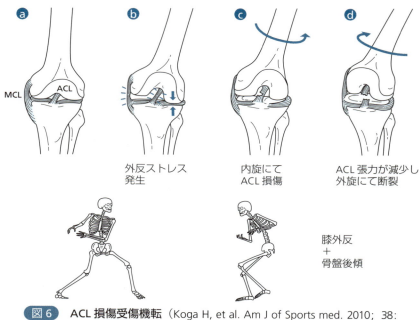

図6 ACL損傷受傷機転（Koga H, et al. Am J of Sports med. 2010; 38: 2218-25[7]）

　これらACL・MCLはいずれも外反にて受傷することが多く，MCL・内側半月が連結することにより合併損傷も生じやすい．これらACL・MCL・内側半月の同時損傷はUnhappy triadと称されるが，外反強制により外側半月に圧縮ストレスが生じることから内側半月ではなく外側半月との合併損傷も臨床上多くみられる．
　また，前述の生理的外反位からそもそも膝には外反ストレスが継続することになるため，knee-inや扁平足，踵骨外反・前足部回内といった膝関節外反を誘発しうるマルアライメントによってACL，MCLの損傷リスクが高まると考えられる．

C．整形外科的治療法

　MCLは関節外靱帯であり血行が豊富であるため高い自己修復能力を有する．Grade I・II損傷では損傷部位がI型コラーゲンによって修復されるがGrade IIIでは瘢痕組織が置き換わるため構造上および力学的な強度が受傷前のレベルまでには回復しないとされる[8]．MCL単独損傷であれば保存療法の適応となるが，他靱帯の合併損傷がある場合には外科的治療を選択する可能性も高い．
　一方，ACLは自然治癒能力が乏しく，一般に靱帯は保存状態で連結することなく断端は退縮する．また縫合した場合も再断裂率が高いことから，特に高い競技レベルの場合は保存療法による復帰は困難と考えられる．現在では自家腱移植による再建術が広く行われている．再建靱帯はゴールデンスタンダードとして骨付き膝蓋腱（BTB）か半腱様筋（STG）が選択されており，本邦では鏡視下にてSTGを用いた解剖学的二重束再建術が実施されている．

D. メディカルリハビリテーション

MCL損傷，ACL損傷ともに各施設やそれぞれの術式に伴って設定されたプロトコルに基づきリハビリテーションが実施されている．

(1) 可動域 図7

MCL損傷に対する保存療法の場合，膝の強固な固定によって靱帯実質の力学的強度の低下と付着部の骨量低下が生じる一方，適切な可動域訓練を実施することでこれらの変化を抑制することが可能となると報告されている．よって，炎症期からサポーターあるいはテーピングによる適切な固定を実施したうえで，疼痛範囲内で自動運動による可動域訓練を実施する．

ACL損傷で観血的治療を選択した場合も，術前リハビリテーションを実施することにより術後の経過が良好であることから，可動域獲得と筋力・筋機能の獲得のためにヒールスライド等を実施する．このとき，膝屈曲時に代償運動としての大腿内旋・下腿外旋運動が生じる場合は二次的な半月板損傷のリスクが高まることになる．

いずれも場合も，まず自動屈曲運動の評価を細かく行い，生理的な屈曲時の内旋を誘導することが重要になる．

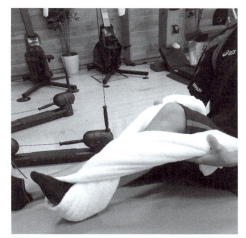

図7 ROMex ヒールスライド

(2) 筋力

内側広筋は大内転筋と筋連結しており，膝屈曲位にて外反・外旋制動機能があるとされる．膝関節の動的安定化のためには内側広筋のトレーニングが重要となるため，MCL損傷はもとよりACL損傷においても術前・術後で大腿四頭筋セッティング等を実施し，内側広筋を活性化する 図8．この時，特にACL再建術後，膝伸展位でのセッティング動作では脛骨前方引き出しを惹起することでACLの緊張を高めるとの報告があり，強すぎる負荷での実施は慎重にすべきである．しかし，内側広筋の選択的収縮を促すためには最終伸展位での活動が不可欠である．よっ

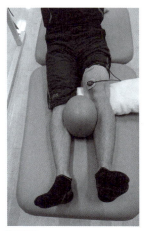

図8 EMSを用いた内側広筋エクササイズ

〔Ⅲ　各論〕第2章　膝・大腿

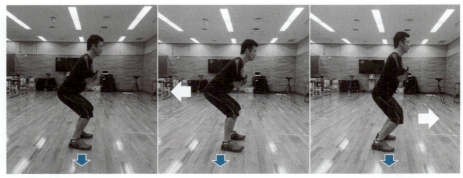

　母趾球荷重　　　　　　後足部荷重　　　　　　母趾球荷重
　適正前方重心　　　　　後方重心　　　　　　　過前方重心

図9　スクワット姿勢と荷重

て，脛骨の前方引き出しストレスを軽減するため膝窩近位にタオル等を置き，極力脛骨を引き出しにくい状況にて実施する等の工夫が求められる．

　また，近年では早期からCKCトレーニングを開始することで安定肢位でのトレーニングが可能となることから，自重でのハーフスクワットが提唱されている．術後3週～3カ月ではACL再建術後リモデリングが生じ，靱帯組織再生のための一時的な再建靱帯の弱化が生じることから再建靱帯への過負荷には留意する必要がある．しかし，後方重心により前方剪断力が強くなるため足圧中心を前方に置く必要があるが，過度に膝を前方に出すことで膝蓋靱帯や膝蓋大腿関節へのストレスも惹起されるため，特に競技スポーツ選手に対しては他部位へのストレスも加味しながら指導する必要がある 図9．

　また，膝内側にある鵞足および半膜様筋も同様に動的安定化機構として作用する．鵞足は脛骨に付着するのに対し，半膜様筋はPOLと同様に内側半月に結合し，下腿外旋を制限するとされる．よって，膝内旋を伴ったレッグカール動作は膝安定化と生理的膝屈曲伸展運動の獲得の両方の意味で有効と考えられる 図10．しかし，仮に鵞足に合併損傷があり内旋誘導で収縮時痛を訴える場合は逆に外旋誘導にて痛みが軽減することから，選手の訴えを考慮しながら臨機応変に実施する必要がある．

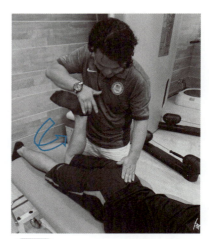

図10　レッグカール（内旋誘導）

E．アスレティックリハビリテーション

　ACL，MCL損傷後のアスレティックリハビリテーションとしては後方重心と外反に対する制動が主な役割となる．

(1) サスペンションを用いた内側広筋エクササイズ 図11

　内側広筋のトレーニングとしてはフロントブリッジの elbow-toe 姿勢が効果的であるが，膝伸展位での収縮となるため脛骨前方移動方向のストレスが生じやすい．これは前述の ACL に対する伸張ストレスとなるため，術後リハビリテーションにおいては十分に考慮しなくてはならない．このとき，同じ下向き膝伸展位でスリングを用い膝下を牽引すると，脛骨を後方に引き込みながらフロントブリッジすることが可能になる．アンバランスな状況での固定能力も必要であり，後期アスレティックリハビリテーションでの膝伸展筋力トレーニングとして有効である．

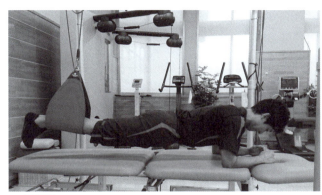

図11　サスペンションを用いた内側広筋エクササイズ

(2) 股関節外転・伸展筋力エクササイズとしての片脚バックブリッジと片脚デッドリフト

　ACL・MCL 損傷の発生因子である膝外反のマルアライメントいわゆる knee-in を抑制するためには，膝関節の安定性のみでは不十分であり，股関節周囲筋群による三次元的な股関節の制動が重要である 図12．

　市橋らは片脚ブリッジでの大臀筋や中臀筋の筋活動を計測し，両脚ブリッジに対して有意に高い筋活動を示したことから，臀筋群のトレーニングとしては片脚ブリッジが有効で

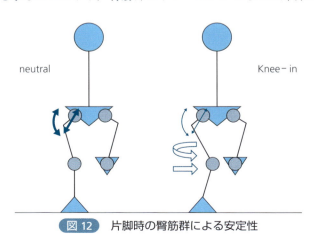

図12　片脚時の臀筋群による安定性

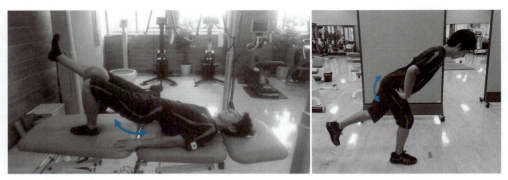

片脚バックブリッジ　　　　　　　　片脚デッドリフト

図13　大臀筋エクササイズ

あると報告している．これは，股関節を制動するトレーニングとしては片脚でのトレーニングが効果的であると考えられるため，まず片脚バックブリッジで臀筋群の効率化をすることが有効であるが，スポーツ活動としては立位での臀筋群の活動が必須であるため，片脚デッドリフトによりさらに安定性を高めることが重要であると考えている 図13．

(3) サイドステップ 図14

バスケットボールなどパワーポジションでのプレーにつなげるトレーニングとして横方向へのサイドステップを行う際，膝上にチューブを巻き近位抵抗下で単関節筋の中臀筋の活動を活発にすることが臀筋群の活動向上には効果的である．しかし，このとき前額面で足を広げすぎると下腿による蹴り出しが強くなることから中臀筋の活動量が低下することが推察される．よって，足が膝の直下に位置する程度のスタンスを基本とし，足で蹴り出すのではなく膝を開いて足を置いていく感覚で横方向に移動することで臀筋が推進力としてより発揮されると考えられる．

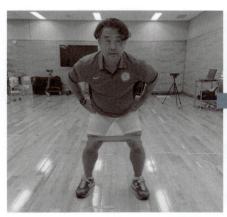 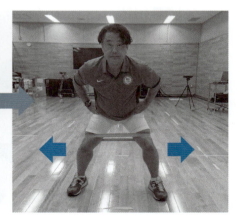

図14　サイドステップ

(4) 片脚アンバランストレーニング 図15

膝内側の安定性に関して，内側広筋と鵞足も動的安定化機構として作用するといわれるが，実際の動作中には筋収縮が間に合わず十分な作用は期待できないとも考えられている[9]．外乱刺激に対する筋の反応速度については，内側広筋に限らず臀筋群も再教育としてのアスレティックリハビリテーションを行う必要がある．バランスマットやバランスディスクを用いたアンバランス環境でのトレーニングを実施することで，外力に対抗できる筋力と反応速度を再獲得できると考えられる．

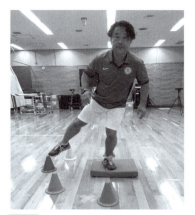

図15　外乱刺激に対するバランストレーニング

(5) パワーポジションのスタンス再考 図16

たとえばバスケットボールにてパワーポジションをとる場合，スタンスを横に広げ過ぎる選手を散見する．この場合，支持基底面が拡がることと重心が下がることで安定した状態とはいえるが，逆に横へのイニシャルステップは出しにくくなり，バックサイドの膝はKnee-in しやすい．むしろ股関節外転筋力を使わず重心を下げているということが問題である．よって，まずパワーポジションでのスタンスで Knee-in とならないよう，セルフコントロール可能なニュートラルスタンスを意識することが重要である．ニュートラルスタンスの方が外転筋力等下肢筋力を求められることになるが，このスタンスを維持しうる股関節外転筋力の獲得と活動が重要となる．

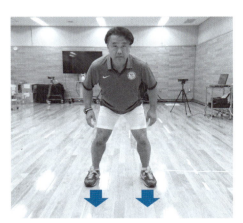 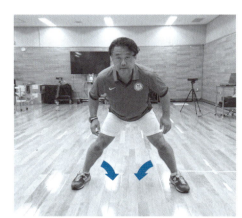

図16　スタンス幅における Knee-in リスク

〔Ⅲ　各論〕第2章　膝・大腿

■ 参考文献

1) Warren LF, et al. The supporting structures and layers on the medial side of the knee: an anatomical analysis. J Bone Joint Surg Am. 1979; 61: 56-62.
2) Fetto JF, Marshall JL. Medial collateral ligament injuries of the knee: a rationale for treatment. Clin Orthop Relat Res. 1978; 132: 206-18.
3) Renstrom P, et al. Noncontact ACL injuries in female athletes: an International Olympic Committee current concepts statement. Br J Sports Med. 2008; 42: 394-412.
4) Boden BP, et al. Mechanics of anterior cruciate ligament injury. Orthopedics. 2000; 23: 573-8.
5) Arendt E, et al. Anterior cruciate ligament injury patterns among collegiate men and women. J Athl Train. 1999; 34: 86-92.
6) 伊藤渉, 他. 男子高校生ラグビー選手における膝前十字靱帯損傷の受傷機転に関する大規模調査. 日本臨床スポーツ医学会誌. 2015; 3: 467-71.
7) Koga H, et al. Mechanisms for noncontact anterior cruciate ligament injuries knee joint kinematics in 10 injury situations from female team handball and basketball. Am J of Sports Med. 2010; 38: 2218-25.
8) 榎本宏之. 内側支持機構損傷の治療とリハビリテーション. MB Med Reha. 2013; 154: 31-5.
9) Pope MH, et al. The role of the musculature in injuries to the medial collateral ligament. J Bone Joint Surg Am. 1979; 61: 398-402.

（小泉圭介）

2 半月板損傷

・はじめに

　膝関節の不安定な適合性を補完するのが半月板の重要な役割であり，同時に荷重分散と伝達，衝撃吸収，そして関節内液の撹拌という力学的機能を担う．よって，何らかの外力が働くことにより半月板が損傷した結果，膝関節の機能不全を生じることになり，逆に膝関節そのものの生理的運動に何らかの問題が生じた結果，半月板がストレスにさらされ損傷が生じることもある．また，半月板単独損傷のほか，スポーツ動作のように高強度かつ複雑な外力が発生する局面では ACL などの靭帯損傷による二次損傷も生じる．

　このように，膝の関節運動において半月板は動的安定性を担っており，さらに構造上も靭帯と連結しているため半月板のみならず膝全体の運動の中でいかに半月板が動いているかを考慮しリハビリテーションへつなげていく必要がある．

A．病態と状態 図1

　半月板は脛骨上関節面にある線維軟骨であり，顆間窩を境に内側半月と外側半月に分かれる．断面は楔状で，コラーゲン線維走行の多くは円周状であることから，大腿骨と脛骨間に生じる荷重負荷を円周方向の hoop stress に変換するメカニズムを有する 図2．

　内側は脛骨上関節に結合し，辺縁部は関節包と線維性で連結するが大腿骨内外顆の動きに依存して脛骨上を可動する．内側半月板は関節包と連結し内側側副靭帯深層と結合するため可動性は小さい．一方，外側半月板は内側半月板と比較し大きく動く 図3．また，辺縁部が関節包と連続するため，外側1/3には血行が確認されていることから外側損傷で

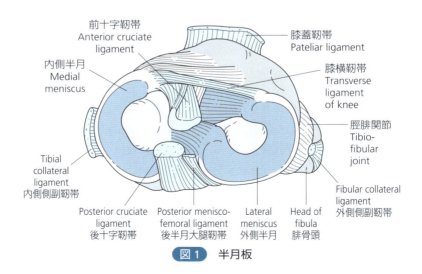

図1　半月板

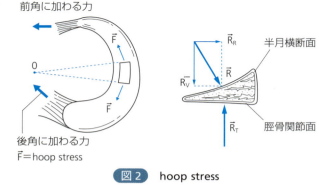

図2　hoop stress

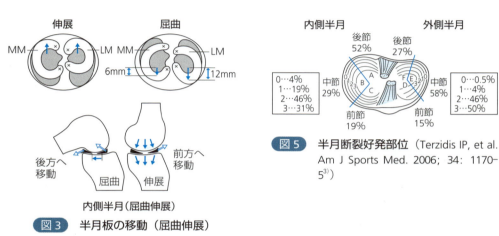

図3　半月板の移動（屈曲伸展）

図5　半月断裂好発部位（Terzidis IP, et al. Am J Sports Med. 2006; 34: 1170-5[3]）

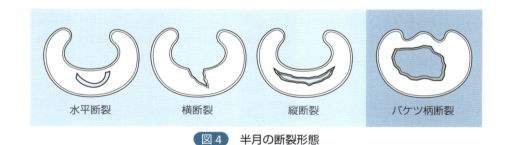

図4　半月の断裂形態

は自己修復能力が作用するといわれる．

　半月板の断裂形態を図4に示す．縦断裂は円周上に走行する線維に沿った断裂であり，大きくなるとバケツ柄断裂となる．バケツ柄断裂はロッキングと呼ばれる膝の伸展制限や可動域制限，引っかかり症状を呈する．横断裂は円周上に走行する線維が断裂するため荷重分散機能が損なわれ関節軟骨損傷を続発するなど予後不良となることが多い．遊離縁側の一部が損傷して弁状になった損傷をフラップ損傷と呼ぶ．フラップ部分が不安定で屈伸動作に伴う引っかかりや荷重時の不安定性症状が出ることが多い．半月実質内で脛骨側と大腿骨側の間で見られる断裂を水平断裂であり，外傷性または明らかな外傷歴のない場合

もある[1].

単独損傷では縦断裂や横断裂が多いが，ACL 損傷との併発では縦断裂やバケツ柄断裂が起こりやすい．NBA のデータでは発生率は外側半月が 60％であり，内側半月の 40％に対し有意に高い結果となっている[1].　急性単独損傷の好発部位は内側半月と外側半月では異なり，内側では後角，外側では中節の損傷が 50％以上を占めるが，内側外側いずれも辺縁部の損傷は少ない 図5[2].

B．障害発生メカニズム

前項で述べた ACL 損傷の発生機序については詳細な検討がなされており，合併損傷する半月損傷のメカニズムも考察されているが，半月板単独損傷の発生機序について詳細な検討はみられない[3].　しかし，従来から屈曲時の圧迫力と回旋力が関節内に働くことで発生する半月板に対する剪断力が原因であり，特にサッカーやフットボールではカッティング動作，バレーボールやバスケットボールではジャンプ時の着地動作で発生しやすいとされている．さらに，内側半月は外側半月よりも可動性が低いためより影響を受けやすいとされる[4].

前出の NBA のデータでは，内側・外側ともに潜行性損傷が最も多く，コンタクト事例はともに 20％以下と少ない．また，BMI 25 以上の選手は 25 未満の選手に対し有意に発症率が高いことから，過体重が損傷の危険因子である可能性が指摘されている．

これらの報告から，急性の半月板単独損傷の場合，いわゆる突発的外力が一度に発生することによる損傷と捉えられる一方，元々損傷リスクを有しているという慢性外傷に近い発生機序も考慮しなければならない．内側半月の後角損傷は後節で挟み込みが生じる際には屈曲時脛骨内側顆の後退および半膜様筋による半月の引き込みが不十分である可能性があり，外側半月の中節損傷については外反による過度な外側顆荷重偏位とそこに生じる剪断力の高まりから損傷している可能性がある．

C．整形外科的治療法

一般に，外側 1/3 の損傷では自己修復能力が作用するため縫合術が適応となるが，無血行野の損傷では縫合後の修復が期待できない．よって，従来は内側損傷に対しては半月板切除術が選択されてきたが，半月板の欠損が膝関節運動の不調をきたし変形性膝関節症へ至る可能性が報告されていることから，近年では極力半月板を温存するために縫合術をはじめとする修復に向けた取組みが進められている．しかし，治療方法の選択は，損傷の種類や大きさ，ACL 損傷合併の有無，選手の活動レベルなどを包括的に考慮し選択する必要がある[6].

D. メディカルリハビリテーション

縫合術後のリハビリテーションでは保護的な理学療法に努めなければならない．とくに荷重は3週目前後から部分荷重にて開始することになり，荷重位でのトレーニングは1カ月程度制限されることになる．よって，初期はOKCでの可動域改善と筋力改善に努めることになる．

一方，保存療法のリハビリテーションについての報告は少ないが，ここでも膝関節とくに脛骨大腿関節における生理的運動の再獲得が重要である．

(1) 可動域

保存および術後リハいずれの場合においても，膝伸展時の生理的外旋および屈曲時の生理的内旋が確保されているか否かの評価が重要となる．伸展時の脛骨前方移動・屈曲時の脛骨後方移動・膝蓋骨の上下運動などが不足している場合は徒手的な誘導を行う 図6 ．大腿四頭筋の短縮が認められる場合は，股関節前面のストレッチ肢位から徐々に膝屈曲を増強する 図7 ．屈曲時内旋が不足している場合，大腿外側の短縮に対しては外側ハムストリングスに対するストレッチが有効である 図8 ．

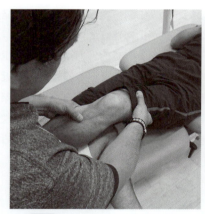
図6　膝伸展　脛骨外旋誘導

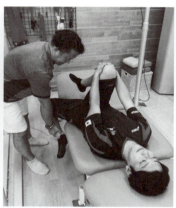
図7　大腿四頭筋ストレッチ

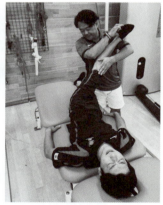
図8　外側ハムストリングスストレッチ

(2) 筋力

高負荷でのレッグエクステンションは膝に対し剪断力を加えることになるため，ACL術後リハと同様にセッティングを安定環境下で実施することが望ましい（前記Ⅲ第2章1 図8）．初期は荷重制限があるためスクワット等のCKCは実施できないため，半月板への大腿骨関節面接触位置を考慮した位置での等尺性収縮から開始する．特にACL不全膝では脛骨前方偏位により半月後節に挟み込みが生じるとされており[7]，屈曲位での筋力発揮は注意を要する 図9 ．

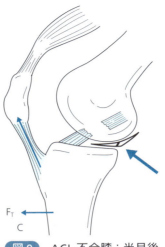

図9　ACL不全膝：半月後節損傷メカニズム

E．アスレティックリハビリテーション

　半月板損傷のメカニズムは前述の通り靱帯損傷に比べるといまだ不明な点が多いが，過剰な荷重負荷により損傷すると考えられているため，再発予防の観点からも膝関節自体の筋力による安定性確保と，股関節・足関節の可動性改善による膝回旋ストレス集中の抑制が重要である．

　内側広筋の筋力改善には最終伸展域での収縮が求められる．よって，膝関節が安定したCKC，かつ膝伸展位で内側広筋の収縮を促すためにはelbow-toe姿勢での等尺性収縮が効果的と考えられる 図10．さらに競技復帰に向けては最終伸展域での運動が必要であり，等尺性収縮にて内側広筋の収縮が確認された上でレッグエクステンションを行うべきと考えている．しかし60°以上の屈曲位では剪断力が増強するため慎重になるべきであり，伸展側でなるべく反動を使わず，軽負荷から片脚で開始し，セッティングと同様ボールを挟み内転筋と内側広筋の同時収縮を促し実施する 図11．

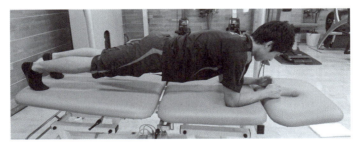

図10　膝伸展エクササイズとしてのフロントブリッジ

〔Ⅲ 各論〕第2章 膝・大腿

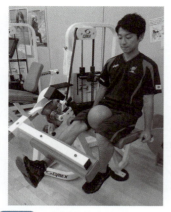

図11 内側広筋を強調したレッグエクステンション

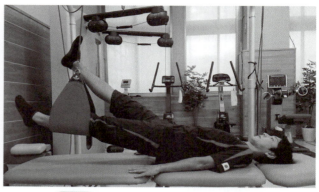

図12 スリングによるバックブリッジ

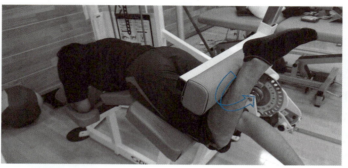

図13 内側ハムストリングスを強調したレッグカール

　膝後面の屈筋群トレーニングは，まず脛骨後方偏位を抑制した状態でハムストリングスの活動を促すため，サスペンションを用い膝下でのサポート下でバックブリッジを実施する 図12．膝屈曲運動であるレッグカールでは，後節での挟み込みに留意し，浅い屈曲運動から開始する．外側ハムストリングスが優位な場合に膝外旋を伴った屈曲が確認される場合，内側ハムストリングスの収縮を促すため内旋誘導を行うが，腓腹筋による足関節底屈の代償動作に留意しなければならない 図13．

■ 参考文献
1) 中田研, 他. 半月板損傷 —縫合術—. 臨スポ医. 2012; 29: 109-22.
2) Yen P, et al. Epidemiology of isolated meniscal injury and its effect on performance in athletes from the National Basketball Association. Am J Sports Med. 2012; 40: 589-94.
3) Terzidis IP, et al. Meniscal tear characteristics in young athlete with a stable knee: arthroscopic evaluation. Am J Sports Med. 2006; 34: 1170-5.
4) 窪田智史. 疫学・病態（半月板）：膝関節疾患のリハビリテーションの科学的基礎. NAP. 2016; 100-15.
5) DeHaven KE, et al. Arthroscopic medial meniscal repair in the athlete. Clin Sports Med. 1997; 16: 69-86.
6) 堀部秀二, 他. 半月板損傷の診断と治療. Arthrisis-運動器疾患と炎症. 2012; 10-3: 212-21.
7) Musahl V, et al. The effect of medial versus lateral meniscectomy on the stability of the anterior cruciate ligament-deficient knee. Am J Sports Med. 2010; 38: 1591-7.

〈小泉圭介〉

3 大腿部肉離れ

・はじめに

　肉離れは，打撲や筋挫傷といった直達外力による急性外傷とは異なり，自らの筋力または介達外力によって抵抗下に筋が過伸展されて発症するものであり，あらゆるスポーツで起こり得るとされる[1]．

A．病態と状態

　肉離れの多くは羽状筋で発生しており，遠心性収縮により筋腱移行部を中心に損傷する．近年，MRI 検査により詳細な状態の把握が可能となっている．奥脇ら[2]はハムストリングスの肉離れにおいて MRI 所見による重症度分類を示した 図1．

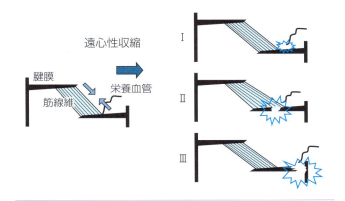

Ⅰ型：筋腱移行部の血管および筋線維損傷
Ⅱ型：筋腱移行部損傷，特に腱膜の損傷
Ⅲ型：腱性部（付着部）の完全断裂

図1　MRI 所見から推察した肉離れの病態

B．障害発生メカニズム

　一般的に，肉離れの発生要因は，筋疲労，先行する筋損傷の存在，柔軟性低下，拮抗筋の筋力のアンバランスなどが挙げられる．ハムストリングスの肉離れが最も起きやすい場面は疾走中の特に接地前後といわれており，筋腱移行部に起こりやすい．たとえば大腿二頭筋の場合，股関節伸展外旋・膝関節屈曲外旋に作用する二関節筋であるため，フットス

トライクの際に膝伸展位のまま上半身が前傾することで股関節が屈曲し，大腿二頭筋に過度の遠心性収縮が生じ，さらに回旋ストレスが加わることで内側・外側いずれかのハムストリングスの肉離れを発症すると考えられる図2.

Jリーグの統計では最も発症率の多い疾患が肉離れ（32.7%）であり，その中でもハムストリングスが41.2%と最も高い部位となっている[3]図3.

国立スポーツ科学センター（JISS）の診療統計からも，サッカー選手の肉離れ113例のうちハムストリングスが43%（49例）であり，そのうち74%（36例）が大腿二頭筋長頭であった[4]．JISS診療での男子サッカー選手のハムストリングス肉離れの受傷機転では，ダッシュ時が27%と最も多く，ボールを取りに行く，シュート，ジャンプ，ドリブル，タックルという動作が続く．これらの動作に共通するのは股関節屈曲と膝関節伸展すなわちハムストリングスが伸張される肢位であり，この肢位で強力な介達外力が瞬時に作用し発症すると考えられる．

一方，陸上競技のうち短距離とくにハードル走にてハムストリングス肉離れが好発する．ハムストリングスの肉離れしやすいフォームとして，増田は①大きすぎるストライド，②上体の過前傾，③接地中の膝の過屈曲の3点を挙げており[5]，ハードル走はハムストリングスに対し大きな負荷がかかる種目といえる．

桜庭らは大学入学以前の選手と大学生のハードル選手の肉離れ発生率を比較，大学入学以前の選手における発症率60%に対し大学での発生率が38%と低下していることから，トレーニングやランニング

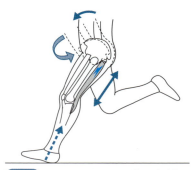

図2 ハムストリングス肉離れ受傷機転

左足（膝伸展位）で接地した際，地面からの反力と股関節の受動的屈曲（＋体幹部の左回旋）により，ハムストリングス（とくに大腿二頭筋長頭）に瞬時に強い遠心性収縮の負荷がかかり損傷する．

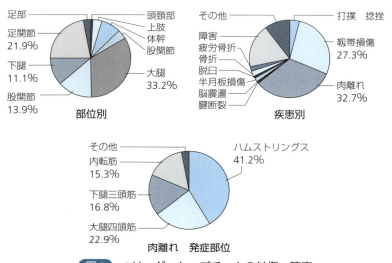

図3 Jリーグ トップチームの外傷・障害

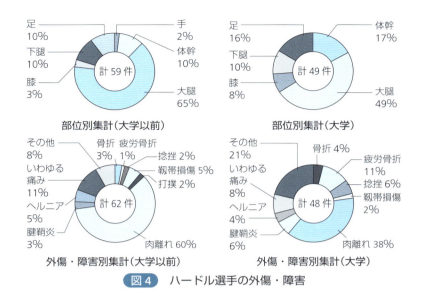

図4 ハードル選手の外傷・障害

技術など対策を行うことで予防は可能であると報告している[6] 図4.

C. 整形外科的治療法

　一般には保存療法が適応となりスポーツ復帰可能であるが，重症例では手術適応となることがある．筋腱移行部損傷の程度はストレッチ痛が最も強く反映しているとされ，臨床的にはこの有無によって軽症か否かを判断する[7] 図5.

　これら，損傷タイプでの復帰までの期間はおおよそ以下の通りである[2].

- Ⅰ型：受傷後数日〜2週間
- Ⅱ型：4週間〜3カ月（平均6週間）
- Ⅲ型：外科的治療適応・術後復帰まで4カ月（以上）

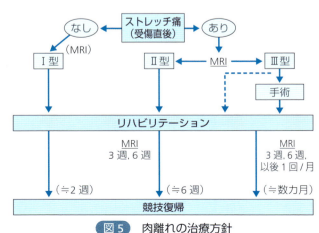

図5 肉離れの治療方針
（Sherry MA, et al. J Orthop Sports Phys Ther. 2004; 34: 116-25[8]）

仮に表層から内出血が認められない場合においても，疼痛が継続する場合には深層での出血の可能性がある．患部に内出血を伴っている場合，異所性骨化に至るケースもあるため早急な医師の診断が求められる．

D. メディカルリハビリテーション

まず，受傷直後48時間は炎症期であるため，初期対応として徹底したRICE処置を実施する．周辺組織への二次的損傷を防ぐためには冷却による抗炎症対策を十分に行う必要がある．

積極的な保護期の後に患部の修復が進むが，ここで性急な柔軟性と筋力向上を目指すことで逆に再受傷率が高まるとの報告もあり[8]，選手の痛みの状況を確認しながら慎重に進める必要がある．しかし，逆にこの時期に過度な安静をとることにより再生筋組織の高密度化が進み再生過程抑制の可能性が高まるため[9]，特にⅠ型では患部に痛みのない範囲での自動運動やバイクなどは実施すべきである．一般に，患部の修復が進む過程では伸張痛は残存するものの求心性収縮での痛みが減弱していく．

この時期に，患部外トレーニングとして積極的な股関節伸展筋に対するトレーニングを開始する．ハムストリングスに過負荷が生じる原因として，同じく股関節伸展作用を有する大臀筋の活動性低下に対する代償作用であると考えられ，臨床的にはハムストリングス肉離れを発症する選手では下部大臀筋の活動低下が認められる[10] 図6．よって，まずはハムストリングスの収縮を伴わずに大臀筋を十分に収縮させることができるように促す必要がある

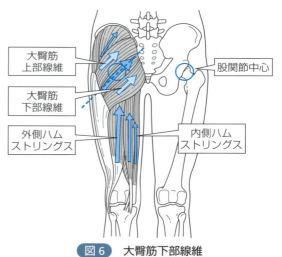

図6　大臀筋下部線維

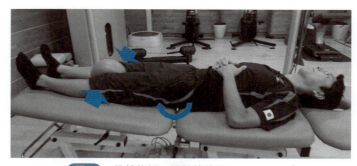

図7　骨盤後傾・股関節伸展エクササイズ

ため，ボールを挟みながら内転伸展し下部大臀筋を収縮する 図7 ．その後，両脚バックブリッジから片脚バックブリッジへと強度を上げていく．特に，片脚バックブリッジではハムストリングスに対し大臀筋の活動性が優位であり[11]，大臀筋の十分な収縮感を確認しながら実施すべきである 図8 ．

　回復期が進んだ後，十分に収縮時痛が認められなくなったとしても，瘢痕化した患部の伸張時痛が残存する．たとえば遠心性収縮での痛みを訴える（走行時の forward swing 等）場合，これは収縮ではなく伸張ストレスによる痛みであるため，この場合は積極的な温熱療法とストレッチを実施する．たとえ動作時痛が軽減したとしても，ストレッチ痛が軽減しなければスポーツ動作への復帰は困難といえる．

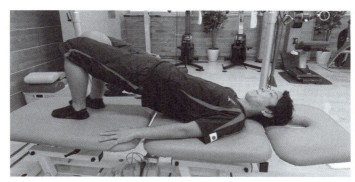

両脚バックブリッジ

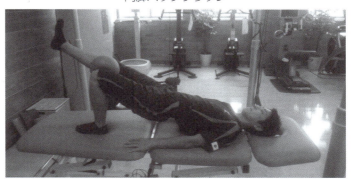

片脚バックブリッジ

図8　バックブリッジ

E．アスレティックリハビリテーション

　ハムストリングスの伸張痛が軽減した後，競技動作再開に向けては元々の発症機序である遠心性収縮再獲得のためのトレーニングに移行する必要がある．

　このトレーニングとして，ロシアンハムストリングスは最も一般的なエクササイズであり，ハムストリングスの強力な遠心性収縮をもたらすことができると考えられている 図9 ．しかし，この肢位は膝関節屈曲・股関節伸展位であり，肉離れが好発する股関節屈曲・膝伸展位でのハムストリングス遠心性収縮とは若干異なる．

　よって，筆者は背筋台を用いたハムストリングスによる股関節伸展運動（Hamstrings extension）を実施している 図10 ．このとき，脊柱を屈曲位に保つことで背筋の動員を抑制，膝伸展位を保持することでハムストリングスを純粋な股関節伸展筋力として活動させることが可能になると考えている．

　さらに，スリングを用い不安定な状態で臀筋の収縮を図っていく．とくに，股関節伸展位で大臀筋を収縮し，それからハムストリングスを収縮させ膝関節を屈曲するという順番の学習を含めたトレーニング 図11 は，ランニング再開に向けた指標となりうると考えている．

　ACLの項で述べた片脚デッドリフトは，肉離れ後のリハビリテーションにおいても重要となるが，これについては 5 の体幹筋トレーニン

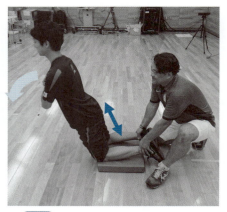

図9　ロシアンハムストリングス
股関節伸展・膝屈曲位から股関節伸展を維持したままハムストリングスを遠心性収縮し膝伸展．

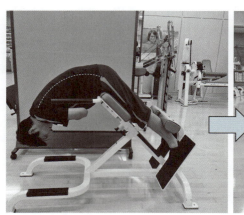
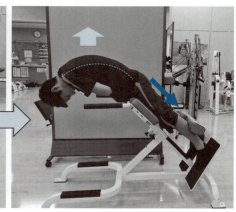

胸の前で手を組んで臍を見るように背中を丸める．

腰を丸め続け背筋を極力使わないようにしハムストリングスを使って股関節を伸展する．

図10　ハムストリングスエクステンション

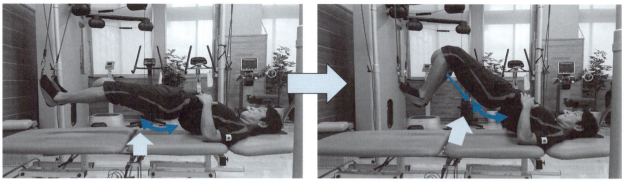

まず大臀筋で骨盤を挙げる． 　　　　　　大臀筋の収縮を維持しつつハムストリングスを使って
　　　　　　　　　　　　　　　　　　　　膝屈曲しさらに骨盤を挙げる．

図11 ハムストリングスカール＆ヒップエクステンション

グの項にて解説する．

　最後に，ランニング再開に向けてはスプリントフォームの改善が必要となる場合がある[5]．多くの場合，走行中にハムストリングスに対し過度な遠心性収縮を発生させてしまうことにより肉離れが発症することから，ハムストリングスに過剰な張力が発生しにくいフォームの検討は不可欠といえる．具体的には，腸腰筋を使う感覚で股関節から下肢全体をスイングし，足部と膝関節は必要以上に可動させず，地面反力を利用して推進力を発生させるため接地位置を重心の直下に近づけるという点などが挙げられる．

　しかし，ランニングフォームに関してはコーチ・指導者の領域と重なる部分が多く，十分にコミュニケーションをとりコンセプトをすり合わせる必要がある．その上で，必要な要素と運動学習が行われたのち，ランニングフォームに自然と変化がもたらされるというスキームが最も望ましいと考えている．

■ 参考文献

1) 奥脇透. 各疾患に対する理学療法「肉離れ」. スポーツ外傷・障害の理学診断・理学療法ガイド第2版. 東京: 文光堂. 309-13.
2) 奥脇透. トップアスリートにおける肉離れの実態. 臨スポ医. 2009; 17: 497-505.
3) 池田浩. サッカーの外傷・障害（疫学）. In: 宗田大, 編. 復帰をめざすスポーツ整形外科. 東京: メジカルビュー社. 2011; 332-7.
4) 奥脇透. ハムストリングス肉離れ. 臨スポ医. 2016; 24: 110.
5) 増田雄一. 肉ばなれから陸上競技への復帰リハビリテーション. In: 宗田大, 編. 復帰をめざすスポーツ整形外科. 東京: メジカルビュー社. 2011; 276-80.
6) 桜庭景植. 短距離競技，跳躍競技の外傷・障害（疫学）. In: 宗田大, 編. 復帰をめざすスポーツ整形外科. 東京: メジカルビュー社. 2011; 256-9.
7) 奥脇透. 肉離れの治療（保存）肉離れのすべて. MB Orthop. 2010; 23: 51-8.
8) Sherry MA, et al. A comparison of 2 rehabilitation programs in the treatment of acute hamstrings strains. J Orthop Sports Phys Ther. 2004; 34: 116-25.
9) Jarvinen TA, et al. Muscle injuries: biology and treatment. Am J Sports Med. 2005; 33: 745-64.
10) 小泉圭介. 股関節内転・伸展運動と下肢運動連鎖　運動連鎖からみた下肢スポーツ障害. 臨スポ医. 2013; 30: 241-5.
11) 市橋則明, 他. 各種ブリッジ動作中の股関節周囲筋の筋活動―MMT3との比較―. 理学療法科学. 1998; 13: 79-83.

〈小泉圭介〉

4 膝・大腿部の障害に対する体幹筋トレーニング介入効果のエビデンス

A．膝関節部の障害

　スポーツ選手における膝関節障害としては，前十字靱帯（ACL）や内側側副靱帯（MCL）などの靱帯損傷や半月板損傷，膝蓋靱帯炎や腸脛靱帯炎などのオーバーユース障害が数多く発生している．靱帯損傷や半月板損傷は相手選手との接触外力によって生じる場合もあるが，非接触型の損傷が特に女性スポーツ選手において多発している．

　膝関節障害のリスクファクターに関する研究は数多く行われているが，近年では体幹に関する要因も抽出されており，体幹機能の重要性が示されている．Zazulakら[1,2]は，女性アスリートにおいて体幹の固有受容感覚や神経筋コントロールの欠如は膝関節障害（靱帯，半月板，膝蓋大腿関節）と関連があると報告している．また，Leetunら[3]は，股関節外転・外旋筋力は下肢の障害発生と関連することを報告している．股関節外転・外旋筋力の欠如は動作中身体を支える際に股関節内転，大腿骨内旋の制動ができず，ACL損傷やその他膝関節障害の発生機序・要因となる knee-in, toe-out の姿勢となりやすい．この不良姿勢には腰椎や骨盤の動きも関連するため体幹筋群の機能も重要となる．また，動作中の体幹や骨盤の位置や姿勢は下肢アライメントにも大きな影響を及ぼすことや体幹安定性は下肢の動作や下肢の安定性に影響することからも体幹へのアプローチは必要であり[4]，体幹トレーニングは障害予防プログラムに欠かせないものであるといえる．

　膝関節障害の予防，特に ACL 損傷の予防プログラムに関する検討は以前より行われているため，現在では多数の予防プログラムが提案されており，レビュー論文を含め障害予防効果を検証した研究も多くみられる[5-9]．膝関節の障害予防プログラムには，動作時の下肢の動作制御（膝外反）を改善するための神経筋トレーニング，固有受容器の機能改善トレーニング，プライオメトリクス，動作トレーニングが組み込まれている．さらに，FIFA 11，や FIFA 11＋[10,11]，Knäkontroll[12-14]，KIPP（knee injury prevention program）[15]，Harmoknee programme[16]といった予防プログラムにおいては体幹安定化エクササイズも含まれており，プローンブリッジやサイドブリッジ，ヒップリフトといったエクササイズが実施されている．

　体幹エクササイズを含む予防プログラムを実施した研究では，コントロール群と比べて有意に膝関節障害の発生が少なかったという報告が多くみられる．膝関節障害全般の発生率に関しては，FIFA 11＋の介入で 45～58％[10,11]，Knäkontroll の介入で 47％（重度の損傷は 82％）[13]，Harmoknee program の介入では 77％[16]低い発生率を示している．非接触型の損傷では，KIPP の介入で 70％[15]，Harmoknee program の実施では 90％[16]低い発生率を示している．ACL 損傷のみの発生では，KIPP の実施により 80％[15]，Knäkontroll の実施により 64％[12,13]，実施頻度が高いと 83％[13]低い発生率であったと報告されている．これらの予防プログラムにおいて膝関節障害の予防効果が示されているが，実施頻度によってその

効果は異なることが明らかになっている[10,13,14]．

　前記した障害予防プログラムの実施による障害予防のメカニズムを明らかにするために，ランディングやドロップジャンプ，カッティングなどの動作時におけるキネティクスやキネマティクスに関する研究も行われている[17]．動作の変化としては，ドロップジャンプやドロップランディング時の床半力の低下，膝屈曲角度の増加，股関節内転や膝外反角度の減少などが報告されており，膝関節障害の発生機序となる不良動作が改善されている可能性がある．これらの改善は体幹トレーニングの介入によっても報告されているため[18-20]，先行研究[4]で述べられているように体幹機能が下肢の姿勢制御に及ぼす影響が大き

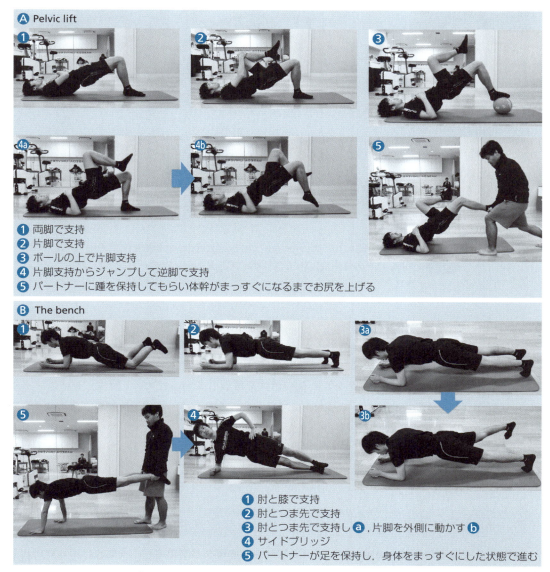

（Myklebust G, et al. Sports Injuries. Berlin Heidelberg：Springer. 2015. p. 1357-67[34]）

図1　Knäkontrollの体幹安定化エクササイズ

〔Ⅲ 各論〕第2章 膝・大腿

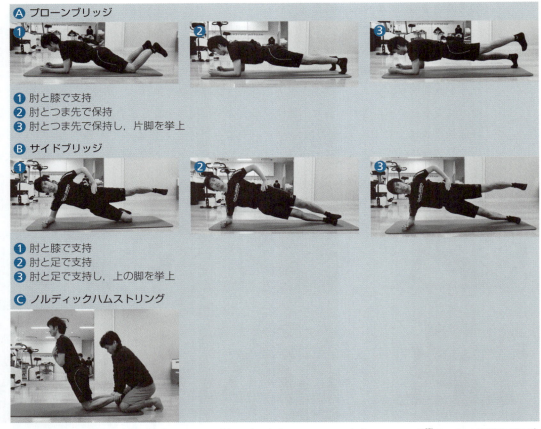

(http://www.f-marc.com/downloads/posters_generic/japanese.pdf[35] The 11+を基に作成)

図2 FIFA 11+の体幹安定化エクササイズとノルディックハムストリング

いことがわかる.

　体幹トレーニングや各種予防トレーニングの介入研究による動作の変化については，変化がなかったとする研究も多く，一致した見解は得られていない．また，ほとんどの研究が一定期間トレーニングをした後の動作を評価しているため，1回のトレーニングセッションによる変化についてはわかっていない．そのため，障害予防プログラムによる障害予防のメカニズムについてはいまだ不明瞭な点が多い．予防プログラムはウォーミングアップとして実施することが推奨されているため，1回のトレーニングセッションによる即時的な変化についても検討していくことが必要である．

B．大腿部の障害

　大腿部のスポーツ障害としては肉離れや筋挫傷などが発生し，肉離れについては再発率も高いためリハビリテーションや予防トレーニングが重要となる[21,22]．大腿部障害のリスクファクターとしては，ハムストリングスの筋力不足，低いH/Q比，大腿四頭筋やハムス

トリングスなどのタイトネス，股関節の可動域低下，筋疲労などが挙げられている[21,22]．大腿部の筋が骨盤や腰椎に付着しているため，股関節周囲や大腿の筋の機能低下やタイトネスは腰椎骨盤のコントロールに悪影響を及ぼす．そのため，タイトネス軽減のためのストレッチング，体幹安定性向上のための体幹トレーニング，ノルディックハムストリングなどの遠心性収縮のトレーニングが大腿部の障害，特に肉離れの予防トレーニングとして行われている．また，多裂筋の横断面積が小さい選手は大腿部の障害のリスクファクターになると報告していることや[23]，腹横筋を含む腹筋群の疲労はハムストリングス障害の発生要因となることからも[24]，体幹トレーニングによる体幹筋の強化は欠かせない要素である．

　代表的な予防エクササイズであるノルディックハムストリングは，ハムストリングの遠心性収縮トレーニングであるが，ハムストリングが適切に筋力を発揮するにはその付着部である骨盤が安定していなければならない．股関節伸展や膝関節屈曲動作において，腹横筋の収縮が行われて骨盤が安定されることで，主動作筋である臀筋やハムストリングの活動が増加するといわれている[25,26]．つまり，ノルディックハムストリングは骨盤に付着する体幹や股関節の筋群が機能的に働き，腰椎・骨盤部を安定させた状態で行うことが重要であるため，体幹のトレーニングとも考えられる．

　ノルディックハムストリングの介入研究において，コントロール群と有意差を認めた研究ではハムストリングの肉離れが65〜70%低い発生率を示しているが[27,28]，有意な予防効果を認めなかった研究もいくつか報告されている[29,30]．ノルディックハムストリングだけでなく体幹安定化エクササイズも実施されるFIFA 11＋を介入した研究においては，介入したシーズンでは前年の介入していないシーズンよりも大腿部肉離れの障害発生が95%に減少したことや[31]，コントロール群と比較するとハムストリングス損傷の発生率が63%低かった[11]と報告されている．また，ノルディックハムストリング単独やノルディックハムストリングを含むFIFA 11＋の介入研究から5つの論文を選定し解析したレビュー論文では，ハムストリング障害のリスクを51%減少させると報告している[32]．

　その他に，ハムストリング損傷後のリハビリテーションとして体幹安定化エクササイズを実施することで再発率が低くなることを示した報告もあり[33]，大腿部障害のリハビリテーションや予防プログラムには骨盤を含む体幹安定性の向上が重要であるといわれていることから，体幹安定化エクササイズとノルディックハムストリングを合わせて行うことでより高い予防効果が期待できる．体幹安定化エクササイズによる体幹筋群の神経筋コントロールや骨盤のコントロール改善によって，そこに付着する大腿の筋が適切に機能するようになるためと推察されるが，予防メカニズムに関する研究はないため今後の課題である．

　膝関節と大腿部の障害予防プログラムについて述べてきたが，いずれも複数のエクササイズを組み合わせた複合的なプログラムによるものである．しかし，いずれのプログラムも種類が多く時間がかかるため，今後の課題としては，各エクササイズ単独の効果を検証し，より効率的なエクササイズの検討を行うことで，2〜4種類くらいのエクササイズ（5〜10分）でプログラムを構成することが必要である．

〔Ⅲ　各論〕第2章　膝・大腿

■ 文献

1) Zazulak BT, et al. The effects of core proprioception on knee injury: a prospective biomechanical-epidemiological study. Am J Sports Med. 2007; 35: 368-73.

2) Zazulak BT, et al. Deficits in neuromuscular control of the trunk predict knee injury risk: a prospective biomechanical-epidemiologic study. Am J Sports Med. 2007; 35: 1123-30.

3) Leetun DT, et al. Core stability measures as risk factors for lower extremity injury in athletes. Med Sci Sports Exerc. 2004; 36: 926-34.

4) Chuter VH, et al. Proximal and distal contributions to lower extremity injury: a review of the literature. Gait Posture. 2012; 36: 7-15.

5) Michaelidis M, et al. Effects of knee injury primary prevention programs on anterior cruciate ligament injury rates in female athletes in different sports: a systematic review. Phys Ther Sport. 2014; 15: 200-10.

6) Ladenhauf HN, et al. Anterior cruciate ligament prevention strategies: are they effective in young athletes-current concepts and review of literature. Curr Opin Pediatr. 2013; 25: 64-71.

7) Herman K, et al. The effectiveness of neuromuscular warm-up strategies, that require no additional equipment, for preventing lower limb injuries during sports participation: a systematic review. BMC Med. 2012; 10: 75.

8) Mayo M, et al. Structured neuromuscular warm-up for injury prevention in young elite football players. Rev Esp Cir Ortop Traumatol. 2014; 58: 336-42.

9) Sadoghi P, et al. Effectiveness of anterior cruciate ligament injury prevention training programs. J Bone Joint Surg Am. 2012; 94: 769-76.

10) Soligard T, et al. Comprehensive warm-up programme to prevent injuries in young female footballers: cluster randomised controlled trial. BMJ. 2008; 337: a2469. doi: 10.1136/bmj. a2469.

11) Shilvers-Granelli H, et al. Efficacy of the FIFA 11+ Injury Prevention Program in the Collegiate Male Soccer Player. Am J Sports Med. 2015; 43: 2628-37.

12) Walden et al. Prevention of acute knee injuries in adolescent female football players: cluster randomised controlled trial. BMJ. 2012 May 3; 344: e3042. doi: 10.1136/bmj.e3042.

13) Wingfield K. Neuromuscular training to prevent knee injuries in adolescent female soccer players. Clin J Sport Med. 2013; 23: 407-8.

14) Hägglund M, et al. Superior compliance with a neuromuscular training programme is associated with fewer ACL injuries and fewer acute knee injuries in female adolescent football players: secondary analysis of an RCT. Br J Sports Med. 2013; 47: 974-9.

15) LaBella CR, et al. Effect of neuromuscular warm-up on injuries in female soccer and basketball athletes in urban public high schools: cluster randomized controlled trial. Arch Pediatr Adolesc Med. 2011; 165: 1033-40.

16) Kiani A, et al. Prevention of soccer-related knee injuries in teenaged girls. Arch Intern Med. 2010; 170: 43-9.

17) Barber-Westin SD, et al. ACL injuries in the female athlete. Berlin Heidelberg: Springer. 2012. p. 391-423.

18) Araujo S, et al. Six weeks of core stability training improves landing kinetics among female capoeira athletes: a pilot study. J Hum Kinet. 2015; 45: 27-37.

19) Pfile KR, et al. Different exercise training interventions and drop-landing biomechanics in high school female athletes. J Athl Train. 2013; 48: 450-62.

20) Baldon Rde M, et al. Effect of functional stabilization training on lower limb biomechanics in women. Med Sci Sports Exerc. 2012; 44: 135-45.

21) Hrysomallis C. Injury incidence, risk factors and prevention in Australian rules football. Sports Med. 2013; 43: 339-54.

22) Mendiguchia J, et al. Rectus femoris muscle injuries in football: a clinically relevant review of mechanisms of injury, risk factors and preventive strategies. Br J Sports Med. 2013; 47: 359-66.

23) Hides JA, et al. Screening the lumbopelvic muscles for a relationship to injury of the quadriceps, hamstrings, and adductor muscles among elite Australian Football League players. J Orthop Sports Phys Ther. 2011; 41: 767-75.

24) Devlin L. Recurrent posterior thigh symptoms detrimental to performance in rugby union: predisposing factors. Sports Med. 2000; 29: 273-87.

25) Park KN, et al. Effects of the abdominal drawing-in maneuver on muscle activity, pelvic motions, and knee flexion during active prone knee flexion in patients with lumbar extension rotation syndrome. Arch Phys Med Rehabil. 2011; 92: 1477-83.

26) Oh JS, et al. Effects of performing an abdominal drawing-in maneuver during prone hip extension

exercises on hip and back extensor muscle activity and amount of anterior pelvic tilt. J Orthop Sports Phys Ther. 2007; 37: 320-4.
27) Petersen J, et al. Preventive effect of eccentric training on acute hamstring injuries in men's soccer: a cluster-randomized controlled trial. Am J Sports Med. 2011; 39: 2296-303.
28) Arnason A, et al. Prevention of hamstring strains in elite soccer: an intervention study. Scand J Med Sci Sports. 2008; 18: 40-8.
29) Engebretsen AH, et al. Prevention of injuries among male soccer players: a prospective, randomized intervention study targeting players with previous injuries or reduced function. Am J Sports Med. 2008; 36: 1052-60.
30) Bahr R, et al. Evidence-based hamstring injury prevention is not adopted by the majority of Champions League or Norwegian Premier League football teams: the Nordic Hamstring survey. Br J Sports Med. 2015; 49: 1466-71.
31) Grooms DR, et al. Soccer-specific warm-up and lower extremity injury rates in collegiate male soccer players. J Athl Train. 2013; 48: 782-9.
32) Al Attar WS, et al. Effect of injury prevention programs that include the nordic hamstring exercise on hamstring injury rates in soccer players: A systematic review and meta-analysis. Sports Med. 2017; 47: 907-16
33) Sherry MA, et al. A comparison of 2 rehabilitation programs in the treatment of acute hamstring strains. J Orthop Sports Phys Ther. 2004; 34: 116-25.
34) Myklebust G, et al. Sports Injuries. Berlin Heidelberg: Springer. 2015. p. 1357-67.
35) 11+ポスター. FIFA 医学評価研究センター (F-MARC) ホームページ. http://www.f-marc.com/downloads/posters_generic/japanese.pdf

〈今井 厚〉

〔Ⅲ　各論〕第2章　膝・大腿

5　膝・大腿部の障害に対する体幹筋トレーニングの紹介

　第1章の足部同様，膝・大腿部に対する慢性的ストレスを回避するためには，連結関節である股関節を介し，上位組織である上半身との連動を円滑に実施することが必要となる．たとえば，仮に股関節での回旋制動が不十分である場合，膝関節に回旋ストレスが生じ靱帯・半月板の機能障害に対する誘因となる．

　また，特にスリングやバランスボールなどを用いることにより，これらが有する不安定性が外乱刺激となり，膝関節のメカノレセプターに対し刺激となるため靱帯損傷後の関節安定化には有効であると考えられる．

　本項では，骨盤後傾・股関節伸展エクササイズとバックブリッジについてはすでに述べているため割愛し，その他の体幹部から膝関節の安定性に寄与すると考えられるトレーニングを解説する．

A．股関節伸展・外転・外旋エクササイズ　図1

　大臀筋・中臀筋の選択的な活動は，前項にあるように特に大腿部肉離れのリハビリテーションとして重要であり，ブリッジ動作に向け臀筋群のみの収縮が獲得されにくい場合には本トレーニングを実施することにより大腿部の活動を抑制しながら股関節単関節筋を活動させる．

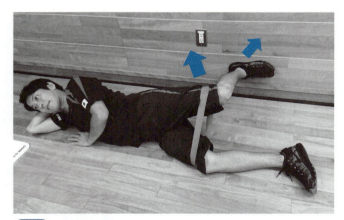

図1　大臀筋・中臀筋強化のための股関節伸展・外転・外旋エクササイズ

B. スリング：On elbow swing 図2

　ACL損傷後にスタビリティトレーニングを実施する場合，膝関節の前方不安定性に対し十分な配慮が必要となる．フロントブリッジを例に挙げると，elbow-toe肢位では大腿四頭筋の収縮により脛骨前方偏位が誘発されるリスクを有する．しかし，ACL損傷により委縮した内側広筋の筋力は必ず再獲得する必要があり，膝伸展運動を伴う筋力強化は不可欠である．

　このとき，スリングを用いて前脛部をサポートし，フロントブリッジ姿勢となることで膝関節に後方引き込み方向の力が働く．ACL損傷後，膝伸展筋力のみならず下肢と体幹を連動したスタビリティトレーニングとして安全かつ有効と考えている．

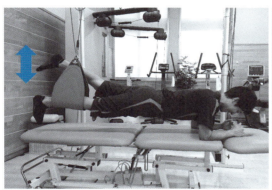
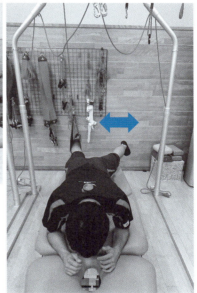

図2　On elbow swing

C. スリング：インサイドブリッジ（Inside bridge）図3

　バックブリッジがアウターユニット後斜系の活性化には有効であることはすでに述べたが，前額面上の安定性を獲得するためにはアウターユニット前斜系（腹斜筋-内転筋）[1]の連携も不可欠となる．また，筋連結する内側広筋と内転筋の連動を促し膝関節の安定性を向上させるためにも膝伸展位での内転運動は効果的である．

　よって，スリングを用い膝近位にサポートすることで単関節筋としての内側広筋の収縮を促し，不安定環境下で内転と膝伸展を連動して骨盤挙上運動を実施する．股関節内転筋と床側の腹斜筋群が動員される前斜系トレーニングの一種である．

〔Ⅲ　各論〕第2章　膝・大腿

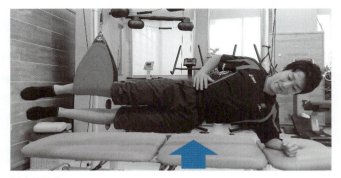

肘支持肢位

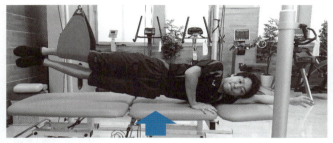

上肢挙上位

図3　インサイドブリッジ

D．スリング：Spine climber　図4

　バックブリッジにて大臀筋の収縮がハムストリングスに対し優位となったとしても，実際のスポーツ動作ではハムストリングスの貢献度も極めて高い．ここで重要なのは近位にある大臀筋の収縮が遠位にあるハムストリングスに先行することであり，肉離れの項で述べたハムストリングスカールによる順番の学習が重要となる．
　その上で，交互に大臀筋を収縮させながらハムストリングスを収縮し続けるという循環運動を実施し，交互に左右のアウターユニット後斜系を活動する．肉離れからのランニング復帰に向けたトレーニングとして有効である．

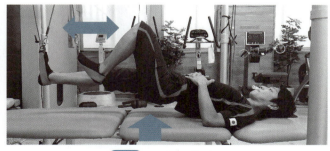

図4　Spine climber

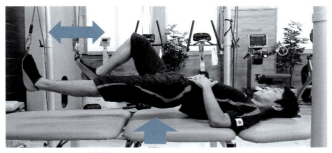

図4 Spine climber（つづき）

E．片脚デッドリフト（Deadlift）図5

　第1章の足部・下腿でも述べたように，片脚デッドリフトは股関節・体幹によるバランストレーニングとして有効である．例えば右片脚支持の場合，股関節には三次元的安定性が求められ，体幹部も同様に空間上で安定性が求められる．
　股関節の安定化，また体幹筋による上半身コントロールとして極めて有効なトレーニングといえる．

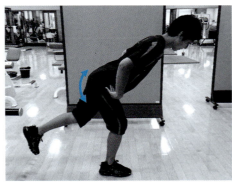
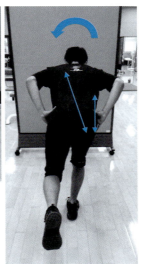

図5 片脚デッドリフト

F．片脚デッドリフト：反対側つま先支持

　片脚デッドリフトでは，支持側の股関節内部内転モーメント・体幹左側屈モーメントが発生することになり，骨盤は側方へシフトする（図6）．仮に支持側股関節での固定が十分でない場合，反対側のつま先で軽く床を支持することで，股関節に生じる内部内転モーメントをサポートし，前額面上で股関節を中間位に保持，大臀筋と中臀筋の収縮を効率化

することになる（図7）．臥位での臀筋群トレーニングと抗重力位でのトレーニングの隙間を埋める一案として有効と考えている．

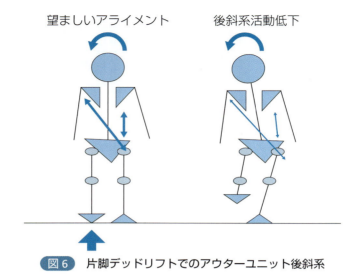

図6　片脚デッドリフトでのアウターユニット後斜系

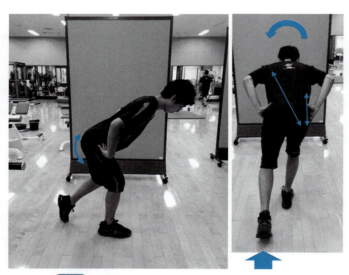

図7　片脚デッドリフト（反対側つま先支持）

■ 文献
1) Lee D, et al. 骨盤帯の運動力学. 丸山仁司, 監訳. ペルビック・アプローチ. 神奈川: 医道の日本社. 2001; p2-5.

（小泉圭介）

第3章

股関節・鼠径部

1 股関節唇損傷

・はじめに

　股関節における臼蓋関節唇損傷は，関節鏡視下術の対象患者の9割以上に認められる[1]．股関節の関節唇は，荷重や股関節他動屈曲強制によってストレスにさらされる．その症状として，キャッチングやクリックといった機械的症状，痛みを伴う可動域制限，鈍痛などがあげられ，安静による症状改善が起こりにくい[2]．一方で，臼蓋大腿インピンジメント（femoroacetabular impingement: FAI）は，正常な股関節可動域内で起こる骨の形態異常によってもたらされる骨性の衝突と定義される[3]．両者は構造的には異なる病態を呈するが，合併率が90％以上と極めて高率である．いずれも股関節の求心性破綻を伴うキネマティクスの変化との関連性が疑われる疾患であり，また異常キネマティクスの治療により症状や可動域の改善が得られるという共通点がある．したがって，本稿では両者を股関節キネマティクス異常と捉えつつそれぞれの病態を整理し，キネマティクスの改善を含めた治療法を述べる．

A．症状と病態

（1）関節唇損傷の症状

　股関節関節唇損傷は，関節軟骨と臼蓋との接合した関節唇に損傷が起こる状態を指し，その損傷タイプとして辺縁部縦断裂，弁状横断裂，線維化横断裂に分類される 図1[4]．関節唇損傷の主症状は鼠径部痛である[5,6]．Burnettら[5]は，66名の関節唇損傷を有する患者の術前の症状を詳細に調べた．その結果，部位別の有訴率では，鼠径部（92％），大腿前面（52％），股関節外側（59％），臀部（38％）などであった．また

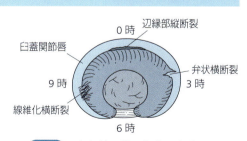

図1　右臼蓋関節唇損傷の損傷形態
(Lage LA, et al. Arthroscopy. 1996; 12: 269-72[4])
臼蓋関節唇損傷の損傷タイプは，弁状横断裂（Radial flap），辺縁部縦断裂（Peripheral longitudinal），線維化横断裂（Radial fibrillated），不安定損傷（Unstable）の4つに分類される

その症状の特徴としては，鋭敏痛（86％），鈍痛（80％），鋭敏痛と鈍痛が併発（70％）などであり，全体の91％が運動時痛を訴えていた．さらに，ロッキングやスナッピングが53％に認められた[5]．

一方，関節唇損傷に伴う機能低下として，跛行（89％），歩行距離の制限（36％），階段昇降時の手すり使用（67％），座位保持困難（31％），靴や靴下の着脱困難（46％）など，荷重運動および股関節屈曲制限に伴う活動制限が認められる[5]．注意すべき点として，専門外の医師によって，腰椎椎間板切除術，卵巣嚢胞切除術，腹腔鏡検査，腸脛靭帯・大転子滑液包切離術，大腰筋リリースなどを勧められた患者が含まれていた[5]．すなわち，股関節専門医以外は，関節唇損傷を他の疾患と判断する可能性があるといえる．

(2) FAIの症状

FAIとは大腿骨頭外側の骨の膨隆であるCam変形と臼蓋上外側の骨の変形であるPincer変形，ないしはこれらが混合した形態的な異常を指す 図2．FAIの症状について，Philipponらは301症例の術前の状態を調査した[7]．まず，術中所見として，50例がPincer骨切除術，100例がCam骨切除術，151例がPincerおよびCam骨切除術を受けた．299例（99％）が関節唇損傷，249例（82％）が関節軟骨損傷を合併していた．疼痛部位として，鼠径部（81％），大転子部（61％），臀部（52％），仙腸関節（23％）などであった．患者の主観による機能低下の要因として，可動域制限（34％），筋力低下（33％），クリッキング/スナッピング（25％），脱力感（26％）などがあげられた．可動域制限として，屈曲制限（健患差9度）が最大であった．

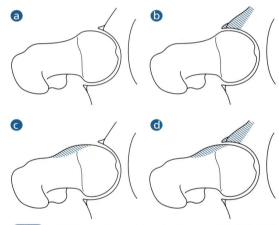

図2 臼蓋インピンジメント（FAI）を招く骨変形
X線，CT，MRIなどで大腿骨頭と寛骨臼との衝突により形成された骨棘が観察される状態をいう．ⓑをPincer型，ⓒをCam型，ⓓを混合型と分類される．

(3) 鑑別診断

FAIと関節唇損傷の合併率を考慮すると，臨床症状がFAIと関節唇のどちらに由来するのかを判定することは困難である．したがって，必然的に病歴や臨床所見に加えて画像所見を重視せざるをえない．FAIの診断には2方向の単純X線画像が用いられる[8]．一方，関節唇や関節軟骨の病変の診断においてはMRIがゴールドスタンダードである[9]．システマティックレビューの結果，関節唇や関節軟骨の病変の感度ではdMRA（MR直接関節造影画像）の方がMRIよりもわずかに優れていた（MRI：0.864，dMRA：0.91）が，特異度ではMRIの方が高かった（MRI：0.833，dMRA：0.58）[10]．以上より，軟部組織の

病変も含めた場合にMRIは感度・特異度ともに高く，有益な検査であるといえる．

関節内への局所麻酔注射は関節内病変の同定に有用であり，手術適応の判定に用いられる．局所麻酔により50%以上の症状減弱が得られたのは，MRIにて「確実に断裂あり」の18症例中11例，MRIにて「おそらく断裂あり」の29例中16例であった[9]．一方，6週間の保存療法で効果が得られなかった症例を対象として疼痛の減弱と病変の重症度との関連性について分析した研究では，関節唇損傷とFAIではその重症度によらず局所麻酔によって80-90%の疼痛減弱が得られたのに対し，関節軟骨損傷では損傷の程度により83〜93%と疼痛減弱にばらつきが生じた[11]．また，この研究において，腸腰筋を含む関節外の病変の有無は疼痛減弱の程度に影響を及ぼさなかった[11]．以上より，関節内病変に対する手術適応を判定する方法として，関節内の局所麻酔は有効であると結論付けられた．

FAIや関節唇損傷と同様にインピンジメントテスト 図3 陽性を呈する病態として腸腰筋インピンジメントがあげられる[12]．これは，股関節前部（3時の方向）の関節唇と，それに隣接する関節包および腸腰筋腱を巻き込んだインピンジメントであり，それには腸腰筋，腸骨関節包筋と関節包の癒着が関与していると推測された[12]．屍体研究において，腸腰筋は54度以上の屈曲位で恥骨上枝から浮き上がることが証明された[13]．しかし，腸腰筋と関節包の癒着はこの浮き上がりを妨げることから，恥骨上肢と大腿骨頭との間に腸腰筋が挟み込まれると推測される．

鼠径部痛を主訴とするスポーツ選手のMRI画像において，上記以外の病変が発見されることがある．100例の急性鼠径部痛を主訴とするスポーツ選手において，MRI上陽性所見がない例は21%のみであり，陽性初見としては内転筋群56.8%，腸腰筋9.9%，大腿直筋9.9%などが含まれていた[14]．120例の急性鼠径部痛を主訴とするアスリートにおいて，筋損傷は長内転筋43%，大腿直筋16%，恥骨筋9%，短内転筋8%，腸腰筋8%に認められた．

以上より，股関節周囲の疼痛を主訴とするアスリートの診断において，FAI，関節唇損傷，関節軟骨損傷，筋損傷の可能性を考慮した検査および診察が求められる．いずれもインピンジメントテスト陽性を呈しやすく，また互いに合併することも多いことに留意すべきである．

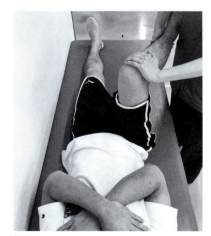

図3 股関節インピンジメントテスト
股関節屈曲90度で内旋させ，股関節のインピンジメントによる疼痛を誘発する検査．

B. 障害発生メカニズム

(1) 解剖学的特徴

股関節は代表的な臼関節である．股関節の形態的特徴は，関節内へのストレスに重大な影響を及ぼす．CE角 図4 は臼蓋の被覆量の指標であり，その値はPincer変形では高値となり，臼蓋形成不全では低値となる．一方，α角 図5 は大腿骨頭の球形領域の広さの指標であり，その値はCam変形で高値となる．有限要素法を用いた研究において，臼蓋形成不全では歩行中に臼蓋外側縁に強いストレス集中が起こるのに対し，Pincer変形 図2 のある股関節では立位から椅子坐位への着座動作中に臼蓋外側縁（0時）に強いストレス集中が生じた[15]．着座ではCE角が大きいほど，またα角が大きいほど高値を示したことから，FAIの存在は臼蓋外側の関節軟骨へのストレス増大を招くと推測される[15]．一方，歩行では，α角の影響はなく，CE角が小さいほど関節軟骨へのストレス増大が生じたことから，臼蓋形成不全は臼蓋外側の軟骨変性の原因となると推測される 図6 [15]．

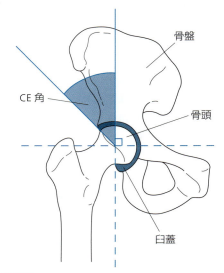

図4 CE角（center edge angle）の定義
大腿骨頭の中心と臼蓋外側縁を結ぶ直線と垂直軸とのなす角．CE角が小さいほど臼蓋による骨頭の被覆が浅いことを示す．

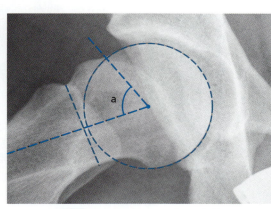

図5 α角（α angle）の定義
大腿骨骨頭中心から頸部中心を結ぶ線と，円をかいて円でなくなる部分とを結んだ線．50度以下が正常であり，それ以上はCam型の骨変形があることを示す．

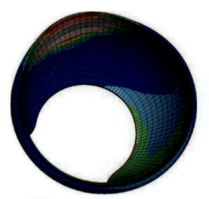

図6 Cam型のFAIにおけるストレス分布
（Chegini S, et al. Journal of orthopaedic research. 2009; 27: 195-201[15]）
Cam型のFAIが存在することにより，着座動作において臼蓋の上前方の関節軟骨にストレスが集中する．図は左股関節であり，左が前方を示している．

大腿骨頭と臼蓋との骨同士の接触に加え，健常な関節唇は22％の大腿骨頭との接触面積の増大，33％の臼蓋容積の増大をもたらす[16]．関節唇の役割として，密閉性向上（sealing機能），吸着性向上（suction機能），安定性の向上，可動域の制限，応力の分散などがあげられる．Sealing機能による関節唇による大腿骨頭との密着性の向上により，関節液が効果的に荷重領域の関節軟骨内に留まることができる．加えて，臼蓋内に大腿骨頭を吸着させるsuction機能を生み出し，骨頭の安定性に寄与している[17,18]．これは，荷重時の関節内の静水圧の上昇とともに，荷重除去後の静水圧の速やかな減衰に寄与している[18]．すなわち，関節唇損傷は荷重時に臼蓋関節軟骨内の関節液の拡散を招き，関節軟骨の衝撃吸収能力を低下させる．

　ほぼ球形の大腿骨頭は臼蓋の中で3自由度の回転運動と，ごくわずかな3自由度の併進運動を行う．前方へのモビライゼーションをシミュレートした屍体実験では，89Nの前方への力に対して，その移動量はわずか0.04〜1.54mmであった[19]．一方，関節唇損傷により，大腿骨頭の前方移動量は，他動外旋において平均1.9mm，他動外転において平均2.4mm増大することが屍体研究で明らかにされた[17]．このような前方移動量の増大は，さらに関節唇へのストレス増大を招き，その損傷の一因となり得ることから，変形性関節症進行の要因となりうる．

(2) 不安定性・異常運動

　股関節の不安定性は，先天性の不安定性，交通事故などの強い外力によって発生する場合と，スポーツ活動など比較的小さい外力によって生じる場合とに分類される．また，靱帯損傷がなくても，関節唇切除などの手術侵襲は吸着性を低下させ，不安定性を増大させる可能性がある．さらに，臼蓋形成不全は大腿骨頭中心の移動量増大を招くことが実証された[20,21]．

　大腿骨頭の異常キネマティクスに関する研究はわずかしか存在しない．3次元MRIによる研究によると，運動方向別の骨頭移動方向は，0から45度屈曲に伴い前下方に，0から15度伸展に伴い前方に，0からパトリック肢位への変化に伴い後下内方であった[20]．そのうち，代表的な疼痛誘発検査法であるパトリックテスト 図7 において，臼蓋形成不全（1.97mm）は健常男性（1.17mm）や健常女性（1.12mm）よりも有意に大きな移動量が観察された[20]．一方，3D-to-2D Registration法により臼蓋形成不全を対象に荷重時の大腿骨頭の上方移動量を測定した研究によると，臼蓋形成不全では1.0mm，健側では0.5mmの上方移動が観察された[21]．以上の研究により，臼蓋形成不全において，荷重時の上方移動，パトリック肢位での後下内方移動が起こることが実証された．

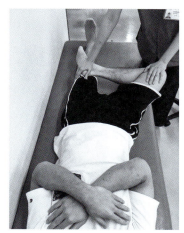

図7　股関節の疼痛を誘発するパトリックテスト
脚で4の字を作るように股関節を屈曲，外旋，外転させ股関節の疼痛が誘発された場合に陽性とする．

(3) 股関節周囲の癒着・拘縮

　股関節周囲の組織の癒着に関する研究はわずかである．FAIの鏡視下術中に3時方向の関節唇の修復に加えて，関節包と腸腰筋のリリースを行うことが記載された論文が存在する[22-24]．腸腰筋以外に関節包と癒着する可能性のある筋として，大腿直筋，小殿筋，梨状筋などがあげられるが，これらの癒着の病態およびその治療が果たす役割についての論文は存在しない．

　筆者は，50歳代の変形性股関節症患者に対して，鏡視下術前日に徒手的な組織間リリース（inter-structural release: ISR）を実施し，翌日鏡視下でその結果を目視する機会を得た[25]．ISRでは，まず，徒手的に大腿筋膜張筋の前縁を大腿直筋，外側広筋，中臀筋からリリースして後方に移動させ，次に小臀筋前縁から大腿直筋を内側に移動させるようにリリースして関節包に到達した．関節包越しに大腿骨頭を触知し，その形状に沿って関節包を擦るようにして小臀筋や大腿直筋を関節包からリリースした．また，腸骨筋の後面と恥骨上枝や大腿骨頭前面の関節包との癒着のリリースを行った．その結果，屈曲可動域は90度から130度に改善し，屈曲に伴う股関節前面の疼痛は消失した．翌日の鏡視下所見では，恥骨上枝と腸骨筋との間，小臀筋の前部と関節包との間がリリースされた形跡が観察された 図8．一方，ISRを行わなかった大腿直筋反回頭と直頭や関節包との間は手つかずの状態で瘢痕組織の増殖と癒着が観察された．術中に残存している癒着をリリースした結果，術後にはすべての動作における疼痛が消失した．以上の経験から，腸腰筋，大腿直筋，小臀筋など関節包と隣接する筋の関節包との癒着は可動域制限や疼痛の原因となること，またその癒着の解消は症状および機能改善に必要であることが示唆された[26]．

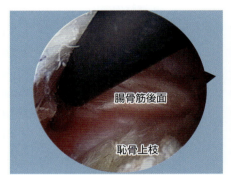

図8　組織間リリース（ISR）によって恥骨上枝からリリースされた腸骨筋

(4) 異常動作

　異常動作がFAIや関節唇損傷の原因となることは証明されていない．Pincer変形のある股関節において，正常な着座動作中に関節唇に強いストレスが及んだ[15]．このことから，可動域の限界付近までの屈曲運動は関節唇損傷を招く危険性があることが類推される．他動屈曲 図9 など股関節のストレッチングにより股関節前面に詰まり感や疼痛を認める場合，上記のような関節唇へのストレスが生じている可能性があることに留意し，強引な屈曲強制を伴うような運動の反復は慎まなければならない．

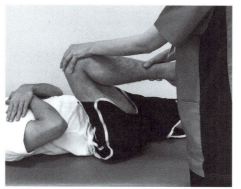

図9 他動屈曲の強制
セラピストによる他動屈曲強制により関節唇および関節軟骨に過大なストレスを及ぼす可能性がある.

C. 整形外科的治療法

(1) 保存療法

　FAIや関節唇損傷に起因すると推測される股関節痛に対して，初期治療として保存療法が依然としてゴールドスタンダードである．しかし，股関節関節唇損傷に対する保存療法の治療成績に関する研究は少ない．保存療法についての論文をみると，鏡視下に関節唇断裂が認められた患者7名中6名において症状改善[27]，MRIと臨床所見にて関節唇損傷と診断された患者4名全員において9週間から4カ月間の保存療法で症状が改善（受傷前のレベルへの復帰は1名のみ）[28]と記載された．その保存療法の内容は，骨盤・体幹の安定化，股関節の可動域治療，股関節周囲筋の筋力強化，神経筋機能の向上を含むシンプルな内容であった．しかし，大規模な研究は存在せずエビデンスレベルが低いことに加え，治療効果が得られる理由を明らかにした論文も存在しないことから，今後重要な研究テーマであるといえる．

(2) 鏡視下術の適応と時期

　FAIおよび関節唇損傷に対する手術適応は確立されているとは言い難い．108論文を対象にしたscoping reviewでは，47論文において保存療法の結果が不良であったことが記載されていた[29]．その保存療法の期間としては，6カ月間（10論文），3カ月間（10論文），3カ月未満（5論文）などであり，22論文において保存療法の期間は特定できなかった．保存療法の内容としては，非ステロイド系鎮痛薬（NSAID）（16論文），活動変更（21論文），リハビリテーション（19論文），NSAID・活動変更・リハビリテーションの組み合わせ（9論文），不明（18論文）などであった．

　手術適応には，活動レベルや臼蓋形成不全の程度なども考慮されるべきと考えられている．FAIに対する鏡視下術の術後成績に関して，年齢と性別での調整を行った共分散分析

〔III　各論〕第3章　股関節・鼠径部

の結果，非アスリートよりもアスリートの方が良好であった[30]．その原因として，男性の構成割合が高いこと，年齢が低いことの他に，モチベーション，股関節周囲の筋力，トレーナーの存在などが考察された．一方，先天性臼蓋形成不全における術後成績不良例の要因を分析した研究によると，28例中9例が不良群に分類され，生存曲線による分析の結果Shenton lineの破綻（骨頭の上方偏位），FNS角>140°（矢状面上の被覆不足），CE角<19°（前額面上の被覆不足），BMI>23 kg/m²がその危険因子と結論づけられた[31]．概して，臼蓋形成不全の程度が強くなるほど術後成績は不良となりやすく，被覆の大きいFAIの術後成績が比較的よいことがわかる．

(3) 鏡視下術

　FAIは関節唇損傷を引き起こすとともに関節唇の修復術や再建術後の損傷再発の危険因子となる．内田ら[32]は，FAIに対する鏡視下術として，関節唇を臼蓋から切離した上でPincer変形に対する臼蓋形成術を行い，その後に関節唇を臼蓋に縫着する術式を採用している．これにより，関節唇の損傷が拡大する前にその危険因子であるPincer変形を解消させることが可能となった．

　関節唇損傷に対する股関節鏡を用いた外科的治療法として，関節唇切除術，関節唇修復術，関節唇再建術などが行われている．関節唇再建術には，腸脛靱帯や大腿骨頭靱帯が用いられている．進行した関節唇変性または欠損が認められた成人43名に対して腸脛靱帯による再建術を施行した研究において，術後平均18カ月でMHHSの平均値が62から85へ改善した[33]．FAIにより手術が必要であった成人5人に対して大腿骨頭靱帯を用いた再建術を行った研究において，術後平均10カ月で痛み，歩行，日常生活や仕事に関係する機能を評価するUCLA scoreの平均値は5から8.2に改善した[34]．これらから，再建術後，短期的に症状の改善が期待できるが，長期成績は不明である．

　股関節唇損傷を呈するアスリートを対象とした手術的治療の術後成績に関し，各競技を主体とする対象者において復帰率は71%[35]，プロアイスホッケー選手が術後平均3.8カ月でスケートおよびホッケーの練習に復帰[36]，手術対象者の78%が術後1.6年以上競技継続可能[37]などの結果が報告された．合併損傷が術後成績に及ぼす影響に関して，関節唇損傷に軟骨損傷が合併した場合の術後成績は低く，復帰時期は遅かった[36,38]．今後さらに種々の対象者における術後成績を検証する必要がある．

D.　リハビリテーション

　FAI，関節唇損傷，関節軟骨損傷，腸腰筋インピンジメントなどのほとんどの症例において股関節屈曲位やパトリック肢位において疼痛と可動域制限が生じる．術前，術後を問わずメディカルリハビリテーションでは，可動域制限の解消と他動運動における疼痛消失を達成することが必須となる．実際の治療では，著者が提唱するリアライン・コンセプトに沿って，①アライメント修正と可動性獲得（リアライン相），②筋活動による良好な運動の安定化と強化（スタビライズ相），③股関節へのストレスを回避する動作学習（コーディ

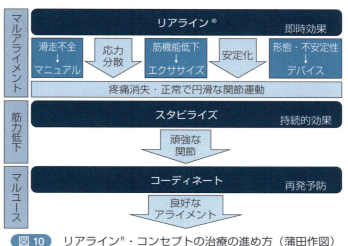

図10 リアライン®・コンセプトの治療の進め方（蒲田作図）

ネート相）の順に治療を進めることを推奨する 図10[39]．以下，便宜的にリアライン相をメディカルリハビリテーション，スタビライズ相とコーディネート相をアスレティックリハビリテーションに分類して，それぞれの相における治療の要点を記載する．

リアライン相では，可動域制限の原因となりうる組織の癒着や滑走不全を解消するため組織間リリース®という徒手療法を用いる．これは筆者が提唱した徒手的な治療手技であり，組織間に存在する疎性結合組織を深筋膜などから剥がすことを意図した方法である．リリース時に発生する疼痛は10段階で3〜4程度と軽微であり，しかも3秒程度でリリースが完了するとともに疼痛は0になる．瘢痕化や炎症を惹起しないように極めて慎重に実施されるべきものであり，その習得には専門的なトレーニングを受けることを推奨する．組織間リリースは，組織に挫滅をきたす可能性のある強い圧迫刺激を与える徒手療法や，フォームローラーや野球のボールなどを利用した方法とは全く異なるものであることを付記しておく．

(1) リアライン相（メディカルリハビリテーション）

リアライン相は受傷直後の急性期から日常生活や医療機関内で行うエクササイズにおいて疼痛が消失するまでとする．特に，他動運動の疼痛を完全に消失させることをゴールとし，異常キネマティクスと可動域制限を取り除き，必要に応じて軟部組織のインピンジメントを防ぐための治療を行う．まず，骨盤マルアライメントの治療を進め，股関節の運動に関与する梨状筋や腸腰筋のスパズムを消失させておく．次に，股関節における大腿骨頭の求心性獲得に向けて股関節周囲の癒着を取り除いていく．最後に，腸腰筋と関節包の癒着など，疼痛の直接的な原因となっている癒着を解消させる．

(A) 滑走不全の治療

組織間リリースの手順として，皮下結合組織（浅筋膜），筋間，関節包と筋との癒着などのように，徐々に深層に向かって治療を進めていく．特に股関節関節包に癒着する梨状筋，

小臀筋，大腿直筋，腸腰筋の深層の癒着解消は，その後の治療を進める上で重要な通過点となる．特に，大腿直筋反回頭は臼蓋前外側に起始し，大腿骨頭前上方を巻き込んで直頭と合流する 図11[40]．これは外側で小臀筋，内下方で大腿骨頭上の関節包，前内側では腸骨筋，前方では大腿直筋直頭と癒着している可能性があるため，これらを一つずつ解決するように治療を進めることが望ましい．さらに，内転筋群や外転筋群，大臀筋とその周囲の筋の癒着に対するリリースを行うことで，あらゆる方向への他動運動における股関節の可動域制限を解消させる．

鏡視下術を行う場合は，できる限り上記に記載したような深層の癒着に対する外科的なリリースを行うことが望まれる．特に大腿直筋反回頭周囲や腸腰筋周囲の癒着を確実に取り除くことで，術後の可動域は格段に拡大され，また大腿骨頭の異常キネマティクスが改善される．術後のリハビリテーションでは，術創部付近の癒着が長引く痛みの原因となることも考慮し，皮下結合組織間，中臀筋と小臀筋など，関節鏡が貫いた術創全体について癒着の解消を図ることが重要となる．

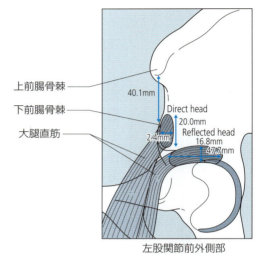

図 11　大腿直筋反回頭
(Ryan JM, et al. Official publication of the Arthroscopy Association of North America and the International Arthroscopy Association. 2014; 30: 796-802[40])
大腿直筋反回頭は大腿骨頭の前上方を巻き込むように走行し，臼蓋前外側部に付着する．

(B) 対症療法

可動域が回復した後に残った各種の症状（炎症，疼痛，筋スパズム，筋力低下，可動域制限など）には，最低限の対症療法を行う．特に腸腰筋インピンジメントに対して，大腿骨頭前面の関節包や恥骨上枝との癒着を解消させることが望ましい．その際，必要に応じて腸腰筋とその浅層の大腿神経や動静脈との滑走性を改善させることにより，腸腰筋の滑走性の回復とその持続性を高めることができる．

(C) 筋機能低下の治療

他動可動域が回復したら，次に正常な運動を保つ上で必要な筋機能を向上させる運動療法を行う．負荷量は最大努力の30％程度と軽く設定し，正確な運動パターンの獲得を狙う．常に，脊柱と下部腹筋群の緊張を高め，骨盤の安定性を確保しつつ股関節の自動運動を拡大させていく．背臥位で股関節の分離運動を獲得することが，その後の複雑な運動に進むための通過点となる．他動運動，自動運動，骨盤安定性の確保が得られたら，徐々に筋出力を高めるため負荷量や運動速度を増大させる．最大筋力の50％程度での抵抗運動

やスクワット等の自重での荷重運動において全く疼痛や不快感が生じなければ，次のスタビライズ相に移行する．

（2）スタビライズ相（アスレティックリハビリテーション）

リアライン相の治療により，マルアライメントの修正と疼痛の減弱が進んだ後，その状態を維持するための筋機能の獲得を目指す段階であるスタビライズ相に移行する．スタビライズ相でのトレーニングでは，骨盤輪安定化を意図した大臀筋・胸腰筋膜，腹横筋下部（寛骨の起始する領域），骨盤底筋群のトレーニング，股関節の基本的な運動能力を高めるために必要な伸筋，屈筋，内転筋，外転筋，外旋筋，内旋筋などのトレーニングを行う．

この過程では，負荷量を増やすよりもマルアライメントの再発に十分に留意して，無症状の状態を保ちながらトレーニングを進めることが重要である．慢性化した症例では，無症状の状態で2～3週間経過したのちに，徐々に荷重位での下肢筋力トレーニングを開始する．この段階では，マルアライメントの再発を監視しつつ，股関節運動の主動筋である腸腰筋，内転筋群，外転筋群，伸筋群などの積極的なトレーニングを行う．

（3）コーディネート相（アスレティックリハビリテーション）

コーディネート相では，全身の可動域と筋力が十分に回復したことを前提として，股関節への応力集中を起こさないような動作の習得を目指す．膝動的外反（knee-in）に代表されるような下肢マルアライメントは股関節のマルアライメントの原因となりうる．また，骨盤輪のマルアライメントは梨状筋などのスパスムを引き起こし，容易に股関節の異常運動を引き起こしうる．さらに脊柱や胸郭の可動性低下は，動作中の股関節への応力集中を増大させる原因となりうる．以上のような点に留意し，マルアライメントの再発の可能性を最小化することが，このコーディネート相の目標となる．

・まとめ

関節唇損傷やFAIの病因や治療法には不明な点が多く，今後の研究が期待される．股関節関節包に対する小臀筋，大腿直筋，腸腰筋，梨状筋などの癒着が骨頭の求心性を作り出し，FAIという危険因子の影響下で関節唇損傷に発展することが推測される．これに対する徒手的または外科的リリースを行うことにより骨頭求心位を回復させ，可動域の最終域でも関節唇にストレスが生じないような正常なキネマティクスを回復させることが必要と思われる．

■ 参考文献

1) Kelly BT, et al. Arthroscopic labral repair in the hip: surgical technique and review of the literature. Arthroscopy: the journal of arthroscopic & related surgery. official publication of the Arthroscopy Association of North America and the International Arthroscopy Association. 2005; 21: 1496-504.

2) Kelly BT, et al. Hip arthroscopy: current indications, treatment options, and management issues. Am J Sports Med. 2003; 31: 1020-37.

3) Notzli HP, et al. The contour of the femoral head-neck junction as a predictor for the risk of anterior impingement. The Journal of Bone and joint surgery British volume. 2002; 84: 556-60.

〔Ⅲ　各論〕第 3 章　股関節・鼠径部

4) Lage LA, et al. The acetabular labral tear: an arthroscopic classification. Arthroscopy: the journal of arthroscopic & related surgery. official publication of the Arthroscopy Association of North America and the International Arthroscopy Association. 1996; 12: 269-72.

5) Burnett RS, et al. Clinical presentation of patients with tears of the acetabular labrum. The Journal of bone and joint surgery American volume. 2006; 88: 1448-57.

6) Arnold DR, et al. Hip pain referral patterns in patients with labral tears: analysis based on intra-articular anesthetic injections, hip arthroscopy, and a new pain "circle" diagram. The Physician and sportsmed. 2011; 39: 29-35.

7) Philippon MJ, et al. Clinical presentation of femoroacetabular impingement. Knee surgery, sports traumatology, arthroscopy. Official journal of the ESSKA. 2007; 15: 1041-7.

8) Leunig M, et al. The concept of femoroacetabular impingement: current status and future perspectives. Clinical orthopaedics and related research. 2009; 467: 616-22.

9) Martin RL, et al. The diagnostic accuracy of a clinical examination in determining intra-articular hip pain for potential hip arthroscopy candidates. Arthroscopy: the journal of arthroscopic & related surgery: official publication of the Arthroscopy Association of North America and the International Arthroscopy Association. 2008; 24: 1013-8.

10) Saied AM, et al. Accuracy of magnetic resonance studies in the detection of chondral and labral lesions in femoroacetabular impingement: systematic review and meta-analysis. BMC musculoskeletal disorders. 2017; 18: 83.

11) Kivlan BR, et al. Response to Diagnostic injection in patients with femoroacetabular impingement, labral tears, Chondral lesions, and extra-articular pathology. Arthroscopy-the Journal of Arthroscopic and Related Surgery. 2011; 27: 619-27.

12) Domb BG, et al. Iliopsoas impingement: a newly identified cause of labral pathology in the hip. HSS journal: the musculoskeletal journal of Hospital for Special Surgery. 2011; 7: 145-50.

13) Yoshio M, et al. The function of the psoas major muscle: passive kinetics and morphological studies using donated cadavers. Journal of orthopaedic science, official journal of the Japanese Orthopaedic Association. 2002; 7: 199-207.

14) Serner A, et al. Can standardised clinical examination of athletes with acute groin injuries predict the presence and location of MRI findings? Br J Sports Med. 2016.

15) Chegini S, et al. The effects of impingement and dysplasia on stress distributions in the hip joint during sitting and walking: a finite element analysis. Journal of orthopaedic research, official publication of the Orthopaedic Research Society. 2009; 27: 195-201.

16) SR S, et al. Kinesiology. JA B, TA E, SR S, American Academy of Orthopaedic Surgeons. editions. Orthopaedic basic science: Biology and biomechanics of the musculoskeletal system Ed 2. Rosemont, IL. American Academy of Orthopaedic Surgeons; 2000. p. 782-8.

17) Crawford MJ, et al. The 2007 Frank Stinchfield Award. The biomechanics of the hip labrum and the stability of the hip. Clinical orthopaedics and related research. 2007; 465: 16-22.

18) Ferguson SJ, et al. An in vitro investigation of the acetabular labral seal in hip joint mechanics. Journal of Biomechanics. 2003; 36: 171-8.

19) Harding L, et al. Posterior-anterior glide of the femoral head in the acetabulum: a cadaver study. The Journal of Orthopaedic and Sports Physical Therapy. 2003; 33: 118-25.

20) Akiyama K, et al. Evaluation of translation in the normal and dysplastic hip using three-dimensional magnetic resonance imaging and voxel-based registration. Osteoarthritis and cartilage/OARS. Osteoarthritis Research Society. 2011; 19: 700-10.

21) Sato T, et al. Dynamic femoral head translations in dysplastic hips. Clin Biomech (Bristol, Avon). 2017; 46: 40-5.

22) Khan M, et al. Surgical management of internal snapping hip syndrome: a systematic review evaluating open and arthroscopic approaches. Arthroscopy: the journal of arthroscopic & related surgery. official publication of the Arthroscopy Association of North America and the International Arthroscopy Association. 2013; 29: 942-8.

23) Anderson CN. Iliopsoas: Pathology, Diagnosis, and Treatment. Clinics in Sports Medicine. 2016; 35: 419-33.

24) Mardones R, et al. Arthroscopic release of iliopsoas tendon in patients with femoro-acetabular impingement: clinical results at mid-term follow-up. Muscles, ligaments and Tendons Journal. 2016; 6: 378-83.

25) 加谷光規. 私信. 2016.

26) Kaya M. Impact of extra-articular pathologies on groin pain. An arthroscopic evaluation. PLoS ONE. 2018;

13: e0191091.

27) Ikeda T, et al. Torn acetabular labrum in young patients. Arthroscopic diagnosis and management. The Journal of bone and joint surgery British volume. 1988; 70: 13-6.

28) Yazbek PM, et al. Nonsurgical treatment of acetabular labrum tears: a case series. The Journal of Orthopaedic and Sports Physical Therapy. 2011; 41: 346-53.

29) Peters S, et al. Surgical criteria for femoroacetabular impingement syndrome: a scoping review. Br J Sports Med. 2017.

30) Murata Y, et al. A Comparison of Clinical outcome between athletes and nonathletes undergoing hip arthroscopy for femoroacetabular impingement. Clinical journal of sport medicine. official journal of the Canadian Academy of Sport Medicine. 2017; 27: 349-56.

31) Uchida S, et al. Clinical and radiographic predictors for worsened clinical outcomes after hip arthroscopic labral preservation and capsular closure in developmental dysplasia of the hip. Am J Sports Med. 2016; 44: 28-38.

32) 内田宗志. スポーツ選手の股関節痛の診察の仕方と股関節鏡視下手術. 福林徹, 他, 編集. 骨盤輪・鼠径部・股関節疾患のリハビリテーションの科学的基礎. 東京: ナップ; 2013.

33) Philippon MJ, et al. Arthroscopic labral reconstruction in the hip using iliotibial band autograft: technique and early outcomes. Arthroscopy: the journal of arthroscopic & related surgery. official publication of the Arthroscopy Association of North America and the International Arthroscopy Association. 2010; 26: 750-6.

34) Sierra RJ, et al. Labral reconstruction using the ligamentum teres capitis: report of a new technique. Clinical Orthopaedics and Related Research. 2009; 467: 753-9.

35) Kang C, et al. Acetabular labral tears in patients with sports injury. Clinics in Orthopedic Surgery. 2009; 1: 230-5.

36) Philippon MJ, et al. Arthroscopic labral repair and treatment of femoroacetabular impingement in professional hockey players. Am J Sports Med. 2010; 38: 99-104.

37) Philippon M, et al. Femoroacetabular impingement in 45 professional athletes: associated pathologies and return to sport following arthroscopic decompression. Knee surgery, sports traumatology, arthroscopy. Official Journal of the ESSKA. 2007; 15: 908-14.

38) Philippon MJ, et al. Early outcomes after hip arthroscopy for femoroacetabular impingement in the athletic adolescent patient: a preliminary report. Journal of pediatric orthopedics. 2008; 28: 705-10.

39) 蒲田和芳. リアライン・トレーニング 体幹・股関節編. 東京: 講談社; 2014.

40) Ryan JM, et al. Origin of the direct and reflected head of the rectus femoris: an anatomic study. Arthroscopy: the journal of arthroscopic & related surgery. official publication of the Arthroscopy Association of North America and the International Arthroscopy Association. 2014; 30: 796-802.

（蒲田和芳）

2 グローインペイン

・はじめに

　グローインペインシンドローム（鼠径部痛症候群）は，股関節前面，恥骨結合，下腹部，鼠径靱帯周囲，内転筋周囲，骨盤底などに広がる疼痛を主訴とする病態を指し，アスリートに好発する．種々の文献において異なる用語や病態解釈が用いられてきた．仁賀は，2016年9月に開催された第42回日本整形外科スポーツ医学会学術集会およびその後出版された書籍において，グローインペインを「明らかな器質的疾患の有無を問わず，何らかの理由で生じた全身的機能不全が鼠径周辺部の器質的疾患発生に関与し，運動時に鼠径周辺部に様々な痛みを起こす症候群」と定義した[1-3]．本稿ではこの定義に基づき，器質的損傷を含む鼠径部の疼痛（グローインペイン）について記述する．

A．グローインペイン治療小史

(1) 1990年代まで

　グローインペインはサッカーに好発することから，当時サッカー後進国だった北米や日本よりも古くからプロサッカーの歴史があるヨーロッパ[4]や，キックを多用するオーストラリアンフットボールでの症例が多かったオーストラリア[5]において積極的な観血的治療法が考案された．その病因として鼠径管後壁損傷（スポーツヘルニア）であると解釈され，その修復術・補強術が国内外で盛んに行われた[6]．その他に，腹直筋腱切離術や内転筋腱切離術[7]，閉鎖神経剝離術[8]などが行われていた．

(2) 2000年代

　仁賀らは鼠径部痛症候群を「股関節周辺に明らかな器質的疾患がなく，肩甲骨から体幹・下肢の可動性・安定性・協調性に問題を生じた結果，骨盤周辺の機能不全に陥り，運動時に鼠径部周辺にさまざまな痛みを起こす症候群（鼠径部痛症候群）」[9,10]と定義した．その後，仁賀らは，スポーツヘルニアに対する術後の不良例のリハビリテーションにおいて，内転筋に限らず股関節周囲筋の拘縮の除去や，骨盤の安定性，上半身から下半身の協調運動を改善させることが有効である症例が多いことを報告した[9]．

(3) 2010年代

　世界各国で用いられるグローインペインに関わる用語や病態理解は多岐にわたり，近年までその診断や研究における用語の混乱が続いてきた．これに対して，2014年にカタールのドーハにおいて，第1回世界アスリート鼠径部痛学会（The First World Conference on

Groin Pain in Athletes）が開催され，後述するように用語およびその定義が統一された．一方で，仁賀[1]は，MRI 画像上，明らかな器質的疾患が発見される症例が多いことに基づき，「はじめに」に記載した新しい定義を提唱した．さらに，現在では多くの器質的疾患もまた機能不全の結果生じると考察している[3]．

B．症状と病態

グローインペインの典型的な症状誘発動作として，サッカーなどのキック，短距離走，スケーティング，腹筋トレーニング，内転筋トレーニングなどがあげられる．グローインペインを有するアスリート 189 例を対象とした Lovell らによる調査の結果，その内訳は真性ではない初期の鼠径ヘルニア 50％，内転筋損傷 19％，恥骨結合炎 14％，恥骨部不安定症 4％，腸腰筋損傷 3％，腸骨鼠径神経損傷 2％，関連痛（脊柱）2％，股関節病変 1％，その他 4％[11]であった．仁賀によると，511 例のスポーツにおける鼠径部痛患者において，自覚症状の部位は鼠径部 62％，大腿近位内側 53％，下腹部 25％，大腿直筋近位 16％，睾丸後方 15％，坐骨部 11％，恥骨結合 2％[12,13]であった（図1）．疼痛の直接の原因として，MRI によって検出可能な器質的損傷と検出不可能な機能的疼痛とに分類される．器質的損傷が検出されたとしても，同時に機能的疼痛が他の部位に合併している可能性がある．MRI で検出される損傷として，仁賀は，明らかな受傷機転のないグローインペイン 353 例は，問診・身体所見・MRI で 7 つのタイプに分けられ，その内訳は筋損傷 21％，腸腰筋腱周囲炎 10％，FAI または股関節唇損傷 8％，恥骨浮腫単独 17％，恥骨浮腫＋他の器質的疾患合併 16％，その他の怪我（剝離骨折，疲労骨折など）12％，MRI 所見なし 16％だったと報告した[3]．

これほど広範囲かつ多彩な症状を呈するスポーツ障害は類をみない．鼠径部痛症候群の症状を整理するため，Falvey らは上前腸骨棘，恥骨結節，上前腸骨棘から膝蓋骨上極までの中央点（3G point：Groin, Gluteal, Greater trochanter triangles point）を結ぶ三角形をグローイントライアングルと定義し，疼痛部位によりその上方，内部，内側の病変に分けた[14]．Hureibi らは，スポーツ選手に生じる鼠径部痛の原因を骨病変，筋腱病変，腹壁病変，神経絞扼の 4 つに分類した[15]．近年，ドーハ会議（2014 年）において，グローインペインの病

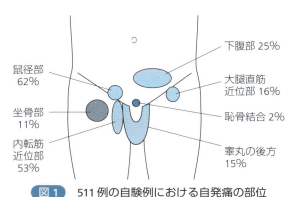

図1 511 例の自験例における自発痛の部位
1 症例で複数の部位に痛みを生じる例が含まれる．

態は内転筋関連痛，腸腰筋関連痛，鼠径管関連痛，恥骨関連痛に分類された 図2 [16]．この会議の成り立ちから，今後はこの分類が国際的な病態分類として用いられる可能性が高い．ただし，この分類ではFAIや関節唇損傷など股関節包内の病変，下腹部，骨盤底，大腿直筋などの症状や病変が含まれなかった．グローインペインを呈するアスリートの多くが屈曲制限および屈曲の最終域での疼痛を訴え，股関節内病変を有している可能性があることから，今後改訂される可能性は十分にある．

以上のように多彩な症状をいくつかの切り口で分類して細分化することにより，局所的な視点でのメカニズム解明が進み，より確実な治療法の発展が期待される．一方，股関節周囲に過大なストレスを及ぼす原因としては，股関節や骨盤周囲といった局所の機能異常とともに，スポーツ動作の問題が隠されている例も多いと思われる．以上より，グローインペインの診断，評価，治療は，全身（動作・機能）および局所（病変・機能）の両面について実施されるべきである．

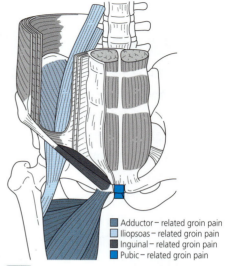

図2 第1回世界アスリート鼠径部痛学会において提唱された病態分類

(Weir A, et al. Br J Sports Med. 2015; 49: 768-74 [16])
鼠径部痛症候群の病態が内転筋関連痛，腸腰筋関連痛，鼠径管関連痛，恥骨関連痛に分類された．

C. メカニズム

多彩な症状のうち，代表的なものとして長内転筋の過緊張，腸腰筋の損傷，腹直筋の微細損傷などがあげられる．股関節への依存度が高い動作が繰り返されるような全身的な問題があるにせよ，なぜこれらの筋に損傷をきたすのかは明らかになっていない．組織損傷のメカニズムは十分解明されておらず，またエビデンスに基づく治療法は確立されていない．

(1) 動作異常

グローインペインの原因として，スポーツ活動中の股関節へのメカニカルストレスの集中が関与するのは容易に推測される．仁賀は，サッカー選手のキック動作における股関節へのストレスを分散するため，バックスイングからフォロースルーにかけて上肢および体幹と下肢とを反対方向に回旋させることを習得させる"cross motion"エクササイズを提唱した [10] 図3．このエクササイズは主にウォームアップの1種目として某Jリーグのチームにおいて実施され，グローインペインで離脱しても早期に復帰できることを報告した 表1 [10]．近年では，Jリーグ各チームだけでなく，日本代表チームや海外のトップクラブ

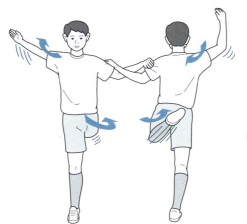

図3 片側立位片手支持の cross motion による下肢の前後スイング

(仁賀定雄. 鼠径部痛症候群. 臨床スポーツ医学編集委員会, 編. スポーツ外傷・障害の理学診断・理学療法ガイド第2版. 東京: 文光堂; 2015[10])

体幹の回旋を十分用いたキック動作習得のためのエクササイズ．キック足のバックスイングに連動させて，反対側の上肢・肩甲帯を反対方向に引きこむ．次に，キック足の振り出しに協調させて反対側上肢を前方に引き戻す．この一連の動作において，上方から見たときの骨盤と肩のラインが十分に回旋することにより，キック側の股関節へのストレスを全身に分散させる．

表1 プロサッカークラブにおける治療と予防の変遷

ステージ	年	治療	予防	練習離脱者（数/年）	練習離脱日数（平均）
1st	1994〜2001	安静または手術	なし	2.6	2〜130（39）
2nd	2002〜2005	アスレティックリハビリテーション	なし	2.5	3〜26（12）
3rd	2006〜2011	アスレティックリハビリテーション	積極的に施行	0.8	2〜7（4）

＊ ns, ＊＊ $P<0.05$

(仁賀定雄. 鼠径部痛症候群. 臨床スポーツ医学編集委員会, 編. スポーツ外傷・障害の理学診断・理学療法ガイド第2版. 東京: 文光堂; 2015)

チームにおいても採用されている．このことより，股関節にストレスが集中するような不良キック動作がその発生メカニズムの一部であると解釈される．さらに，全身のいずれかの関節の不調により協調性に乱れが生じ，その結果，不良キック動作が習慣化される可能性がある．したがって，キック動作の最適化のためのエクササイズはリハビリテーション中だけでなく，復帰後も日常的に継続されなければならない．

キック動作を実施しないスポーツ種目において，グローインペイン発症に関連する動作パターンは十分解明されていない．しかしながら，ランニングやスケーティングにおいても，股関節の可動域改善，下部体幹の安定性や胸郭の可動性の改善を含めて，骨盤輪や股関節にストレスが集中しないような動作パターンの習得が重要であることは容易に推測される．

(2) マルアライメントとの関連性

グローインペインの症状が骨盤周囲の多くの組織に及ぶ原因として，骨盤・股関節のマルアライメントの影響が疑われる[17]．具体的には，大腿骨頭の前方偏位，恥骨結合の偏位

図4 や開大，仙腸関節機能障害などが考えられる．大腿骨頭の前方偏位は屈曲可動域制限やFAIを，恥骨結合の偏位や開大はここに起始を持つ長内転筋や腹直筋の過緊張を，仙腸関節障害は梨状筋などの過緊張を介して股関節の可動域制限を招く可能性がある．

解剖学的に股関節は寛骨と大腿骨から構成され，比較的大きな3自由度の回転運動（屈曲伸展，内転外転，内旋外旋）とともに，わずかではあるが3自由度の併進運動（上下，前後，左右）が許される構造をもつ．機能的に股関節は体幹と下肢を連結し，下肢と体幹・上肢の協調した運動の要となる．股関節の固有筋として腸骨筋，小臀筋，中臀筋，梨状筋以外の深部外旋筋群，大腿薄筋以外の内転筋群などがあげられる．一方，大腰筋，大臀筋，梨状筋，大腿直筋，ハムストリングスなどは多関節筋であり，仙腸関節を含めて第1腰椎から下腿までの運動を担っている．これらの多関節筋は，股関節およびその他の関節の機能異常によっても緊張を高める可能性があり，第1腰椎から膝関節まですべての関節の影響を受ける．

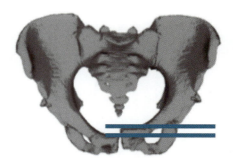

図4　恥骨結合の偏位（蒲田作図）
恥骨結合の偏位は，左右寛骨の前・後傾に伴って起こる．したがって，その治療として，寛骨前傾をもたらす鼠径部の柔軟性獲得，寛骨後傾をもたらす臀部の柔軟性獲得が求められる．

(3) 鼠径靱帯周囲の癒着・拘縮

椅子坐位を基本とする現代のライフスタイルにおいて，長時間にわたり脊椎と股関節は屈曲位をとる．加えて，椅子坐位において臀部が，側臥位において大転子周囲や腸骨外側が荷重による圧迫にさらされるとともに，衣服や下着によって長時間軽微な圧迫にさらされる．これらは組織間の滑走性の低下を招き，脊椎と股関節の伸展制限や大臀筋の機能低下を招く可能性がある．特に鼠径部においては，生活習慣上，股関節屈曲位での組織間滑走不全が起こりやすく，筋・血管・神経・鼠径靱帯・皮膚を含む組織間での異常な緊張伝達メカニズムが構築されていることに気づかされる．このような滑走不全は筋の伸張性低下を招き，その結果，スポーツ活動における急激な組織への伸張ストレスを吸収できなくなる可能性がある．

鼠径靱帯上方には内腹斜筋が付着する．一方，その浅層の皮膚や深層の大腿神経および大腿動・静脈との滑走不全により，鼠径靱帯の中央部が下方に引かれ，下に凸のカーブを呈することがある 図5．このような鼠径靱

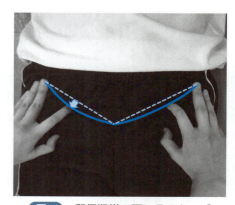

図5　鼠径靱帯の下に凸のカーブ
鼠径靱帯が上前腸骨棘と恥骨結節を結ぶ直線（破線）から下方に凸の彎曲（実線）を呈する場合がある．皮膚や鼠径部の脈管と鼠径靱帯の滑走不全がその原因と推測される．

帯に対する尾側からの緊張伝達は，サッカーキックのバックスイングや股関節伸展位から急激な屈曲を行う際などに，鼠径靱帯を急激に下方に引く可能性がある．その結果，鼠径靱帯，鼠径管前壁・後壁，下部腹筋群などにストレスを及ぼすものと推測される．

(4) 股関節周囲の癒着・拘縮

FAI 図6 の存在は，慢性的なインピンジメントに伴う股関節周囲の炎症を引き起こす．その結果，関節包外には炎症性の瘢痕組織が蓄積され，小臀筋，梨状筋，大腿直筋などと股関節関節包との間に癒着を招く．このような瘢痕組織は，股関節鏡手術において観察され，その外科的リリースが術後の股関節可動域改善に有効とされる[18]．

股関節屈曲位における股関節前面の疼痛の病態は，以下の2種類に分類される．第1は，詰まりを感じるとほぼ同時に屈曲可動域が制限される状態であり，骨，軟骨，関節唇を含む骨性のインピンジメントを伴う可動域制限と推測される．その解決には，可動域の限界付近における大腿骨頭の求心性の再獲得が必要であり，股関節関節包にまとわりつく癒着の解消が必要である．第2は，詰まりを感じた後に，さらに20度以上の屈曲可動域がある状態である．これは股関節前面の腸腰筋が恥骨上枝と大腿骨頭との間に挟み込まれるインピンジメントによるものと推測される 図7 ．その解決には，腸骨筋や大腰筋の大腿骨頭，臼蓋付近，恥骨上枝における癒着を解消し，これらの筋が深屈曲位において十分近位に滑らせるようにする．

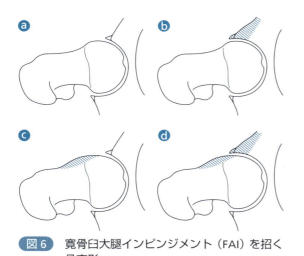

図6 寛骨臼大腿インピンジメント（FAI）を招く骨変形

X線，CT，MRI などで大腿骨頭と寛骨臼との衝突により形成された骨棘が観察される状態をいう．ⓐは正常．ⓑを Pincer 型，ⓒを Cam 型，ⓓを混合型と分類される．

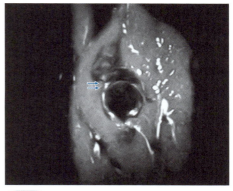

図7 腸骨筋インピンジメントを疑わせる MRI 所見

腸骨筋が恥骨上枝と大腿骨頭の間（➡）の凹部に陥入し，そこで癒着していることを推測させる．

D．整形外科的治療法

グローインペインは一般的に難治性で，長期間の競技離脱をもたらす．その原因として

〔Ⅲ　各論〕第3章　股関節・鼠径部

症状が多彩であり治療のターゲットを絞りにくいこと，個々の症状のメカニズムが十分に理解されていないことがあげられる．近年，鼠径管後壁損傷（スポーツヘルニア）にターゲットを絞った治療（補強術，修復術）が行われることは少なくなり，股関節へのストレス集中を回避するため全身の運動機能の改善を意図した保存療法が選択されるようになってきた[10]．このような情報に基づき，本項において保存療法を推奨する理由は，①病態が鼠径管後壁に限局したものではないこと，②手術において処置をしていない鼠径管後壁以外の症状に対しても手術後のリハビリテーションが有効であったこと，③疾病のメカニズムに基づく保存療法で十分に良好な成績が得られる可能性があること，などである．

　物理療法や薬物療法などを含む受動的治療（passive treatment）の治療成績は良好とはいえない．恥骨結合炎に対するステロイド性抗炎症剤と局所鎮痛剤の効果が検証され，概ね疼痛部位が恥骨結合に限局しているほど良好な効果が得られたが，再発率は高かった[19,20]．安静および活動制限，薬物療法，物理療法，マッサージ，ストレッチ，鍼治療などのいわゆる passive treatment の治療成績は総じて不良であった[21-24]．以上より，競技復帰をゴールとした場合，対症療法の有効性は低いと考えられる．

　運動療法を主体とする能動的治療（active treatment）は総じて良好な治療成績が報告されてきた．内転筋関連痛（恥骨部痛を含む）に限定した慢性鼠径部痛に対して，股関節周囲筋と体幹筋の段階的強化，立位での動的安定性の改善を目的とした積極的な運動療法（active treatment）は高いスポーツ復帰率を示した[25]．また，恥骨結合炎と診断されたサッカー選手において，消炎鎮痛治療の後に段階的負荷トレーニングを実施したところ，重症度分類1〜3の全例が競技復帰を果たした[26]．以上より，積極的な運動療法を主体とした治療プログラムが第一選択であり，局所への対症療法を含む受動的治療は，運動療法を進めるための一時的な症状抑制のために限定して用いられることが望ましいと結論付けられる．

E. リハビリテーション

　グローインペインがスポーツ活動中の股関節へのストレス集中によって起こり，その原因は全身の協調性の破綻にある．このため，メディカルリハビリテーションでは，スポーツ活動のあらゆる場面を想定した全身の機能回復を進める．実際の治療では，著者が提唱するリアライン・コンセプトに沿って，①アライメント修正と可動性獲得（リアライン相），②筋活動による良好な運動の安定化と強化（スタビライズ相），③股関節へのストレスを回避する動作学習（コーディネート相）の順に治療を進めることを推奨する[27]（P 111 図10）．以下，便宜的にリアライン相をメディカルリハビリテーション，スタビライズ相とコーディネート相をアスレティックリハビリテーションに分類して，それぞれの相における治療の要点を記載する．

　リアライン相では，組織の癒着や滑走不全を解消するため組織間リリース®という徒手療法を用いる．これは筆者が提唱した徒手的な治療手技であり，組織間に存在する疎性結合組織を深筋膜などから剥がすことを意図した方法である．リリース時に発生する疼痛は

10段階で3-4程度と軽微であり,しかも3秒程度でリリースが完了するとともに疼痛は0になる.瘢痕化や炎症を惹起しないように極めて慎重に実施されるべきものであり,その習得には専門的なトレーニングを受けることを推奨する.組織間リリースは,組織に挫滅をきたす可能性のある強い圧迫刺激を与える徒手療法や,フォームローラーや野球のボールなどを利用した方法とは全く異なるものであることを付記しておく.

(1) リアライン相(メディカルリハビリテーション)

リアライン相は受傷直後の急性期から日常生活や医療機関内で行うエクササイズにおいて疼痛が消失するまでとする.この時期には,骨盤と股関節のマルアライメントの治療および鼠径靱帯への緊張バランスの修正を主体とした治療を行う.マルアライメント修正後に残った各種の症状(炎症,疼痛,筋スパズム,筋力低下,可動域制限など)には,最低限の対症療法を行う.

(A) グローイントライアングル内側の症状に対して

恥骨結合の偏位は,ここに起始をもつ腹直筋や長内転筋のスパズムや損傷の原因になり得ると推測される.このような骨盤マルアライメントの治療では,骨盤輪対称化,恥骨結合の偏位の修正,仙腸関節の適合性および安定性の向上を目指す.そのためにはマルアライメントを形成した原因を特定し,それらを取り除くことが求められる.

一側の恥骨結合の下制には,同側の寛骨の前傾が必発している.その原因として,股関節前面の癒着,鼠径部の筋や脈管の滑走不全が原因となっている場合が多く,その滑走性改善を目指した組織間リリースが有効である 図8 .また対症療法として,長内転筋と大腿薄筋や縫工筋との滑走性改善を意図した組織間リリース 図9 を行う.

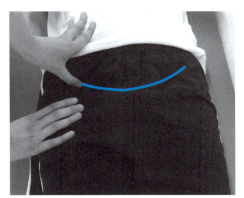

図8 鼠径靱帯の下方への偏位に対する組織間リリース

大腿神経,大腿動脈・静脈をこするようにして,これらと鼠径靱帯にまたがる疎性結合組織を切離し,鼠径靱帯を上方に移動させる.健康な組織における痛みはNRSで3以下であり,それ以上の痛みを誘発する場合は組織を挫滅させている可能性がある.通常3秒程度でリリースが完了し,NRS 3から0となる.

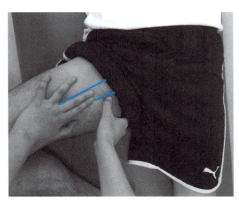

図9 大腿薄筋のリリース

長内転筋と癒着して一体化している大腿薄筋の前縁を長内転筋(実線)からリリースしている様子.長内転筋の深筋膜を指先でこするようにして,大腿薄筋との間を連結する疎性結合組織を切離し,両者の正常な位置関係と滑走性を獲得する.

〔Ⅲ　各論〕第 3 章　股関節・鼠径部

(B) グローイントライアングル内部の症状に対して

グローイントライアングル内部の症状として，股関節マルアライメントによる骨性のインピンジメントと股関節前面の腸腰筋の癒着による軟部組織性のインピンジメントが起こりうる．それぞれに対して，癒着のリリースを含む特異的な治療が必要である．

股関節マルアライメントとして，開排や伸展，屈曲における大腿骨頭前方偏位があげられる．簡易的には，SLR や他動屈曲時の大転子の移動によって推測する．大腿骨頭前方偏位に対する治療として，他動運動における骨頭偏位の原因と推測される筋（大臀筋や中臀筋，ハムストリングスなど）や股関節関節包とその周囲の筋との滑走性を改善させることが求められる場合が多い．これらに対して徒手的な組織間リリースを行い，大腿骨頭の求心性獲得を目指す．最終的に他動運動における疼痛や大転子の移動量が最小限となることをゴールとする．

(C) グローイントライアングル上方の症状に対して

鼠径靱帯の上方の疼痛に対して，鼠径靱帯の下に凸の弯曲が関与している可能性がある．弯曲をもたらす張力は，鼠径靱帯上方の鼠径管へのメカニカルストレスの原因となっている可能性がある．鼠径靱帯に対する下方からの張力を減弱させるため，鼠径靱帯とそれに隣接する皮膚や脈管との間の滑走性改善を意図した組織間リリースを行う（前掲 図 9 ），必要に応じて，その周囲の疼痛部位の付近にある組織間の癒着に対して組織間リリースを行う．

(2) スタビライズ相（アスレティックリハビリテーション）

リアライン相の治療により，マルアライメントの修正と疼痛の減弱が進んだ後，その状態を維持するための筋機能の獲得を目指す段階であるスタビライズ相に移行する．スタビライズ相でのトレーニングでは，骨盤輪安定化を意図した大臀筋・胸腰筋膜，腹横筋下部（寛骨の起始する領域），骨盤底筋群のトレーニングを行う．

この過程では，負荷量を増やすよりもマルアライメントの再発に十分に留意して，無症状の状態を保ちながらトレーニングを進めることが重要である．特に慢性化した症例では，無症状の状態で 2～3 週間経過したのちに，徐々に荷重位での下肢筋力トレーニングを開始する．この段階では，マルアライメントの再発を監視しつつ，股関節運動の主動筋である腸腰筋，内転筋群，外転筋群，伸筋群などの積極的なトレーニングを行う．

(3) コーディネート相（アスレティックリハビリテーション）

コーディネート相では，全身の可動域と筋力が十分に回復したことを前提として，股関節への応力集中を起こさないような動作の習得を目指す．サッカー選手においては，キック動作の習得が不可欠である．キック直前には，キック足股関節の伸展と，反対側への体幹回旋および上肢の水平伸展を誘導することにより，全身をしならせるようにキック動作を行う．これは J リーグの多くのチームで採用されたのみならず，海外の有名クラブのウォームアップにおいて採用された．

・まとめ

グローインペインのメカニズムや治療法には不明な点が多く，今後の研究が期待される．一方，筆者の経験では，骨盤輪や股関節のマルアライメントに対する治療とスポーツ動作指導の組み合わせは一定の効果を示すことがわかってきた．今後，これらの治療法の効果に関するエビデンス構築が望まれる．

■ 参考文献

1) 仁賀定雄，編．シンポジウム「スポーツ選手の股関節スポーツ障害のマネジメント」 股関節スポーツ障害の鑑別診断とタイプ別の治療・予防．日本整形外科スポーツ医学会；2016.

2) 仁賀定雄．股関節周囲・骨盤の痛みとその対応．柏口新二，編．無刀流整形外科—メスのいらない運動器治療：日本医事新報社；2017. p.134-47.

3) 仁賀定雄．鼠径部痛症候群の定義は修正される〜器質的疾患の発生要因を解明して診断・治療・リハビリ・予防を行う概念に進化する〜．日本臨床スポーツ医学会誌．2017；25：143-9.

4) Hackney RG. The sports hernia: a cause of chronic groin pain. Br J Sports Med. 1993; 27: 58-62.

5) Malycha P, et al. Inguinal surgery in athletes with chronic groin pain: the 'sportsman's' hernia. The Australian and New Zealand Journal of Surgery. 1992; 62: 123-5.

6) 大和幸保，他．鼠径部痛症候群に対する手術療法（Shouldice 変法の経験）．臨床スポーツ医学．2006；23：751-62.

7) Akermark C, et al. Tenotomy of the adductor longus tendon in the treatment of chronic groin pain in athletes. Am J Sports Med. 1992; 20: 640-3.

8) Bradshaw C, et al. Obturator nerve entrapment. A cause of groin pain in athletes. Am J Sports Med. 1997; 25: 402-8.

9) 仁賀定雄，et al.【鼠径部痛症候群の診断と治療】総論（病態・歴史）．臨床スポーツ医学．2006；23：733-41.

10) 仁賀定雄．鼠径部痛症候群．臨床スポーツ医学編集委員会，編．スポーツ外傷・障害の理学診断・理学療法ガイド第 2 版．東京：文光堂；2015.

11) Lovell G. The diagnosis of chronic groin pain in athletes: a review of 189 cases. Austr J Sci Med Sport. 1995; 27: 76-9.

12) 仁賀定雄．鼠径部痛症候群．山下敏彦，他，編．スポーツ傷害のリハビリテーション第 2 版：東京：金原出版；2017. 180-3.

13) 仁賀定雄．骨盤・股関節のスポーツ外傷・障害の特性．In: 中嶋寛之，他，編．新版 スポーツ整形外科学．東京：南江堂；2011. 231-3.

14) Falvey EC, et al. The groin triangle: a patho-anatomical approach to the diagnosis of chronic groin pain in athletes. Br J Sports Med. 2009; 43: 213-20.

15) Hureibi KA, et al. Groin pain in athletes. Scott Med J. 2010; 55: 8-11.

16) Weir A, et al. Doha agreement meeting on terminology and definitions in groin pain in athletes. Br J Sports Med. 2015; 49: 768-74.

17) 蒲田和芳．鼠径部痛症候群の保存療法．In: 福林徹，他 編．骨盤輪・鼠径部・股関節疾患のリハビリテーションの科学的基礎．東京：ナップ；2013.

18) Kaya M. Impact of extra-articular pathologies on groin pain: An arthroscopic evaluation. PLoS ONE. 2018; 13: e0191091.

19) O'Connell MJ, et al. Symphyseal cleft injection in the diagnosis and treatment of osteitis pubis in athletes. AJR Am J Roentgenology. 2002; 179: 955-9.

20) Schilders E, et al. Adductor-related groin pain in competitive athletes. Role of adductor enthesis, magnetic resonance imaging, and entheseal pubic cleft injections. The Journal of Bone and Joint Surgery American volume. 2007; 89: 2173-8.

21) Fricker PA, et al. Osteitis pubis in athletes. Infection, inflammation or injury? Sports Med. 1991; 12: 266-79.

22) Kälebo P, et al. Ultrasonography of chronic tendon injuries in the groin. Am J Sports Med. 1992; 20: 634-9.

23) Martens MA, et al. Adductor tendinitis and musculus rectus abdominis tendopathy. Am J Sports Med. 1987; 15: 353-6.

24) Smedberg SG, et al. Herniography in athletes with groin pain. Am J Surgery. 1985; 149: 378-82.

25) Holmich P, et al. Effectiveness of active physical training as treatment for long-standing adductor-related groin pain in athletes: randomised trial. Lancet. 1999; 353: 439-43.

〔Ⅲ　各論〕第 3 章　股関節・鼠径部

26) Rodriguez C, et al. Osteitis pubis syndrome in the professional soccer athlete: a case report. Journal of Athletic Training. 2001; 36: 437-40.
27) 蒲田和芳. リアライン・トレーニング　体幹・股関節編. 東京: 講談社. 2014.

（蒲田和芳）

3 股関節・鼠径部の障害に対する体幹筋トレーニング介入効果のエビデンス

　鼠径部のスポーツ障害であるグローインペイン症候群は，キックや方向転換を含むスポーツにおいては全障害のうち10～23％の罹患率を示しており，特に男性において多く発症している．

　鼠径部障害のリスクファクターとしては，股関節可動域の減少，股関節内転・外転筋力の減少，体幹筋力や神経筋コントロールの低下が挙げられている[1-4]．つまり，骨盤に付着する筋群が関与しており，特に骨盤の安定性（コントロール）が重要となる．Crowらは，オーストラリアンフットボール選手におけるプレシーズン中（9週）の股関節内転筋力の変化とグロインペインの発症を調査している．結果として，グローインペイン症候群の発症2週前より内転筋の筋力低下が生じ，1週前にはベースラインよりも有意な減少がみられたと報告[5]している．また，Cowanら[6]は，グローインペイン症候群を有するオーストラリアンフットボール選手はactive SLR時に腹横筋の活動が遅延し，主動作筋である大腿直筋のオンセットよりも遅れて活動したと報告している．

　以上の先行研究より，鼠径部の障害に対する治療や予防には股関節内転筋の筋力改善と腹筋群の機能向上が求められる．

　鼠径部障害の治療としては主に前述したリスクファクターに対してのアプローチが施行される．Hölmichらは，グローインペイン症候群のスポーツ選手（サッカー選手中心）の治療には，内転筋，腹筋，背筋の筋力強化とコーディネーション，バランストレーニングを複合させたプログラムがフィジカルセラピー（ストレッチなど）よりも有効であったと報告[7]している．また，McAleerらは，鼠径部障害のマネジメントについて述べているが，彼らは可動域の改善→股関節内転筋の強化→体幹安定性の向上→腰椎骨盤部のコントロール→動作時の安定性と段階的に行うことが重要である[3]と述べている．

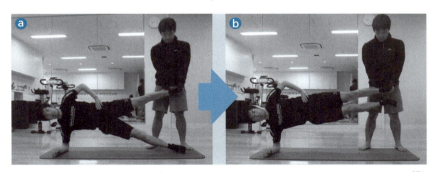

（Serner A, et al. Br J Sports Med. 2014; 48: 1108-14[14]）

図 Copenhagen adductor exercise
パートナーに天井側の足を保持してもらい ⓐ，そこを支点として床側の脚と身体を持ち上げる ⓑ．

〔Ⅲ　各論〕第3章　股関節・鼠径部

　鼠径部障害の予防には股関節の可動域改善や内転筋の筋力強化，体幹安定性の向上を目的としたトレーニングが推奨されているが，予防プログラムの介入効果を検証した研究はそれほど多くない．Junge らは，体幹安定化エクササイズを含む F-MARC Bricks を介入し，コントロール群よりも鼠径部障害の発生が80％低かったと報告[8]している．F-MARC Bricks を改良した FIFA 11 の介入研究では，女子サッカー選手に介入した結果，8カ月の研究期間に生じた鼠径部の障害はコントロール群に比べて少なかったが（介入群6件，コントロール群14件）有意差は認めなかった[9]．そして，FIFA 11 を改良した FIFA 11＋を男子サッカー選手に介入した研究では，鼠径部の障害は40％低い発生率であり有意差が認められている[10]．その他の研究として，Hölmich ら[11]はデンマークのサッカー選手を対象に FIFA 11 とは異なる体幹トレーニングを含む予防プログラムをウォーミングアップとして実施し，コントロール群と比較して障害リスクが約31％減少したと報告しているが有意差は認めていない．

　介入プログラムの有用性を示した先行研究では，鼠径部障害が19〜80％減少するとされているがほとんどの研究で有意差は認められていない．そこで，Esteve らは，様々な介入プログラムの鼠径部障害に対する予防効果を調べた7つの論文をまとめて解析している．その結果，スポーツ選手に関する鼠径部障害の統計的に有意な減少は認めなかったが，メタ解析の結果として臨床的に意味のある減少であったと報告[12]している．

　リスクファクターや介入研究の結果から，鼠径部の障害には股関節周囲筋と体幹筋群の筋力強化が重要である．また，内転筋力の低下が関与することなどからも，内転筋とともに腹筋群の強化を図るエクササイズが重要であり，コペンハーゲン内転エクササイズなどの研究が行われている[13,14]．

■ 参考文献

1) Engebretsen AH, et al. Intrinsic risk factors for groin injuries among male soccer players: a prospective cohort study. Am J Sports Med. 2010; 38: 2051-7.
2) Maffey L, et al. What are the risk factors for groin strain injury in sport? A systematic review of the literature. Sports Med. 2007; 37: 881-94.
3) McAleer SS, et al. Management of chronic recurrent osteitis pubis/pubic bone stress in a Premier League footballer: Evaluating the evidence base and application of a nine-point management strategy. Phys Ther Sport. 2015; 16: 285-99.
4) Ryan J, et al. Risk factors for groin/hip injuries in field-based sports: a systematic review. Br J Sports Med. 2014; 48: 1089-96.
5) Crow JF, et al. Hip adductor muscle strength is reduced preceding and during the onset of groin pain in elite junior Australian football players. J Sci Med Sport. 2010; 13: 202-4.
6) Cowan SM, et al. Delayed onset of transversus abdominus in long-standing groin pain. Med Sci Sports Exerc. 2004; 36: 2040-5.
7) Hölmich P, et al. Effectiveness of active physical training as treatment for long-standing adductor-related groin pain in athletes: randomised trial. Lancet. 1999; 353: 439-43.
8) Junge A, et al. Prevention of soccer injuries: a prospective intervention study in youth amateur players. Am J Sports Med. 2002; 30: 652-9.
9) Steffen K, et al. Exercise program for prevention of groin pain in football players: a cluster-randomized trial. Scand J Med Sci Sports. 2008; 18: 605-14.
10) Shilvers-Granelli H, et al. Efficacy of the FIFA 11+ Injury Prevention Program in the Collegiate Male Soccer Player. Am J Sports Med. 2015; 43: 2628-37.
11) Hölmich P, et al. Exercise program for prevention of groin pain in football players: a cluster-randomized

trial. Scand J Med Sci Sports. 2010; 20: 814-21.

12) Esteve E, et al. Prevention of groin injuries in sports: a systematic review with meta-analysis of randomised controlled trials. Br J Sports Med. 2015; 49: 785-91.

13) Ishøi L, et al. Large eccentric strength increase using the Copenhagen Adduction exercise in football: A randomized controlled trial. Scand J Med Sci Sports. 2016; 26: 1334-42.

14) Serner A, et al. EMG evaluation of hip adduction exercises for soccer players: implications for exercise selection in prevention and treatment of groin injuries. Br J Sports Med. 2014; 48: 1108-14.

〈今井 厚〉

4 股関節・鼠径部の障害に対する体幹筋トレーニング方法の紹介

　股関節は多軸関節であり，様々な筋肉によって三次元での運動がコントロールされている．よって，これらの筋のアンバランスによって機能障害が生じることになる．また，股関節は下半身と上半身が連動するアウターユニットの要でもあり，体幹筋と股関節・大腿の筋連結における中心となる．つまり，股関節はアウターユニットの分岐点となるため，ユニットを構成する筋がアンバランスである場合には過負荷が生じ，ストレスが集中しやすくなる場所ともいえる．

　よって，股関節自体の筋バランスが重要であるだけなく，さらに隣接する体幹と大腿のバランスが股関節のコンディションに影響を及ぼす．

　本項では，体幹筋と股関節を介した大腿筋群の連動した活動について解説する．

A．ワイドスクワット（Wide squat）図1

　通常のスクワットに比べ，ワイドスクワットは股関節外転位で屈曲し骨盤中間位での屈曲可動域が広い．その一方，恥骨筋をはじめとする内転筋群の伸張が求められる．よって，股関節の可動域を広げるアクティブストレッチとしての意味合いももつ．

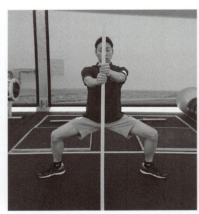
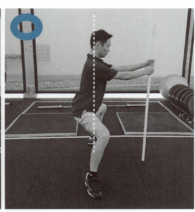
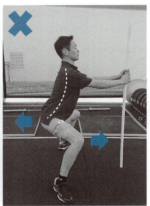

図1　ワイドスクワット
恥骨筋ストレッチとしてのワイドスクワット

B．ワイドスクワット＆ツイスト（Wide squat & Twist）図2

　ワイドスクワットから，上半身の回旋運動を実施することで回旋側の外腹斜筋と反対側の内転筋が伸張する．つまり，アウターユニット前斜系のストレッチとなり，内転筋が短縮している場合は回旋と反対側の膝が内転することになり，腹斜筋を含む体幹筋が短縮している場合は体幹の回旋軸がぶれることになる．

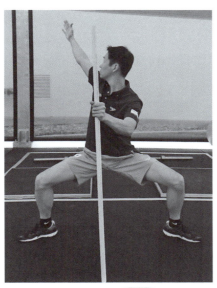
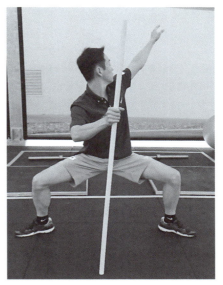

図2　ワイドスクワット&ツイスト

C. アウトサイドブリッジ（Outside bridge）図3

　アウトサイドブリッジは一般的に行われているサイドブリッジであり，床面側の側腹筋群と股関節外転筋を連動することで前額面上での上半身と下半身の安定性を獲得することが可能になる．

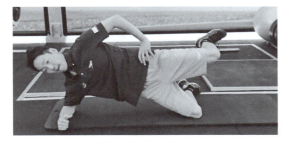
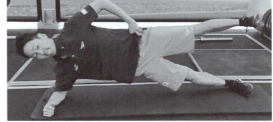

Knee bend position　　　　　　　　　　Knee extend position

図3　アウトサイドブリッジ

D. インサイドブリッジ（Inside bridge）図4（II 25頁 adductor side bridge 参照）

　アウトサイドブリッジでは外側の安定性が向上するが，このインサイドブリッジでは同じ前額面上の連動ではあっても前斜系が動員され，支持側の内転筋群と反対側の側腹筋群により支持される．

　臨床的に，股関節内側に違和感や疼痛を訴える選手に，反対側腹筋群の筋力低下が認められる場合が多い．このとき，体幹側腹筋群の支持性低下に伴い，反対側内転筋群に対する負担が過大となることでストレスポイントが生じている可能性がある．その場合，内転筋やその付着部に対するストレスの集中を防ぐためには反対側の側腹部の安定性が不可欠

といえる.

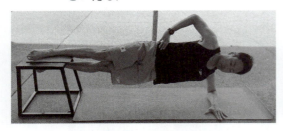
On elbow position

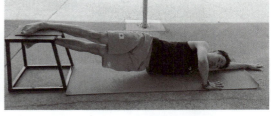
Over head position

図4 インサイドブリッジ

E．インサイドエクステンション（Inside extension）図5

インサイドブリッジと同様に前斜系を利用したトレーニングであるが，背筋台を利用することでさらに強い負荷と大きな可動性が求められる．

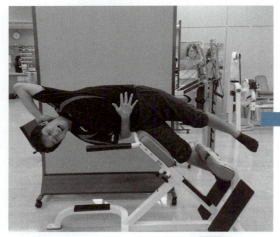
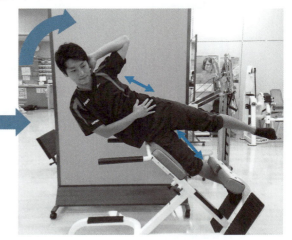

図5 インサイドエクステンション

F．スクワット（Squat）内転誘導・外転誘導 図6

スクワット動作では，前額面上つま先と膝が同じ方向を向く中間位が望ましいと指導されるのが一般的である．しかし，足底は床に接し摩擦が生じているため，たとえアライメントが中間位であったとしても，前額面上での荷重偏位が顕著な選手はその偏位が是正されているとは限らない．つまり，そもそも外側荷重傾向が強い場合すなわちO脚気味の選手は足圧中心が外側偏位となるため腸脛靱帯など股関節外側の張力が高い．逆に，内側荷重傾向が強い場合，すなわちX脚気味の選手は足圧中心が内側に偏位しており，内転筋群の張力が高い．

よって，ニュートラルなアライメントで，かつ前額面上での荷重偏位を是正する試みとして，まず外側荷重が優位な場合はボールを挟んで内転筋群を収縮しながらスクワットを行う．一方，X脚傾向が強く内側荷重が優位な場合は膝上でチューブを使い，股関節外転

筋優位でのスクワットを実施する．いずれも前額面上のアライメントはニュートラルであり膝関節・足関節への機械的ストレスは認められない．

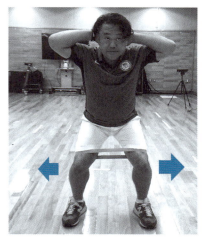 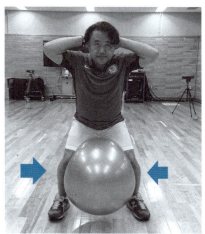

外転誘導　　　　　　　　　　　　内転誘導

図6　スクワット

G．四股ふみ　図7

　相撲など格闘技のトレーニングとして伝統的に行われている四股ふみでは，股関節外転モーメントに対し内部内転モーメントとして支持側内転筋が股関節を支持する．また体幹側屈モーメントが働くことから反対側の体幹側腹筋群による支持も求められることになり，前斜系を利用した荷重系トレーニングといえる．

　四股ふみでは，前額面上でのバランスを保つために足底荷重がフラットになる必要があり，もともと内側荷重・外側荷重いずれの傾向が強い選手に対して効果的なバランストレーニングといえる．

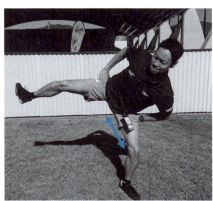 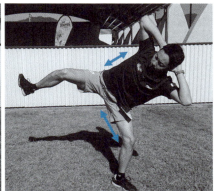

図7　四股ふみ

（小泉圭介）

〔Ⅲ 各論〕第4章 骨盤・仙腸関節

◆第4章◆
骨盤・仙腸関節

1 仙腸関節障害

・はじめに

　仙腸関節障害は，腰痛原因の一つであるが，病態に関しては不明な点が多い．このため，仙腸関節機能不全は腰痛を引き起こすことが，認識され始めているものの，確定診断が難しく，疫学に関しては十分な研究がされていない．Schwarzer らは主に L5-S1 間に慢性腰痛を有している 43 名に仙腸関節部ブロック注射を実施し，30％が疼痛緩和し，その中の 4 名は完全に痛みが消失したと報告している[1]．また，Maign らは 2 度の仙腸関節へのブロック注射により仙腸関節由来と診断した者は，腰痛者の 18.5％と報告している[2]．スポーツ選手に対する仙腸関節障害の疫学調査は多くない．我々の腰痛を主訴に整形外科外来を受診したアスリート 68 名に対する徒手療法介入の疼痛軽減効果を用いて病態を推定分類した調査では，仙腸関節由来の腰痛は 17.9％であった[3]．前述の Maign らの報告とほぼ同様の割合であることから，スポーツ選手の腰痛の 20％程度は仙腸関節由来であると推測する．

　スポーツ現場における発生機序として，転倒等で骨盤部を強打し発生する 1 回の外力によるものと，スポーツ動作の繰り返しによるものとに大別される．股関節を開脚し固定された状態での体幹の前後屈や回旋動作の多いフェンシングやテニスのような種目，片脚にて切り返しやジャンプ動作が多いサッカーやホッケー等を行う女子選手に多く発生する[4]．スポーツ選手の場合，どちらの発生機序でも X 線にて判断できる器質的な変化が起こっている者は少なく，X 線による診断は困難であるが，最近では，MRI 画像による報告[5]がされてはいる．一般的には，スポーツ動作の繰り返しにより仙腸関節障害が発症したものは，画像所見は乏しく，増悪と緩解を繰り返す症例が多い．これは，仙腸関節障害の原因は，器質的ではなく，機能不全によることを意味しており，機能不全が改善しない場合，増悪と緩解を繰り返す．このため，的確な機能評価を行い，機能不全に対し，的確な運動療法を行うことが重要である．

A．症状と病態

　仙腸関節部痛の有訴者は，「腰痛」を主訴に医療機関を受診することが多く，痛みの部位は局所であることが多い．疼痛増悪因子は，体幹の前屈や後屈，股関節の屈曲や伸展時に

疼痛が誘発される者と，座位や立位のような姿勢を長時間行うことにより，疼痛が誘発されるものとに大別される[6]．

　Jacob と Kissling によると，健常者は回旋 1.7°並進 0.7 mm の仙腸関節の可動性を有し，仙腸関節障害の既往がある者は，6°の回旋可動性を有しており，健常者と比較し可動性が大きいと報告[7]している．しかしながら，Sturesson らは，仙腸関節痛と診断された 25 名の仙腸関節の可動性は，並進方向 1.6 mm，回旋方向は 3°を超えないと報告[8]し，可動性の過多が仙腸関節障害になるという見解は得られていない．村上は，仙腸関節障害の多くの者は，仙腸関節腔内に炎症がない外力による関節の微小なズレ（位置異常）が痛みの原因である[9]としている．我々の経験でも仙腸関節をニューテーション方向（仙骨が腸骨に対し前傾）に力を加え痛みが改善する者，カウンターニューテーション方向（仙骨が腸骨に対し後傾）に力を加え痛みが改善する者，腸骨を両側方より圧迫を加え痛みが改善する者それぞれ 1/3 程度である[3,6]ことから，仙腸関節障害は，仙腸関節の位置異常もしくは仙腸関節不安定性という機能不全を有し，スポーツ活動を行うことにより，疼痛が発生していると推測する．

B．障害発生メカニズム

　仙腸関節の侵害受容器ユニットの機械刺激の平均閾値は，70 g，腰椎椎間関節は 7 g，腰椎椎間板前方は 241 g と報告[10-12]されており，この侵害受容器にストレスが加わると痛みとして認知する．正常の身体挙動，身体機能であれば，この侵害受容器へのストレスは閾値を超えないが，前述した仙腸関節の位置異常や不安定を有している場合には，痛み刺激になると推測する．また，隣接関節の機能不全や誤った動作の繰り返しが仙腸関節障害発生につながり，たとえば，股関節が最大可動域でさらに，体幹屈曲，伸展や回旋の動きを行う場合，仙腸関節へメカニカルストレスがかかり仙腸関節障害を発生させる．特に仙腸関節の前額面や水平面での可動性はほとんどないことが報告[13]されていることから，股関節が固定された状態での体幹の回旋運動は仙腸関節障害のリスクになると考える 図1．

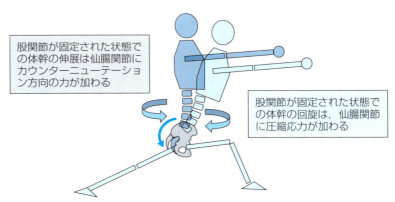

股関節が固定された状態での体幹前後屈，回旋運動は仙腸関節障害の発生リスクになる

図1　仙腸関節の障害発生メカニズム

C. 整形外科的治療方法

仙腸関節由来の痛みに対する整形外科的治療に，ブロック療法がある[4,9]．このブロック療法には，仙腸関節腔内ブロックと関節後方の靱帯領域へのブロックがあり，関節腔内よりも靱帯領域へのブロックが有効と報告[14]されており，多く行われている．また，長期の保存療法が無効で症状が重篤な症例は，仙腸関節の固定術が適応となる[9]．関節固定術には，前方固定術[15]と後方固定術[16]が報告されているが，本邦では前方固定術が多く行われている．

D. 仙腸関節の解剖学的特徴

仙腸関節の形状は，関節面の長い方を長腕，短い方を短腕とよぶL字型をしており[17]，水平断では仙骨が凹面，腸骨が凸面を成している．多くの靱帯や筋膜が関節包を覆い，補強している[18] 図2．仙腸関節は，安定性を重視した構造になっており，体幹の負荷を軽減し[19]下肢に伝えることや分娩を促進する機能を有している．

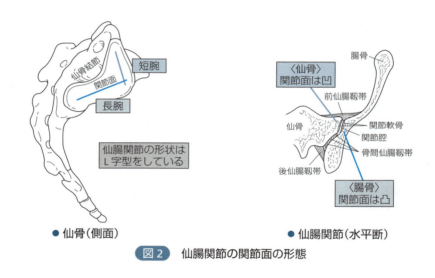

図2 仙腸関節の関節面の形態

(1) 構造的安定化機構

仙腸関節の関節構造や靱帯，関節包で安定化を得る構造的安定化機構は「Form closure」と呼ばれる[20]．仙骨のニューテーションにより，骨間仙腸靱帯，仙棘靱帯，仙結節靱帯は緊張し，カウンターニューテーションにより，長後仙腸靱帯は緊張する[21]．

（2）機能的安定化機構

　仙腸関節をまたぐ筋の安静時の緊張や筋の収縮により安定化機構は「Force closure」と呼ばれる[20]．Richardson らは「お腹をひっこめる」という指示（ドローイン：draw-in）により，仙腸関節の剛性が高まることを報告[22]している．また，Pool-Goudzwaard らは骨盤底筋群の共同収縮が仙腸関節の剛性を高め，中臀筋，小臀筋，梨状筋は寛骨と仙骨を跨いでいるにもかかわらず，仙腸関節の剪断ストレスを減じる作用がないことを報告[23]している．また，van Wingerden らは，大臀筋は仙結節靱帯に付着しており，大臀筋の活動が仙腸関節の剛性に影響を及ぼす[24]と報告している．しかし，仙腸関節の機能的安定化機構に関しては，一定の結論は得られていない．我々は臨床上，腹横筋の単独収縮，大臀筋下部内側部の収縮により，仙腸関節痛が軽減することを経験している[6]．

（3）仙腸関節の安定性と股関節可動性との関連

　股関節の運動に連動し，仙腸関節が可動することが確認されている．背臥位にて膝関節屈曲位での股関節最大屈曲時には，仙骨に対し寛骨はより2°後方回旋し，仙骨はニューテンション[25]，腹臥位での股関節最大伸展動作では，腸骨前方回旋約1.2°前方回旋し，仙骨はカウンターニューテーションする[26]．このように，仙腸関節の安定性には股関節の可動性が大きく関連している．

E. 仙腸関節障害のメディカルリハビリテーション 図7 [3,6]

　仙腸関節障害の病態に関しては不明な点が多く，有効なメディカルリハビリテーションについて一致した見解は得られていない．我々は仙腸関節障害の病態を仙腸関節の位置異常もしくは不安定性と捉え，それぞれを改善する事を，メディカルリハビリテーションの目的としている．

（1）位置異常に対するメディカルリハビリテーション

　仙骨がニューテーションもしくは，カウンターニューテーションどちらの方向に位置異常が起こっているか評価することが大切である．しかし，この位置異常を画像や触診にて判断することは難しい[27]．このため，仙腸関節に徒手的な介入を行い，疼痛の軽減を評価する「疼痛除去テスト」[3,6]を用い，どの方向に位置異常が起こっているか判断する 図3．

　評価により位置異常による仙腸関節障害が起こっていると判断した場合，それを改善するセルフエクササイズを提示する 図4．この位置異常を修正するエクササイズは痛みが出現する時のみ行う．位置異常が改善した後は，その位置で仙腸関節を安定化させる必要がある．方法は，不安定型のところでくわしく述べる．

　腸骨は，股関節屈曲により後方回旋（仙骨ニューテーション），股関節伸展により前方回旋（仙骨カウンターニューテーション）する．このため，股関節の可動性，自動運動を評価し，問題があれば改善する必要がある．

〔Ⅲ 各論〕第4章 骨盤・仙腸関節

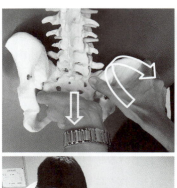
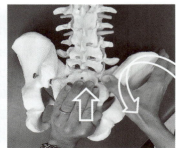
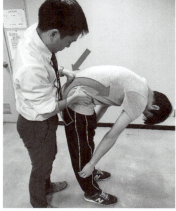
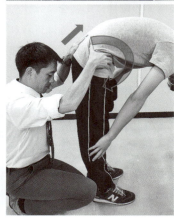

● カウンターニューテーション方向に力を加えている．
● ニューテーション方向に力を加えている．

徒手的な介入により，動作時痛の軽減の有無を評価する．

図3　位置異常に対する疼痛除去テスト

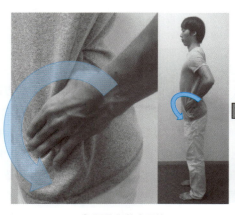

① 腸骨を前方回旋　　② 痛みの出る動作を行う

患者自身が疼痛が誘発される側の腸骨に前方回旋の力を加え，カウンターニューテーション方向に制動する．動作時痛が誘発する運動を6回ほど繰り返し，疼痛の軽減を確認する．

図4　カウンターニューテーション方向に制動し，疼痛が改善した場合のセルフエクササイズ

(2) 不安定型に対するメディカルリハビリテーション

　前述したように，ドローインは仙腸関節安定化に有効である[22]が，動作方法が重要である．ドローインを強制的に行うと腹斜筋群の活動が高まり，この場合，仙腸関節障害が強くなることを臨床上経験する．我々は，ドローインを腹横筋の単独収縮で行える程度の強さ（プチドローイン）ですることを指導している 図5 ．また，仙結節靱帯と連結がある大臀筋深部線維を賦活化するため，大臀筋下部内側部を意識した股関節伸展運動を指導する 図6 ．仙腸関節ベルトを両側 ASIS の下方に装着することは，仙腸関節の安定化に有効で

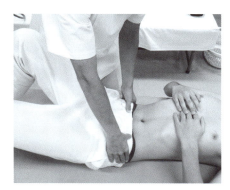

腹横筋の収縮は，視診ではわからないため，触診にて確認する．ドローインを行う際に，肩関節や骨盤が回旋する様な動きになる場合，腹斜筋群の活動が強い可能性があるため注意する．

図5　プチドローイン

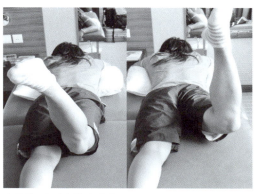

大臀筋下部内側部を意識するために股関節内転筋を意識し，股関節伸展運動を行う（左）．股関節外転運動が伴う場合，大臀筋外側上部が収縮しやすい（右）．

図6　股関節伸展運動

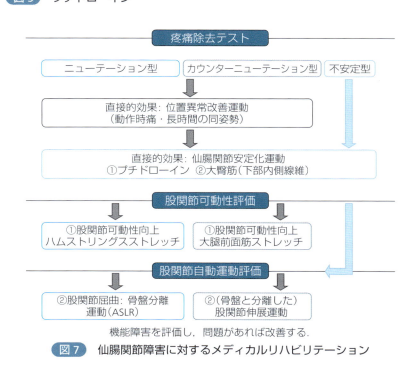

図7　仙腸関節障害に対するメディカルリハビリテーション

ある[28]と報告されており，不安定型の場合，症状が強い時期に外的なサポートを得ることも有効である．また，不安定型の場合，ニューテーション，カウンターニューテーションどちらの方向にも位置異常が生じる可能性があることから，股関節の十分な屈曲，伸展可動性，骨盤と分離した股関節の屈曲，伸展運動獲得が必要となる 図8 ．

仙腸関節障害に対するメディカルリハビリテーションの流れを 図7 に示す．

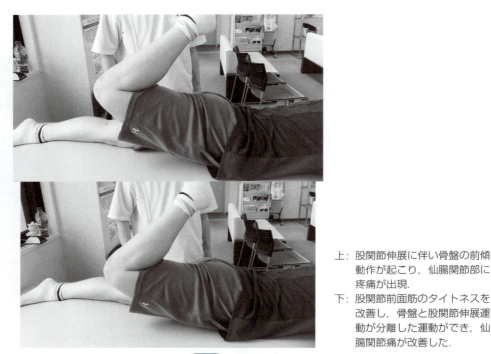

上：股関節伸展に伴い骨盤の前傾動作が起こり，仙腸関節部に疼痛が出現．
下：股関節前面筋のタイトネスを改善し，骨盤と股関節伸展運動が分離した運動ができ，仙腸関節痛が改善した．

図8 股関節伸展運動

F．仙腸関節障害のアスレティックリハビリテーション

メディカルリハビリテーションにて，機能不全の改善を図っても，スポーツ活動への復帰は不十分である．仙腸関節痛が出現する動作の改善が必要となる．そのためにまず，選手個々に仙腸関節痛が発生する動作やタイミングが異なるため，問診にてどの動作の，どのフェーズに仙腸関節痛が出現するか確認する．次にその動作を確認し，仙腸関節への負担がかかるメカニズムを推測し，負担を減らすような動作を指導する．股関節の可動性を使えてなければ股関節を意識した動作，腹斜筋群を過度に使っていれば，筋活動の指導など，個々の症例に合わせた指導を行い，動作を改善することが望ましい．

・おわりに

アスリートの腰痛の5人に1人は，仙腸関節が起因であることを意識し，アスリートをみる必要がある．しかし，仙腸関節障害に対するリハビリテーションは確立されておらず，

個々の経験に頼り対応していることが多いため，今後，エビデンスを得ていく必要を感じる．

■ 参考文献

1) Schwarzer AC, et al. The sacroiliac joint in chronic low back pain. Spine. 1995; 20: 31-7.
2) Maigne J, et al. Results of sacroiliac joint double block and value of sacroiliac pain provocation tests in 54 patients with low back pain. Spine. 1996; 21: 1889-92.
3) 成田崇矢, 他. 徒手療法を用いた腰痛の病態評価の試み. 日本整形外科スポーツ医学会雑誌, 2017; 37: 22-6. 日本整形外科スポーツ医学会雑誌. 2017; 37: 22-6.
4) 金岡恒治. 仙腸関節の診療. MB Orthop. 2016; 29: 103-8.
5) 金岡恒治, 他. トップアスリートの仙腸関節障害のMRI所見, 第7回日本仙腸関節研究会.
6) 成田崇矢, 他, 編. 腰痛の病態別運動療法. 東京: 文光堂, 2016. p61-81.
7) Jacob H, et al. The mobility of the sacroiliac joints in healthy volunteers between 20 and 50 years of age. Clin Biomech. 1995; 10: 352-61.
8) Sturesson B, et al. Movements of the sacroiliac joints. A roentgen stereophotogrammetric analysis. Spine. 1989; 14: 162-5.
9) 村上栄一. 仙腸関節由来の腰痛. 日本腰痛会誌. 2007; 13: 40-7.
10) Yamashita T, et al. Mechanosensitive afferent units in the lumbar facet joint. J Bone Joint Surg. 1990; 72: 865-70.
11) Yamashita T, et al. Mechanosensitive afferent units in the lumbar intervertebral disc and adjacent muscle. Spine. 1993; 18: 2252-6.
12) Minaki Y, et al. An electrophysiological study on the mechanoreceptors in the lumbar spine and adjacent tissues. Neurol Orthop. 1996; 20: 23-35.
13) Stresson B, et al. Movements of the sacroiliac joints. A roentgen stereophotogrammetric analysis. Spine. 1989; 14: 162-5.
14) Murakami E et al. Effect of periarticular and intraarticular lidocaine injections for sacroiliac joint pain: prospective comparative study. J Orthopaedic Science. 2007; 12: 274-80.
15) 沢口毅, 他. 仙腸関節性腰痛に対する骨盤輪固定術. 中部整災誌. 1992; 35: 701-2.
16) Buchowski JM, et al. Central cord syndrome after total hip arthroplasty: a patient report. Spine. 2005; 30: 103-5.
17) Bowen V, et al. Macroscopic and microscopic anatomy of the sacroiliac joint from embryonic life until the eighth decade. Spine. 1981; 6: 620-8.
18) Lawson T, et al. The sacroiliac joints: anatomic, plain roentgenographic, and computed tomographic analysis. J Comput Assist Tomogr. 1982; 6: 307-14.
19) Dreyfuss P, et al. Sacroiliac joint pain. J Am Acad Orthop Surg. 2004; 12: 255-65.
20) Lee D. The Pelvic Girdle: an integration of clinical expertise and research, 4th ed. Churchill Livingstone; 2010.
21) Vleeming A. The function of the long dorsal sacroiliac ligament: its implication for understanding low back pain. Spine. 1996; 21: 556-62.
22) Richardson C, et al. The relation between the transversus abdominis muscles, sacroiliac joint mechanics, and low back pain. Spine. 2002; 27: 399-405.
23) Pool-Goudzwaard A, et al. Contribution of pelvic floor muscles to stiffness of the pelvic ring. Clin Biomech. 2004; 19: 564-71.
24) van Wingerden, et al. Stabilization of the sacroiliac joint in vivo: verification of muscular contribution to force closure of the pelvis. Eur Spine J. 2004; 13: 199-205.
25) 竹井仁, 他. MRIによる股関節屈曲運動の解析. 理学療法学. 2002; 29: 113-8.
26) Enest BS, et al. Movements of the sacroiliac joints. A roentgen stereophotogrammetric analysis. Spine. 1989; 14: 162-65.
27) Potter N, et al. Intertester reliability for selected clinical tests of the sacroiliac joint. Phys Ther. 1985; 65: 1671-75.
28) Damen, et al. Does a pelvic belt influence sacroiliac joint laxity? Clin Biomech. 2002; 17: 495-8.

（成田崇矢）

2 仙腸関節障害に対する体幹筋トレーニングの紹介

仙腸関節の安定性は，form closure と force closure によってもたらされ，これらが同時にかつ分担して安定性をもたらすとされる[1]．仙腸関節を跨ぐ大臀筋は force closure の一翼を担っており，大臀筋上部線維と下部線維の筋活動に差が著しい場合には仙腸関節の安定性に不均衡が生じる．仙腸関節障害のメカニズムはいまだ不確定であるとされるが，この微妙な圧の偏位が一因となっている可能性を臨床上経験している．逆にいえば，大臀筋とハムストリングス，そして腹横筋・内腹斜筋とのバランスにより腸骨と寛骨の相対的な関係はより良い位置へと導くことが可能となる．

A. 骨盤後傾・股関節伸展エクササイズ 図1

ハムストリングス肉離れでも述べたとおり，下部大臀筋と内側ハムストリングスの活動には密接な関係性があると考えている．同時に，下部大臀筋筋力低下がある場合には仙腸関節の関節圧に不均衡が生じることになる．

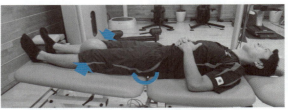

図1 骨盤後傾・股関節伸展エクササイズ

B. バックブリッジ〔Back bridge（上肢挙上位）〕：両脚〜片脚 図2

大腿部肉離れに対するメディカルリハビリテーションの項でも述べたとおり，バックブリッジは大臀筋の活動が優位であり[2]，かつボールを挟んで内転伸展することで下部臀筋の収縮強度がさらに高まることになる．特に，片脚 Back bridge では支持側股関節に回旋ストレスが生じるため，単関節筋である大臀筋が安定性に寄与する．

このとき，骨盤挙上姿勢は背側の大臀筋と広背筋で構成されるアウターユニット後斜系により支持される[3]が，両上肢を挙上位にすることで広背筋の活動が軽減する[4]．つまり，

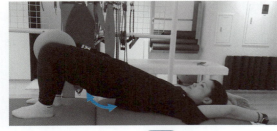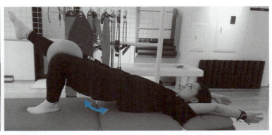

図2 バックブリッジ（股関節内転・上肢挙上位）

胸腰筋膜の緊張が抑制され，結果として大臀筋の活動を活性化することが可能となる．仮に，胸腰筋膜の過緊張が仙腸関節に対して何らかの影響を及ぼしている場合，上肢挙上による胸腰筋膜の緊張抑制と大臀筋の選択的収縮が効果的となる可能性がある．

C．スリングによるバックブリッジ（上肢挙上位）：両脚〜片脚 図3

　下部大臀筋の収縮が獲得された後，さらに強度を高める目的でスリングを使用する．このスリングを用いることで，不安定環境にて股関節を中間位で伸展し，外力に対する反射的収縮としての下部大臀筋の収縮を促す．

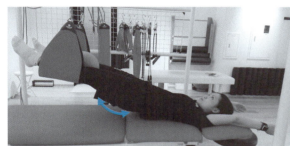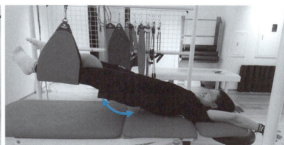

図3　スリングによるバックブリッジ

D．オーバーヘッドデッドリフト（Overhead deadlift） 図4

　上肢挙上位で胸椎伸展を促した状態での片脚デッドリフトでは，上肢挙上に伴い胸椎の伸展が誘導され，かつ胸腰筋膜の動員量が軽減される．よって，前述の上肢挙上位でのバックブリッジ同様，大臀筋の努力量が増加し仙腸関節の安定化に効果的なCKCトレーニングとなる．

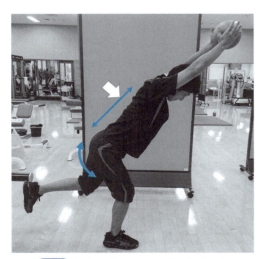

図4　オーバーヘッドデッドリフト

■ 文献
1) Lee D, et al. 骨盤帯 原著第4版. 石井美和子, 監訳, 今村安秀, 監修, 東京: 医歯薬出版. 2013.
2) 市橋則明, 他. 各種ブリッジ動作中の股関節周囲筋の筋活動——MMT3との比較. 理学療法科学. 1998; 13: 79-83.
3) Lee D, et al. 骨盤帯の運動力学. ペルビックアプローチ, 丸山仁司, 監訳, 神奈川: 医道の日本社. 2001; p52-5.
4) 岩月宏泰, 他. ブリッジ動作の運動学的解析. 運動生理. 1998; 3: 243-6.

〈小泉圭介〉

◆第5章◆
腰部・体幹

1 腰椎椎間関節障害・腰椎椎弓疲労骨折（分離症）

・はじめに

　脊柱は椎骨が連なった不安定な構造を持ち，前方で椎間板，後方で左右の椎間関節の3点支持で連結する．椎間関節の関節面は矢状面に近く，大きな前屈・伸展可動性を有するものの回旋可動性は低い．スポーツ動作によって大きな可動性を要求されるため椎間板，椎間関節，靱帯，筋付着部，筋筋膜に負荷が加わりその繰り返しによって障害が発生する．アスリートの腰部障害を軽減，予防するためのアスレティックリハビリテーションは腰椎の複雑な構造や安定化機構を理解した上で，退行変性の有無も考慮しながら考案していく必要がある．

A．腰椎の解剖学的特徴と構造的安定化機構

　腰椎の構造的安定化機構として前屈時には椎間板後方線維輪，後縦靱帯，黄色靱帯，棘間靱帯が，伸展時には前縦靱帯，椎間板前方線維輪，椎間関節が挙動を制限する．スポーツ選手は腰椎に大きな可動性をもつため靱帯による構造的安定性機能は少なく，椎間板や椎間関節への依存度が高いことが推察される．また椎間板の退行変性によって椎間板高が減少してくると構造的安定性は損なわれ，椎間関節への負荷が高まり，その機能が破綻すると腰椎すべり症に至る．図1に腰椎分離すべり症を呈する大学体操選手の腰椎側面前

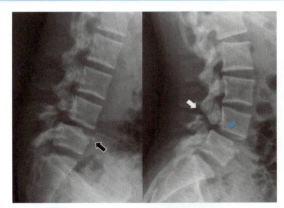

図1　大学体操選手　6歳より体操開始
第4腰椎椎弓に分離を認め（白矢印），第4腰椎は前方にすべっている（青矢印），また第5腰椎椎体前上方部は骨形成不全を呈している（黒矢印）．同椎間分節の構造的安定性は破綻している．
しかし，構造的安定性の破綻はニュートラルゾーンの拡大を意味し，機能的安定性が十分に機能し，疼痛が生じなければ，可動性の高い高機能の脊柱ということもできる．実際，本選手は競技を継続している．

1 腰椎椎間関節障害・腰椎椎弓疲労骨折（分離症）

屈・後屈時のX線画像を示す．第4腰椎椎弓に分離症を認め，第4腰椎は前方にすべっている．また第5腰椎椎体上前方には骨欠損を呈しており，成長期に過度の屈曲負荷が加わることによって椎体上前方の骨形成が阻害されたことが予測される．この様な状況ではL4/5腰椎分節においては構造的安定性は破綻しており，機能的安定性への依存度が高まる．

B．体幹筋による機能的安定化機構

体幹筋には胸部と骨盤を繋いでいる浅層筋群（グローバル筋）と，腰椎の棘突起や横突起，副突起間に直接付着している深部筋群（ローカル筋）に分けることができる．ローカル筋は各椎体に付着するため，あたかも電車のローカル線のように各駅停車であり，グロー

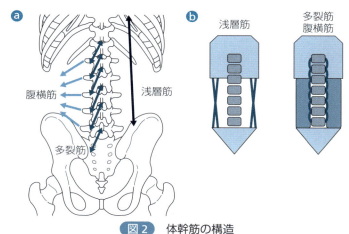

図2 体幹筋の構造

肋骨と腸骨を繋ぐ浅層筋群は脊椎椎間分節を跨ぐ多関節筋と捉えられる．一方，腹横筋や多裂筋は腰椎に直接付着する単関節筋と捉えることができる．

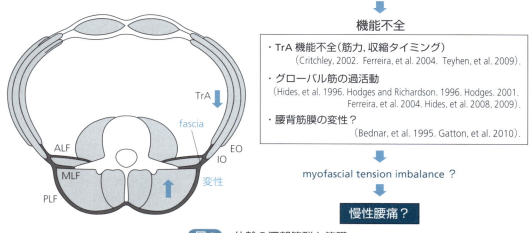

図3 体幹の深部筋群と筋膜

バル筋はたとえば肋骨と腸骨稜をつなぐ脊柱起立筋であれば仙腸関節，すべての腰椎分節，下位胸椎分節を跨ぐ多関節筋と捉えることができる 図2．

代表的なローカル筋には棘突起と副突起をつなぐ多裂筋や横突起に繋がる腰背筋膜に繋がる腹横筋，腰方形筋，大腰筋がある．腰背筋膜は 図3 に示すように横突起から始まり腹壁を取り囲んで対側の横突起に繋がるコルセットの様な形状を呈しているため musculofascial corset-like system（筋筋膜コルセット様システム）と呼ばれる[1]．腹横筋はその収縮によってあたかもこのコルセット構造の張力を高める役割を持っている．しかも腰椎に直接付着しているためその効果は高く，屍体を用いた実験では腰椎分節の腰椎横突起に付着する腰背筋膜を横方向に 20 N の力を加えることによって分節間の屈曲方向の stifness が 4 割程度増すことが確認されている[2]．このコルセットシステムの機能低下状態として，腹横筋の筋力低下やその収縮タイミングが遅れることや，グローバル筋群の過活動，腰背筋膜の変性による張力の低下が生じることによって，筋筋膜の張力不均衡が生じ，腰部障害の発生要因になることが報告されている[1]．

また腰背筋膜はすべての腰椎に付着しているため，腰背筋膜の緊張が増すことによって，腰椎の各分節に一定の安定性が与えられ，あたかも 5 つの腰椎が 1 つのユニットとなると考えられる（図4: one unit theory）[3]．脊柱の前後屈運動を行う際にもし腹横筋機能が十分に働かず，各々の分節が独自に動くことになると，構造的に最も動かしやすい L4/5 分節に挙動が集中すると予測される 図4ⓐ．実際に椎間板ヘルニアや脊柱管狭窄症などの腰椎変性疾患は最も挙動の大きい L4/5 分節に集中し，腰椎分離症の発生部位は L5 腰椎に好発する．さらに L5 腰椎の棘突起は伸展可動性を確保するために他の腰椎棘突起よりも小さくなっている．腹横筋が収縮し腰椎が力学的に 1 つのユニットに変化することによって，各椎間に挙動が分散され，局所的な挙動は抑制されることが期待される．腰椎のユニット化によって，胸郭と骨盤の間に力学的に 1 つの関節を作り出し，グローバル筋が単関節筋として機能できるようになるとも考えられる 図4ⓑ．

もし，ローカル筋が十分に活動しておらず腰椎がユニット化していない状態でグローバル筋を用いた運動を行おうとすると，L4/5 椎間のみの挙動が生じてしまう 図5ⓑ．ローカル筋がグローバル筋よりも少しでも先に活動し，すべての腰椎椎間に十分な張力を与えることができた状態でグローバル筋が活動することによって一箇所に挙動が集中しない理想的な脊柱挙動を行うことができる 図5ⓐ．もしもローカル筋群の筋力が不十分であったり，収縮開

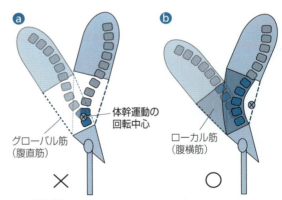

図4　体幹深部筋による腰椎のユニット化
ⓐ体幹深部筋機能不全状態：下位腰椎に挙動が集中したヒンジ運動となる．
ⓑ体幹深部筋が機能し腰背筋膜に緊張力が加わり，5 つの腰椎が 1 つのユニットと化して骨盤・胸郭間の 1 つの関節として機能する．

1 腰椎椎間関節障害・腰椎椎弓疲労骨折（分離症）

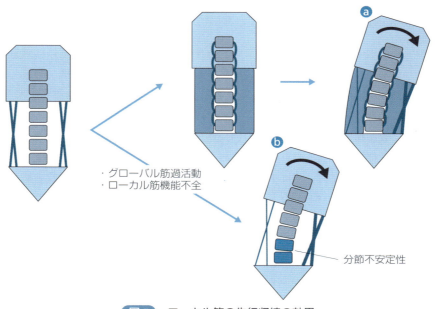

図5 ローカル筋の先行収縮の効果
ⓐローカル筋が先に働き腰椎を安定化させた後に，グローバル筋が活動することによって円滑な挙動が行われる．
ⓑローカル筋機能不全がありグローバル筋が働くと可動性の高い椎間分節に挙動が集中する．

始タイミングが遅れていたり，グローバル筋が過活動で緊張状態にあってローカル筋よりも先に収縮してしまうようなことがあるとローカル筋機能不全状態となり前述のような局所的挙動が生じてしまい，この関節不安定性によって腰椎椎間関節や椎間板へ負荷が加わり，腰部障害につながってしまう 図6．また局所的な不安定性によって椎間関節の固有受容器が刺激され，代償的にグローバル筋群が緊張することで筋筋膜性腰痛や筋付着部障害を惹起することも予測される．
さらにはグローバル筋の過度の遠心性収縮が生じることによってスポーツ選手では体幹筋の肉離れが生じることもある．このように脊柱安定化機構の機能不全によって引き起こされる腰部障害はstabilizer機能不全症候群と捉えることで発生メカニズムが理解しやすく，その機能を改善する対策も立てやすくなる[3]．

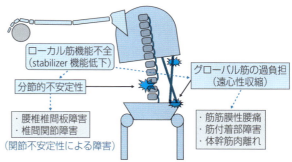

図6 Stabilizer機能不全症候群としての腰部障害発生機序

C．腰椎隣接関節の可動性

　スポーツ選手はその種目に応じた身体挙動が求められ，脊柱には屈曲，伸展，回旋の負荷が加わり続ける．その際に腰椎に隣接する股関節，上位腰椎，胸椎，胸郭，肩甲帯の可動性が低下していると，同じ身体挙動においても腰椎への挙動負荷が大きくなってしまう．このため腰部の負荷を減らすためには，大腰筋，大腿直筋やハムストリングスを代表とする股関節周囲の多関節筋群の伸長性を高め，骨盤の可動性を高めることが求められる．また上位腰椎や胸椎の可動性を高めることは容易ではないが，体操などの脊柱可動性を求められる競技においては十分な可動域訓練が求められる．また上肢を挙上する動作を行う野球，テニス，バドミントン，水泳などの競技においては肩甲帯の柔軟性が乏しくなることによって腰椎への伸展挙動が大きくなるため伸展型の腰痛を生じやすくなる．飛び込み競技においては後方回転からの入水時に腰椎への伸展負荷が生じやすく，実際に伸展型腰痛の発生頻度が高い．飛び込み選手の腰痛の発生要因を調査したところ，腰痛者は肩甲帯の可動性が低いことが明らかにされ[4]，肩甲帯の可動性が低下することによって入水時の腰椎伸展角度が増し，腰痛を発生させると考えられる．そのため上肢挙上種目においては肩甲帯の可動性獲得，維持が腰痛発生予防として重要となる．

D．ニュートラルゾーン 図7

　関節に力（負荷）を加えたときの関節の動き（変位）を図7に表す．関節には力学的にneutral zone（NZ）とよばれる，力を加えなくとも動く領域があり，変位が大きくなるに連れて関節周囲の靱帯や関節包などの構造体による張力が生じるようになり，力を加えなく

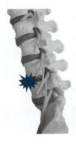
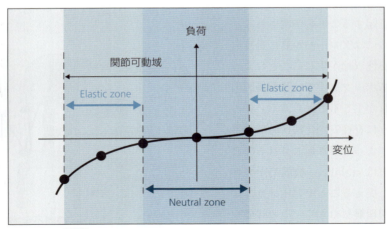
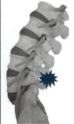

図7 脊柱の neutral zone（ニュートラルゾーン）
負荷を加えることにより脊柱は動くが，力を加えなくても動くことができる領域があり neutral zone とよばれる．この領域では構造的安定性は働かず関節周囲筋の働きによって安定性が保たれる．
構造的安定性が働く領域は elastic zone とよばれ，この領域での挙動を繰り返すことによって組織の微細損傷を招くことになる．

ては動かなくなり（elastic zone: EZ），その後に最終可動域に達する．この EZ において
は関節包や靱帯に張力が加わるため，その張力が大きく，繰り返されることによって組織
の微細損傷が発生し，障害へと進行する．腰椎においては前屈していくにつれて椎間板へ
の負荷が増し，椎間板内圧が上昇し，後方の線維輪には張力が作用する．

E．腰椎椎間関節障害・腰椎椎弓疲労骨折（分離症）

(1) 障害発生メカニズム 図8

　腰椎の分節に伸展，回旋の負荷が加わることによって elastic zone での運動の繰り返し
が生じ，関節包や関節周囲の靱帯への負荷が生じ，micro injury が発生し炎症へと進展す
る．また同様の伸展，回旋の負荷は椎弓の関節突起の間へ伸延力を生じさせ，その繰り返
しによって同部位の骨形成は阻害され，骨が吸収されて疲労骨折へと至る．

(2) 症状と病態 図9

　椎間関節の炎症や椎弓関節突起幹部の疲労骨折によって，運動時の腰痛が発生し，その
多くは最も可動性をもつ第4，第5腰椎椎間（L4/5）に発生する．左 L4/5 椎間関節障害の
場合には L4，L5 棘突起を圧迫することによって限局した圧痛を呈する．L4，L5 の棘突起
を圧迫することによって同関節に負荷が加わることから疼痛が誘発されると考えられる．
また正中から 2〜3 cm 離れた椎間関節部を圧迫することによって圧痛を呈する．椎弓の
疲労骨折も L5 の疲労骨折であれば L4/5 椎間関節障害と同様の圧痛所見を呈する．

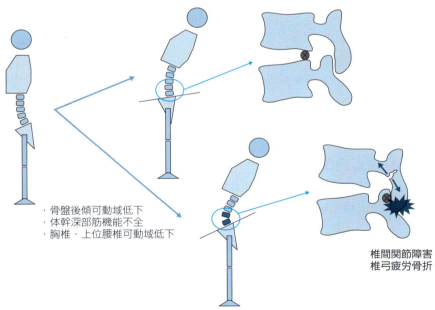

図8　伸展型腰部障害（椎間関節障害，椎弓疲労骨折）の発生メカニズム
L4/5 に局所的伸展挙動が生じると椎間関節や椎弓に負荷が加わり微細損傷が生じる．

〔Ⅲ　各論〕第 5 章　腰部・体幹

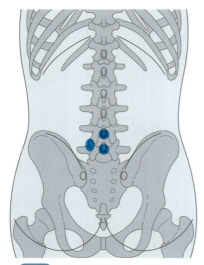

図 9　椎間関節障害・椎弓疲労骨折の圧痛部位
左 L4/5 椎間関節障害と左 L5 腰椎椎弓疲労骨折が生じた場合には L4.L5 棘突起と障害部位に圧痛を認める．

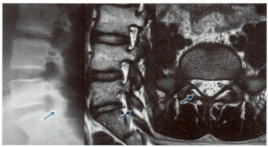

図 10　13 歳男子　野球選手　バッティング動作にて腰痛あり
腰椎椎弓疲労骨折を疑い MRI 撮像した所，椎間関節の炎症所見のみを認めた．

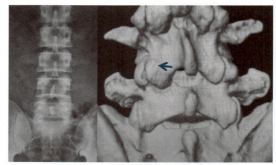

図 11　野球選手　右投げ投手
左 L4/5 椎間関節の骨棘形成を認める．

　また脊柱所見としては，疼痛を伴う腰椎の伸展制限を呈し，障害側への斜め後ろ伸展負荷を加えることによって，障害部位への負荷が生じ疼痛を誘発する．腰部脊柱管狭窄によって腰椎脊柱管の外側部（外側陥凹）において神経根が圧迫，絞扼されている際には，同様の斜め伸展負荷を加えることによって神経根の圧迫が強くなり障害神経根領域に放散する下肢痛が誘発される．この時 Kemp テスト陽性と評価される．椎間関節障害や椎弓疲労骨折の場合には同様の斜め伸展負荷によって下肢痛は誘発されず，腰痛のみが誘発され，これを Kemp 手技での腰痛誘発と評価する．椎間関節障害の場合，多くは伸展時に腰痛が誘発されるが，時に前屈時や反対側への側屈動作時にも腰痛が誘発されることがある．
　椎間関節障害の場合には画像検査において，単純 X 線にて異常所見を認めることは少ないが，障害部位への荷重を避けるように側弯や前弯の減少を認める事がある．また腰椎分離症との鑑別のために MRI を撮像することが必要になる際には，椎弓関節突起幹部の骨内の高信号変化を認めないにもかかわらず，椎間関節の炎症像が描出される事があり，このような際には椎間関節障害と診断する 図 10．また単純 X 線検査では描出されない微細な関節変形が CT 再構成 3 次元画像において描出されることもある．その例を 図 11 に示す．右投げの投手で腰痛の精査のために 3D-CT を撮像した所，左 L4/5 椎間関節に骨棘形成を認めた．臨床的には同部由来を疑わせる身体所見は呈しておらず，無症候性に変

形が生じていると考える．野球の投球やバッティング動作において骨盤が先に腰椎よりも回旋を始めるためL5腰椎がL4よりも先に左回旋運動を開始するため左L5上関節突起がL4関節突起を押すことになりこの様な変形が生じたものと考える．

腰椎椎弓疲労骨折の場合にはMRI検査，特に水分を描出するSTIR画像において椎弓や椎弓根部に骨髄浮腫を反映した高輝度変化（白く描出）を認める．この変化は疲労骨折発生の初期に現れる炎症反応であり，末期になり疲労骨折部位の炎症が収まり骨増殖機能がなくなってしまうと高信号変化は消退する．すなわち，高信号変化を認める時期は障害部位への負荷をなくして骨増殖を待てば治癒に至るが，高信号変化が消退した後には骨癒合は期待できない．疲労骨折部位の骨変化を診るためにはCT画像を用いた評価が行われる．骨折は腰椎伸展負荷によって生じた場合には 図8 のごとく椎弓の関節突起間部の腹側から始まり，背側に向かって進行する．この骨折線が完全に背側まで達すると分離症となる．

(3) 整形外科的治療方法

椎間関節障害の場合，疼痛を生じる腰椎伸展，回旋動作制限させて，障害部位に生じている炎症を抑え，疼痛を軽減するために消炎鎮痛薬を用いる．通常は非ステロイド性消炎鎮痛薬（Non-Steroidal Anti-Inflammation Drag: NSAID）を用いる．また疼痛が強いときに動作時痛によって日常生活が制限される様なら体幹装具（コルセット）を使用する．これらの対処方法は，例えば肘や膝などの関節の炎症による疼痛に対する対処と同様のものである．これらの対処によって腰痛が軽減せずスポーツ活動や日常生活に支障がある場合には椎間関節ブロック注射を試みる 図12 ．X線透視装置を用いて腰椎斜位像を見ながら障害推定椎間に針を刺入し局所麻酔薬とステロイド剤を注入する．必ず注射を行う前に脊柱所見をとり，ブロック注射によって症状が改善したことを確認する．ブロック後に疼痛が誘発されなくなっていればブロックした部位が障害病巣と診断することができる．ブロック注射の効果は多くは局所麻酔薬の効果により直後から得られるが，中には数日経過してから現れることもあるため経過を観察する．

腰椎椎弓疲労骨折に対してはMRIのSTIR画像において障害部位に高信号変化を認め，骨癒合が期待できる時期であれば体幹の伸展と回旋を制限するコルセットを装着し，障害部位への負荷を与えないようにし，骨癒合を待つことが望まれる．骨癒合が期待できない場合，あるいは運動を休止し，コルセットによる骨癒合を希望しない選手に対しては椎間関節障害と同様の対処を行う．

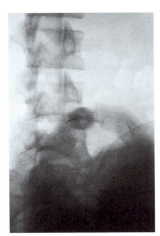

図12 椎間関節ブロック注射

右L4/5椎間関節障害に対してX線透視下にブロック注射を行っている．
局所麻酔薬とステロイド薬の注入で，ブロック前の伸展回旋時の腰痛は誘発されなくなった．

F. 体幹安定性や腰椎アライメントとの関連

図8のごとく，身体の伸展動作を行う際に，特定の椎間分節に挙動が集中すると伸展型障害を生じやすい．そのため，腰椎のアライメントは前弯が少ないほうが望ましく，骨盤の過度の前傾は障害発生リスクとなる．また上肢を挙上して行うスポーツ種目の場合，肩甲帯の可動域制限があると上肢をあげる際に腰椎の伸展挙動を要することになる 図13．このため伸展型腰痛を呈する場合には肩甲帯の可動域を拡大することも望まれる．

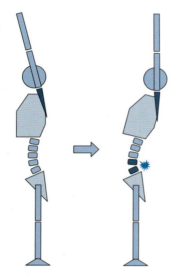

図13　肩甲帯の可動性が腰椎伸展負荷に影響する
肩甲帯の可動性の低下した選手がオーバーヘッド動作を行うと，脊柱への伸展負荷が増し，伸展型腰痛のリスクとなる．

G. アスレティックリハビリテーション 図14

伸展型の腰痛は一旦症状が軽減しても症状を発症したスポーツ動作を再開することによって同様の負荷が加わることになるため症状の再発を起こしやすい．そのため選手個人の身体特性や動作特性，身体機能を評価し症状を起こさない身体機能を獲得することが求められるためアスレティックリハビリテーションが極めて重要となる．

具体的な方針としては，骨盤の後傾を促し腰椎の過前弯を軽減させるために，股関節の伸展可動性が必要となる．このため股関節の可動域拡大訓練や，大腿直筋や腸腰筋のストレッチを行う．また身体伸展動作を行う際に下位腰椎に伸展挙動が集中しないようにするために上位腰椎や胸椎の伸展可動域を拡大するための可動域訓練を行う．上肢挙上運動を伴うスポーツ選手に対しては肩甲骨の可動性を高めるための小胸筋のストレッチや肩甲骨周囲筋（僧帽筋下部，菱形筋）の賦活化を図る．また腰椎を1つのユニットとして機能させるために体幹深部筋機能向上のための体幹深部筋の賦活化，神経筋の促通を目指したエクササイズを指導する．

1 腰椎椎間関節障害・腰椎椎弓疲労骨折（分離症）

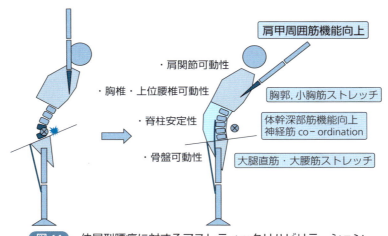

図14 伸展型腰痛に対するアスレティックリハビリテーション
骨盤後傾可動性獲得，胸椎・上位腰椎・肩甲帯の可動性獲得，体幹安定性獲得のための介入を行う．

■ 参考文献
1) Chen YH, et al. Increased sliding of transverse abdominis during contraction after myofascial release in patients with chronic low back pain. Manual Therapy. 2016; 23: 69-75.
2) Barker PJ, et al. Effects of tensioning the lumbar fasciae on segmental stiffness during flexion and extension. Spine. 2006; 31: 397-405.
3) 金岡恒治, 他. 腰痛の病態別運動療法. 東京: 文光堂. 2016; p.2-12.
4) Narita T, et al. Critical factors for the prevention of low back pain in elite junior divers. Br J Sports Med. 2014; 48: 919-23.

〈金岡恒治〉

2 腰椎椎間板障害・椎間板ヘルニア

A. 症状と病態

　椎間板は強固な線維性の線維輪の中に，水分を多く含むゲル状の髄核を内包した構造をもち，荷重負荷によって生じた圧力を髄核が均等に線維輪に伝えることによって衝撃吸収能をもつ．髄核内のプロテオグリカンは水分を保持する役割を有し，軟骨細胞によって生合成されるが，遺伝的要因や加齢，過度の負荷によってこの生合成能力は低下し，プロテオグリカン量が減少し，結果として髄核内の水分量が減少する（椎間板変性：図15）．椎間板が変性すると椎間板高が減少し，機械的安定化機能が低下し，椎間関節への負担も増加し，その長年の負荷の繰り返しによって椎体辺縁には骨棘が増殖し，椎間関節への負荷によって軟骨が減少し骨増殖が生じる（変形性変化：図15）．

　椎間板が変性し，衝撃吸収能力が低下すると，椎間板内圧の上昇によって線維輪に微細な損傷が生じる．この損傷部位の修復機転として白血球からサイトカインが放出され，神経，血管が侵入し，線維芽細胞が集簇しコラーゲン産生によって修復が行われる．この修復過程の際に椎間板内圧の上昇が生じると修復過程にある部位に再度損傷が生じて腰痛を引き起こすことになると考えられている 図16[1]．さらに線維輪の損傷が後方に進展し，脊柱管内まで達し，髄核が後縦靭帯の直下まで達し，膨隆したり，後縦靭帯を穿破して脊柱

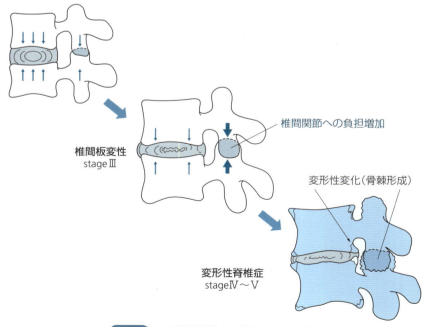

図15　変形性脊椎症の発生メカニズム

管内に脱出すると神経組織を圧迫し，激しい下肢痛を伴うようになる．このように髄核が後方に移動した状態のことを椎間板ヘルニアと呼ぶ．

　椎間板性腰痛を呈する場合は，座位による腰椎前弯の減少や洗顔などの前屈動作時に疼痛が生じることが多い．脊柱所見としては前屈時痛を呈し，指床間距離（Finger Floor Distance：FFD）が長くなる．FFDは症状の程度を表し，競技復帰の判断基準として有用であるため必ず評価する．椎間板内の損傷部位が後方にある場合には，腰椎伸展動作によって疼痛が誘発されることもある．椎間板傷害は下位腰椎に多く発生し，特にL4/5椎間に好発する．その場合にはL4，L5の棘突起を圧迫することで傷害された椎間板に負荷が加わるため疼痛を誘発する．椎間板ヘルニアを生じ，下肢痛やしびれなどの神経症状がある場合には，下肢伸展挙上（Straight Leg Raising：SLR）テストが陽性になり障害神経根領域への放散痛を誘発する．この疼痛誘発角度も重症度の指標となるため経時的に記録する．神経障害が強くなると障害神経根領域の筋力低下，知覚低下，反射の減弱を認めるようになる．画像検査としてはMRIによる椎間板変性の評価と椎間板ヘルニアの有無を評価する．

B．障害発生メカニズム 図16

　ジャンプや着地の繰り返し，重量物の挙上，スクワットやデッドリフトなどで椎間板内圧が上昇することによって線維輪に損傷が生じる．また前述の伸展型腰痛と同様に，腰椎屈曲挙動の際に骨盤の前傾運動が妨げられると下位腰椎に屈曲挙動が集中し椎間板への負荷が高まることが予測される．

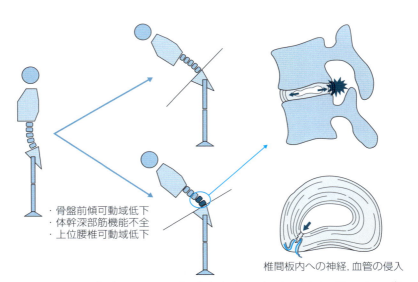

（Adams MA, et al. Clinical Biomechanics. 2010; 25: 461-71[1]）

図16　椎間板性腰痛の発生メカニズム
椎間板内圧の上昇により線維輪に損傷が生じ，修復のために神経・血管が侵入し，さらなる損傷や圧刺激によって腰痛を生じる．

〔Ⅲ　各論〕第5章　腰部・体幹

C．整形外科的治療方法

　　線維輪の損傷部位が修復されるまで椎間板内圧を高めないように疼痛誘発動作を制限させ，疼痛に応じて NSAID を処方し，体幹装具を用いて腰椎前屈挙動を制限する．損傷部位の修復に要する期間は個人差があるが，我々の行った調査では，椎間板性腰痛を有する大学生アスリート11名の日常生活に支障がなくなるまでの平均日数は27日で，競技復帰までは62日であった[2]．

　　椎間板ヘルニアを呈し神経刺激症状や麻痺症状を伴う場合には，疼痛の程度に応じて NSAID 投与や仙骨裂孔ブロック注射，神経根ブロック注射を行い疼痛緩和を図る．神経根症状は神経根周囲の炎症反応によって生じるため抗炎症治療によって消退することが多く，また脊柱管内に脱出した髄核は免疫反応によって自然消退するため保存的治療を優先する．椎間板ヘルニアによる腹側からの圧迫により，神経根が下位腰椎上関節突起との間で挟み込まれると神経根は可動性を失う（絞扼性障害）．保存的治療によって一旦症状が軽減して日常生活に支障がなくなるまで回復していても，神経根が絞扼されているとスポーツ動作を再開することによって神経根に刺激が加わり炎症が再燃し，症状が再発する．このような病態になっているときには手術によって上関節突起の一部を骨切除する手術を必要とすることがある．神経根絞扼性障害のある場合には腰椎を障害側の方向に斜め後方に伸展させる Kemp テストによって下肢痛が誘発される．このような徴候を有する場合には注意を要する．

D．構造的安定化機構

　　前記のように椎間板変性によって椎間板高は減少していき，機械的安定性は損なわれていく．このため機能的安定性の重要性が高まる．

E．機能的安定化機構・腰椎アライメントとの関連

　　図16 に示すように，前屈動作を行う際に骨盤の前傾挙動が乏しく下位腰椎に屈曲挙動が集中することによって椎間板への負荷が高まる．

F．アスレティックリハビリテーション

　　前屈動作を行う際には骨盤の前傾挙動が円滑に行えるようにハムストリングスの伸長性を高め，股関節の可動域を高める．また体幹の安定性を高め下位腰椎への挙動の集中を避ける．さらにその選手の競技種目に合わせた椎間板内圧を高めないための動作習得も求められる．たとえば，コンタクトプレーや重量物挙上を行う種目においては体幹深部筋のみならず浅層筋も動員した腹腔内圧の上昇による腰椎の前方からのサポートによる安定性も求められる．またトレーニングとして用いられているスクワット動作においては骨盤の前

傾位の維持が求められるが，股関節屈曲可動性が低下していると深屈曲位において骨盤の後傾挙動が生じ腰椎の前弯が減少する．このため股関節屈曲可動性を獲得する介入を行うと伴に，骨盤後傾挙動が生じない範囲でのトレーニングにとどめる配慮も必要となる．

ジャンプの着地などの衝撃が加わる競技においては椎間板への衝撃力を減らすために，着地の衝撃を足，膝，股関節のニュートラルゾーンにおいて筋の伸張性収縮によって緩衝する技術の習得が求められる．

■ 参考文献

1) Adams MA, et al. Healing of a painful intervertebral disc should not be confused with reversing disc degeneration: implications for physical therapies for discogenic back pain. Clinical Biomech. 2010; 25: 961-71.
2) 伊藤可奈子. 大学生アスリートの腰部の機能的病態別治癒期間. 早稲田大学スポーツ科学部卒業論文; 2016.

（金岡恒治）

[Ⅲ 各論] 第5章 腰部・体幹

3 筋筋膜性腰痛・筋付着部障害・体幹筋肉離れ

A. 症状と病態

　腰椎を適切な位置に保持し支えるため，また目的の方向に動かすために体幹筋は特に浅層筋が大きな働きをする．筋線維の収縮力は筋膜を介して腱に伝わり骨を牽引して運動や支持を行う．体幹を支えるため筋組織に過剰な遠心性の収縮が働くことによって，脊柱起立筋の筋筋膜境界に損傷が生じたり（筋筋膜性腰痛，肉離れ），腸骨翼や横突起などの筋付着部に障害が生じる（筋付着部障害）．ラットの腰背筋膜には侵害受容器が存在することが明らかにされており[1]，これらの損傷部位が疼痛源になると推察される．

　脊柱所見としては筋に遠心性の収縮が加わる際の疼痛再現を認め，前屈動作の途中で痛み，前屈から戻してくる瞬間に痛みを生じることが多い．障害部位の推定のため圧痛部位を明らかにする．脊柱起立筋の障害であれば図17の①の部位に圧痛を認める．また脊柱起立筋の腸骨翼への付着症の場合には②の部位に圧痛を認め，腹斜筋の損傷であれば③の部位に圧痛を認める．筋性腰痛に対して画像検査を行うことは少ないが，筋損傷を反映して筋内に高信号変化を認めることがある（図18，図19）．

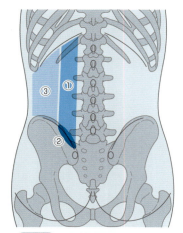

図17 筋性腰痛の圧痛部位
① 脊柱起立筋の筋筋膜障害による腰痛の圧痛部位
② 脊柱起立筋の腸骨稜付着部障害による腰痛の圧痛部位
③ 腹斜筋肉離れによる腰痛の圧痛部位

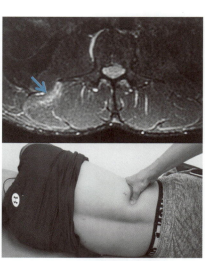

図18 大学野球選手　毎日700回の素振りを行っていたところ腰痛出現
左回旋動作によって疼痛誘発され，右L3横突起付近に圧痛あり
MRI（STIR）画像にて横突起付着部から脊柱起立筋（腸肋筋）内に高信号変化を認める．

3 筋筋膜性腰痛・筋付着部障害・体幹筋肉離れ

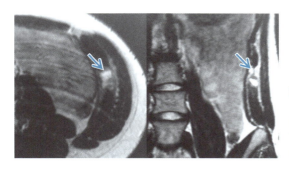

図19 大学女子ハンドボール選手（右利き）
試合終了後より左側腹部痛出現．MRIにて内腹斜筋内に高信号変化を認める．疼痛は2週程度で軽快し競技に復帰した．

B．障害発生メカニズム 図20

　繰り返しの体幹筋の収縮によって筋膜，腱，骨などの筋の付着する部位と筋組織との間に微細損傷が生じ炎症が生じることで腰痛を発症することが考えられる．また急激なひねり動作において内外腹斜筋に強大な遠心性の収縮が働くことによって肉離れを生じることがある．野球選手やテニス選手など体幹回旋動作を繰り返す種目に多い．身体の伸展挙動は脊柱起立筋，大臀筋，ハムストリングスの活動によって脊柱と股関節で行われる．うつ伏せで下肢を持ち上げる動作を行う際に脊柱起立筋，大臀筋，ハムストリングスの筋活動を計測した研究の結果として，ドローインにより腹横筋を活動させた場合には，活動させない場合と比較して，大臀筋とハムストリングスの筋活動が増加し，脊柱起立筋の活動が低下した[2]．このことから身体挙動の際に体幹深部筋機能が低下していると脊柱起立筋などのグローバル筋への依存が高まり，その過活動によって筋筋膜障害や筋付着部障害が生じることが推察される．

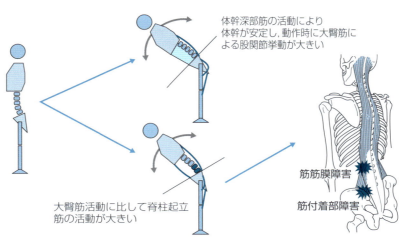

図20 筋性腰痛の発生メカニズム
身体の運動時に体幹深部筋機能が低下しているとグローバル筋の活動が優位となり障害を生じやすくなる

〔Ⅲ 各論〕第5章 腰部・体幹

C．整形外科的治療方法

　　疼痛が強い場合には NSAID を投与するが，病巣が皮膚に近いところにあるため経皮吸収される貼付薬を用いることが多い．動作時痛が強い場合には体幹装具による制動も考慮する．

D．機能的安定化機構

　　スポーツ活動による大きな身体挙動を行う際に，体幹深部筋による安定化機構が不十分になると浅層筋群への依存度が高まり，遠心性の収縮が求められた際に大きな張力が作用して筋と筋膜，腱，骨との境界部分に損傷が生じると考えられる．

E．メディカルリハビリテーション

　　筋筋膜障害に対する対処方法としては，物理療法として温熱療法，超音波治療などの様々な手法が行われている．また指圧，マッサージ，鍼灸などの対処方法も普及している．

F．アスレティックリハビリテーション

　　体幹浅層筋群に過剰な遠心性収縮が生じないようにするために体幹深部筋機能の向上をはじめ，そのスポーツ種目に特徴的な動作における正しい身体挙動方法を明らかにし，動作指導を行う必要がある．

■ 参考文献
1) Mense S, et al. Evidence for the existence of nociceptors in rat thoracolumbar fascia. Journal of Bodywork & Movement Therapies. 2016; 20: 623-8.
2) Kim T, et al. Effect of abdominal drawing-in maneuver during hip extension on the muscle onset time of gluteus maximus, hamstring, and lumbar erector spinae in subjects with hyperlordotic lumbar angle. Journal of physiological anthropology. 2014; 33: 34.

（金岡恒治）

4 腰部障害に対する体幹筋トレーニング介入効果のエビデンス

スポーツ選手における腰部障害としては，椎間板ヘルニアなどの椎間板性の障害，腰椎分離症などの椎間関節の障害，筋・筋膜性の障害が発生する．これら腰部障害のリスクファクターとしては，体幹伸展筋の筋持久力低下や多裂筋の萎縮，腹横筋の活動遅延や随意的に収縮できないといった体幹深部筋の機能低下などが報告されている[1-4]．また，腰痛者では体幹深部筋の機能低下に伴い，動作時に表層筋の筋活動が増大するといわれている[5-7]．これらのリスクファクターは非スポーツ選手が対象であるが，スポーツ選手においても多裂筋の横断面積減少や腹横筋の機能低下は腰痛に関連することが示されている[8-12]．

その他のスポーツ選手における腰痛のリスクファクターとして，飛び込み選手では肩関節の柔軟性が腰痛に関連するといわれている[13]．ボート選手を対象に椎間板変性の進行と腰痛の関連を調べた研究では，椎間板変性の進行がみられた5名中4名が腰痛を発症しており，椎間板変性の進行はボート選手の腰痛に関連すると述べている[14]．また，ゴルフなどの反復動作を行うスポーツでは継続的による腰部へ負担がかかるため，体幹筋の筋持久力も腰部障害に関連する[15]．

体幹エクササイズの介入効果を調べた研究としては，慢性腰痛者に体幹安定化エクササイズやドローインなどの体幹深部筋の機能改善エクササイズを実施することで，痛みが軽減もしくは消失したとし，リハビリテーションとしての治療効果は認められている[6,17,18]．スポーツ選手においても腰痛を有する選手は多く，体幹深部筋のトレーニングや体幹筋群のコーディネーションを向上させるトレーニングが腰痛の治療と予防のために行われている．しかし，スポーツ選手を対象とした体幹トレーニングの腰痛予防効果に関する研究それほど多くない．

体幹エクササイズを介入した研究として，Hidesらは，腰痛のあるクリケット選手に体幹安定化エクササイズを実施したことで多裂筋の横断面積の増加がみられ，半分の選手で痛みが消失し，新規の腰痛発生者はいなかったと報告[19]している．その他に女子体操選手を対象とした介入研究が実施されており，その効果が示されている．Durallら[20]は，10週間のプレシーズン期間にバックエクステンション，サイドブリッジ，クランチなどを含む体幹トレーニングを実施した結果，体幹筋持久力の改善がみられ，シーズン中に新たに腰痛を発症した選手はいなかったとしている．また，Harringeら[21]は女子体操選手にドローインなどの体幹安定化エクササイズを実施した結果，介入群では約半数で痛みが消失し，腰痛を訴える日数が減少したとし，体幹深部筋に刺激を与えるトレーニングを行うことで，腰痛の予防や痛みの減少につながる可能性を示している．

障害予防効果を調べた研究としては，体幹安定化エクササイズを含む複合的な障害予防プログラムであるFIFAのThe 11＋の介入研究が実施されている．その結果として，Soligardら[22]は89％，Shilvers-Granelliら[23]は62％コントロール群よりも低い発生率を示している．

著者らは中学サッカー選手を対象に体幹安定化エクササイズのみを毎回の練習や試合前に行う介入研究を実施した結果，腰痛の既往歴を有する選手がいたにもかかわらずシーズン中に腰痛を発生した選手はいなかった[24]．練習や試合前に体幹深部筋に刺激を入れることでスポーツ動作中の腰椎や筋への過度な負担の減少，不良姿勢の回避ができ，腰部障害の予防につながったものと推察される．今後は腰痛予防のメカニズムについてより詳細に検討してく必要がある．

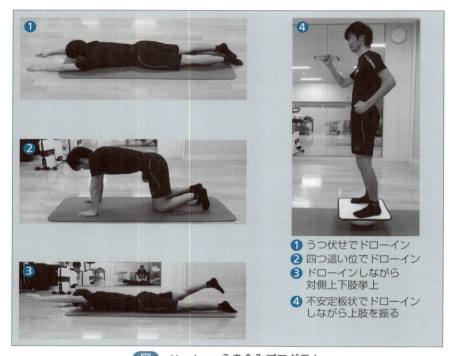

❶ うつ伏せでドローイン
❷ 四つ這い位でドローイン
❸ ドローインしながら対側上下肢挙上
❹ 不安定板状でドローインしながら上肢を振る

図　Harringe らの介入プログラム
（Harringe ML, et al. Arthroscopy. 2007; 15: 1264-71[21]）

■ 参考文献

1) Hodges PW, et al. Inefficient muscular stabilization of the lumbar spine associated with low back pain. A motor control evaluation of transversus abdominis. Spine. 1996; 21: 2640-50.
2) Hodges PW, et al. Delayed postural contraction of transversus abdominis in low back pain associated with movement of the lower limb. J Spinal Disord. 1998; 11: 46-56.
3) Hodges PW, et al. Experimental muscle pain changes feedforward postural responses of the trunk muscles. Exp Brain Res. 2003; 151: 262-71.
4) Hodges PW, et al. Pain and motor control of the lumbopelvic region: effect and possible mechanisms. J Electromyogr Kinesiol. 2003; 13: 361-70.
5) Van Dieen JH, et al. Trunk muscle recruitment patterns in patients with low back pain enhance the stability of the lumbar spine. Spine. 2003; 28: 834-41.
6) Lariviere C, et al. The comparison of trunk muscles EMG activation between subjects with and without chronic low back pain during flexion-extension and lateral bending tasks. J Electromyogr Kinesiol. 2000; 10: 79-91.
7) Geisser ME, et al. A meta-analytic review of surface electromyography among persons with low back pain and normal, healthy controls. J Pain. 2005; 6: 711-26.
8) Hides JA, et al. Retraining motor control of abdominal muscles among elite cricketers with low back pain.

Scand J Med Sci Sports. 2010; 20: 834-42.

9) Hides J, et al. MRI study of the size, symmetry and function of the trunk muscles among elite cricketers with and without low back pain. Br J Sports Med. 2008; 42: 809-13.

10) Hides JA, et al. A magnetic resonance imaging investigation of the transversus abdominis muscle during drawing-in of the abdominal wall in elite Australian Football League players with and without low back pain. J Orthop Sports Phys Ther. 2010; 40: 4-10.

11) Gildea JE, et al. Size and symmetry of trunk muscles in ballet dancers with and without low back pain. J Orthop Sports Phys Ther. 2013; 43: 525-33.

12) Roussel N, et al. Motor control and low back pain in dancers. Int J Sports Med. 2013; 34: 138-43.

13) Narita T, et al. Critical factors for the prevention of low back pain in elite junior divers. Br J Sports Med. 2014; 48: 919-23.

14) Sekine C, et al. J Phys Fitness Sports Med. 2014; 3: 525-30.

15) Evans K, et al. Predictors of low back pain in young elite golfers: A preliminary study. Physical Therapy in Sport. 2005; 6: 122-30.

16) Goldby L, et al. Evaluation of specific stabilizing exercise in the treatment of chronic low back pain with radiologic diagnosis of spondylolysis or spondylolisthesis. Spine. 2006; 31: 1083-93.

17) Hides JA, et al. Long-term effects of specific stabilizing exercises for first-episode low back pain. Spine. 2001; 26: E243-8.

18) O'Sullivan PB, et al. Evaluation of specific stabilizing exercise in the treatment of chronic low back pain with radiologic diagnosis of spondylolysis or spondylolisthesis. Spine. 1997; 22: 2959-67.

19) Hides JA, et al. Effect of stabilization training on multifidus muscle cross-sectional area among young elite cricketers with low back pain. J Orthop Sports Phys Ther. 2008; 38: 101-8.

20) Durall CJ, et al. The effects of preseason trunk muscle training on low-back pain occurrence in women collegiate gymnasts. J Strength Cond Res. 2009; 23: 86-92.

21) Harringe ML, et al. Knee Surgery, Sports Traumatology, Arthroscopy. 2007; 15: 1264-71.

22) Soligard T, et al. Comprehensive warm-up programme to prevent injuries in young female footballers: cluster randomised controlled trial. BMJ. 2008; 337: a2469. doi: 10.1136/bmj. a2469

23) Shilvers-Granelli H, et al. Efficacy of the FIFA 11+ Injury Prevention Program in the Collegiate Male Soccer Player. Am J Sports Med. 2015; 43: 2628-37.

24) Imai A, et al. Interdisciplinary World Congress on Low Back and Pelvic Girdle Pain. 2016.

〈今井 厚〉

5 腰部障害に対する体幹筋トレーニングの紹介

腰部障害に対して体幹の安定性が不可欠であることは周知のことではあるものの，安定性の定義は幅広く，様々な見解が示されている．そもそも，スポーツの競技や種目さらにはその競技で行われる様々な動作によって，それぞれに求められる体幹の安定性が異なり，すべて画一的な収縮様式で遂行されているわけではない．よって，体幹に求められる運動も，様々なバリエーションを考慮しそれらを必要に応じて幅広く習得すべきである．

しかし，腰椎の分節的安定性が，体幹ローカル筋の先行筋活動によってもたらされる必要があることは共通している．よって，特に慢性腰痛を有する選手に対しては，まずグローバル筋の活動を抑制し，ローカル筋の選択的な活動を促す運動学習的トレーニングが必要である．

さらに，スポーツの活動ではグローバル筋の活動が主体であることから，これに拮抗するローカル筋の固定能力が求められる．つまり，グローバル筋群が強ければ，それだけローカル筋による固定のための筋力が必要となる．例えば広背筋を主動作筋とする動作に対しては，腹筋群による体幹固定がもたらされなければならず，ここで必要なのは表と裏のバランスといえる．

A．ドローイン（Draw-in）図1

腹横筋の選択的な活動を促すには腹部引き込み運動が効果的であり，まず背臥位での腹式呼吸を実施することで腹横筋の活動が円滑に行えるか否かを確認することが望ましい．また，このとき腹式呼吸自体が円滑に行えず，胸壁の活動のみでの胸式呼吸や，全く胸郭の活動が確認されない場合など，腹横筋以外に問題を含むケースも散見されるため，呼吸の評価も重要となる．このとき，骨盤底筋の同時収縮が生じることで下腹部の引き込み＋引き上げの収縮感となるため，特に骨盤帯の安定性を求めるためには臍から下方の収縮を意識することが重要となる．

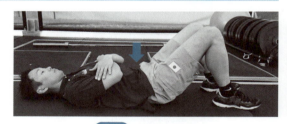

図1　ドローイン

B．ドローイン＋骨盤後傾 図2

下腹部の引き込み動作が可能であれば腹横筋の収縮が期待できるが，強度の高いスポーツ動作で腹横筋の活動のみで腹部骨盤周囲の安定性が十分に確保されるとは考えにくい．

内腹斜筋も一部が胸腰筋膜を介して脊柱に付着しているためローカル筋と分類されることから，腰椎の分節的安定性に積極的な参加を促したい．このとき，骨盤後傾により内腹斜筋の収縮を活性化することが可能となる．

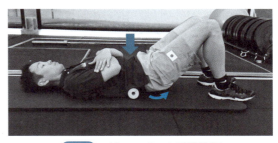

図2　ドローイン＋骨盤後傾

　腰部に生理的前弯を維持する目的で丸めたタオル等のクッションを敷いた上で，骨盤後傾方向に筋収縮を促す．これにより，腹横筋と内腹斜筋の共同収縮が可能になると考えている．

C．骨盤固定からの片脚スイング（swing）図3

　腹部ローカル筋群による骨盤固定の準備が整った上で，下肢のスイング動作による外乱刺激を加えた環境で骨盤固定を維持するという課題に進むことが可能となる．腰に差し込んだクッションの圧を一定に維持した状態で，まず一側下肢を上下にスイングする．このとき，骨盤には前傾・後傾方の外乱刺激が生じることになる．とくに下肢下制方向にて骨盤前傾が誘導されることになるため，これを下腹部の筋群で抑制する．前後スイングにて骨盤固定が維持できた後に，横方向のスイングを実施する．この時は骨盤に回旋ストレ

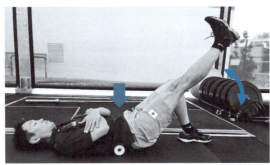

上下スイング

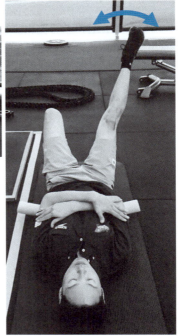

内外スイング

図3　骨盤固定からの片脚スイング

スが生じ，股関節外転時には外転側への骨盤回旋ストレスが発生する．よって，反対側の側腹部筋群にて回旋を抑制しなければならない．

D．Side trunk arc 図4

そもそもスポーツ動作では胸郭と腹部腰部で求められる運動の差はほとんどなく，体幹部は一体として動くべきである．しかし，肋骨など若干の構成が異なるため，可動域などに差が生じやすいことから特に胸郭には可動性を求め，腰部腹部には安定性を求める．逆に言えば，最終的には一体とした運動がゴールとなるべきであろう．

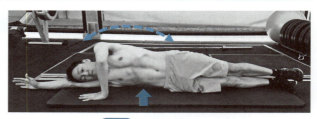

図4 Side trunk arc

ここではそのような動きの一例を紹介する．Side trunk arc は床側の体側全体の筋群を収縮させ，分節的な動きから体幹全体でアーチを描く．この時，大腿部外側に過収縮が認められる場合には骨盤の挙上が生じ，上肢に過緊張が認められる場合には肩が床から浮き上がる動きが生じる．これらを抑制し，純粋に体幹のみを分節的に滑らかに動かすことが重要である．

E．Side bilateral SLR 図5

側臥位で両脚をそろえたまま挙上，骨盤から側方挙上することで側腹部の筋群の収縮を促す．この時，床側の下肢をしっかり内転して両脚を揃え続けることが重要であり，アウターユニット前斜系すなわち腹斜筋と

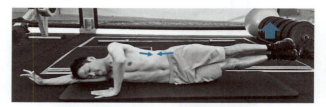

図5 Side bilateral SLR

内転筋の連動を利用してトレーニングする．

F．フロントブリッジ（Front bridge）：Hand-knee／Elbow-knee 図6

スタビライゼーショントレーニングとしてのフロントブリッジは，床面側である腹筋群により支持される．まず，Hand-kneeの6ポイント姿勢を利用し，肩甲帯から骨盤までの支持性を高め，胸椎後弯や腰椎過前弯という不良姿勢を改善する．このHand-kneeでもローカル筋の活動は十分であるが，スポーツ動作の強度を考慮したときにはElbow-knee姿勢でのスタビリティが求められる．この姿勢では，肘立位にて肩甲帯のさらなる安定化

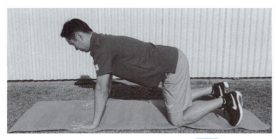 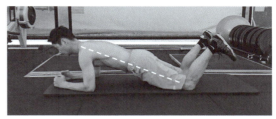

図6 フロントブリッジ
Hand-knee/Elbow-knee

を目指し，かつ膝屈曲・股関節伸展位にて腸腰筋を用いた股関節前面の安定性を求める．

G．フロントブリッジ：Leg-high Hand-knee／Elbow-knee 図7

フロントブリッジでの安定性が獲得された後，一側下肢を挙上することにより負荷を増加させる．片脚支持となることで骨盤が不安定となり，支持側の側腹筋群で安定化を図る必要がある．このとき，骨盤前傾や回旋という代償動作を抑制することが体幹筋群の活動向上には重要である．

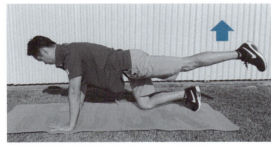 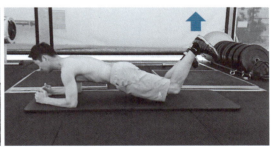

図7 フロントブリッジ：Leg High
Hand-knee/Elbow-knee

〔小泉圭介〕

第6章
肩・肩甲帯

1 肩峰下インピンジメント症候群

・はじめに

インピンジメント症候群の定義に関しては常に議論の的となり，肩甲上腕関節の関節包内で生じるインターナルインピンジメントも含まれることがある．しかし，発生メカニズムが異なるためこの項では肩峰下インピンジメントに絞って解説する．

肩峰下インピンジメント症候群は一般的な肩関節の整形外科疾患であるが，スポーツ動作が誘因となって生じることも多い．特にオーバーヘッドスポーツで発生頻度の高い肩関節障害の一つである．重症化するとスポーツ動作だけでなく日常生活動作でも痛みを伴い，制限を受けてしまうこともある．

中高年の一般整形外科患者においては肩峰の骨棘や骨折後の変形，石灰化など構造的な問題が寄与する割合が高くなるが，スポーツ選手においては機能的な問題が主となる．オーバーヘッドスポーツの動作は肩関節機能の低下を招くことがあるため，インピンジメント症候群の予防にはコンディショニングによる肩関節機能の維持が重要となる．

A. 症状と病態

症状としては，上肢挙上90°付近での肩関節運動を行ったときに運動時痛が生じるのが一般的である．痛みは肩峰から三角筋近位にかけて生じることが多い．炎症が重度になると安静時にも痛みが生じることがある．病態としては腱板や上腕二頭筋長頭腱，肩峰下滑液包といった肩峰下スペースに存在する組織の炎症があげられる．

B. 障害発生メカニズム

上肢を挙上させたり，それに回旋や水平面運動が加わったりすることで，上腕骨頭の大結節や小結節，結節間溝の近位部が烏口肩峰アーチと接近する 図1 ．その際に前述した肩峰下スペースに存在する組織が上腕骨頭と烏口肩峰アーチの間で挟まれ，圧迫や摩擦の負荷を受ける．これは健常肩においても生じる生理的な負荷であり[1]，肩峰下スペースの組織はある程度の負荷に耐えうる構造になっている．

しかし，このような負荷を受ける肩関節運動が反復されたり，肩関節周囲筋群の機能不全により負荷が増大したりすることによって肩峰下スペースの組織が損傷し，炎症を引き起こすと考えられる．

または，衝突や転倒などの外傷によって肩峰下スペースの組織が損傷することにより，肩関節運動に伴うインピンジメント（圧迫負荷や摩擦負荷）によって疼痛が発生する．

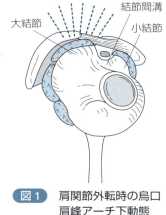

図1　肩関節外転時の烏口肩峰アーチ下動態

C．整形外科的治療方法

急性期には安静を保つために，上肢を挙上させる動作を制限する．受傷後間もなく，熱感がある場合は肩峰から上腕近位にかけてアイシングを行う．亜急性期に炎症が沈静化しない場合は肩峰下滑液包や二頭筋長頭腱などの炎症の生じている組織にヒアルロン酸などの注射療法が選択されることもある．

明らかな骨棘が存在する場合は肩峰形成術や肩峰下除圧術といった手術療法も選択肢に入る．しかし，若年者の骨棘形成は極めてまれであるため通常は保存療法が選択される．また，オーバーヘッドスポーツ選手のインピンジメント症候群に対する肩峰下除圧術は良好な成績が得られないとされている[2]．

D．肩峰下インピンジメントに関連する解剖学的特徴

肩関節の構造で特徴的なのは上腕骨頭の上方に肩峰と烏口肩峰靱帯からなる烏口肩峰アーチが存在することである．肩関節の運動の大半は上腕骨の挙上運動を含むため，烏口肩峰アーチは上腕骨頭の上方変位を抑制し，関節窩に挙上運動の支点を作りやすくしている．また，烏口肩峰アーチだけでなく，上腕骨頭とアーチの間に腱板が存在することでアーチと上腕骨頭の距離を保ち，上腕骨頭の関節面が関節窩と最大限に接触できるようにしている．また，腱板と烏口肩峰アーチの間に肩峰下滑液包が存在することで，腱板とアーチの間の摩擦を最小限にし，上腕骨の円滑な挙上運動を実現している．

E．肩峰下インピンジメントとアライメントや安定化機構との関連

肩峰下インピンジメントによる症状は炎症のある組織，あるいは疼痛閾値の低い組織が烏口肩峰アーチと上腕骨頭の間で圧迫されることによって起きる．この状態が生じるアライメントとしては，上腕骨頭の位置が上方化している状態や，上腕骨頭上の炎症組織が位置する領域が近くなっている状態が考えられる．

上腕骨頭の上方化を抑制するための安定化機構で構造的なものは腱板と上方関節包である 図2. 腱板は烏口肩峰アーチと上腕骨頭の間の隙間を埋めるように位置するため，その厚さ自体が影響する．動的（機能的）な安定化機構としては腱板の張力があげられる．腱板筋が収縮し，腱板の張力が増加すると上腕骨頭は関節窩に押し付けられる．この作用により肩関節運動時に上腕骨頭の変位が抑制され，関節窩上に支点を作ることができる．そのほかに上腕骨頭を下制させる広背筋や大円筋などがあるが[3]，上腕骨の挙上運動に拮抗する作用も大きく[4]，挙上運動に動員させるのは困難である．

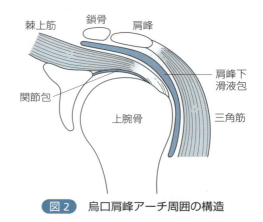

図2　烏口肩峰アーチ周囲の構造

F. 肩峰下インピンジメント症候群のメディカルリハビリテーション

肩峰下インピンジメントを回避するためには，動的な安定化機構である腱板機能を高め，上腕骨頭の上方化を抑制することが重要である．急性期では肩峰下スペースに存在する組織の炎症が強く，容易にインピンジメントが生じやすい．まずは，下垂位〜挙上60°の肢位での肩内・外旋運動から開始し，徐々に炎症が落ち着いてきたら，インピンジメントが生じない範囲で肩挙上運動を行う．

肩内旋運動では，上腕骨頭を下制させる作用を有する肩甲下筋を選択的に収縮させることが重要である 図3[3]．大胸筋や上腕二頭筋が過剰に収縮すると代償運動として肩内転，肘屈曲が生じやすい．大胸筋の活動を抑制するために肩甲骨内転位を維持し，運動方向を適宜フィードバックしながら行う．また，後方関節包の拘縮を認める場合は内旋を制限するだけでなく，挙上時に肩峰下の接触圧が増大しインピンジメントを誘発する[5]．後方関

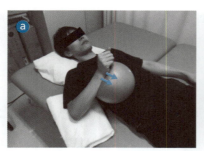 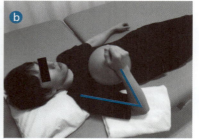

図3　背臥位での肩内旋運動
背臥位で肩を30°外転させた状態から，柔らかいボールを潰すようにして肩を内旋させる（ⓐ）．この時に，肘屈曲による代償運動が生じやすいため運動方向を確認する（ⓑ）．

節包が最も伸張される外転 30°位で内旋可動域が制限されている場合は拘縮が疑われるため[6]，前述の運動を行う前に十分にストレッチを行う 図4．

肩外旋運動では，肩甲下筋とともに骨頭を下制させる作用を有する棘下筋を選択的に収縮させることが重要である 図5．よくみられる代償運動としては，三角筋後部線維が過剰に収縮し肩を伸展させてしまう．脇の下でタオルなどを挟み，肩内転位を維持しながら行うと三角筋後部線維の活動を抑制することができる[7]．

肩挙上運動では，三角筋の活動を抑制し棘上筋を選択的に収縮させることが重要である 図6．外旋位での挙上運動は，内旋位と比べて三角筋の影響が少なく棘上筋の活動を反映しやすい[8]．また，挙上角度が大きく，負荷が強い場合は三角筋の活動が優位となるため，運動範囲は挙上 60°以下とし，自重もしくは軽負荷で行う．

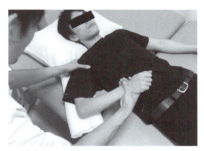

図4　後方関節包のストレッチ
肩外転 30°位から他動的に内旋させ，後方関節包をストレッチする．肩甲骨が動かないように片方の手で肩峰と上腕骨頭を把持して固定する．

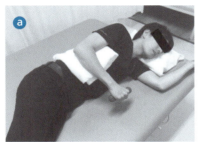 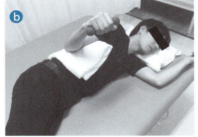

図5　側臥位での肩外旋運動
側臥位で上腕と体側の間にタオルを挟んだ状態から（a），肩内転を維持したまま外旋させる（b）．

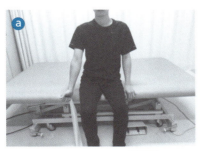 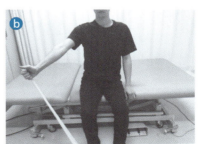

図6　座位での肩挙上運動
座位で親指を上にして肩を外旋させた状態から（a），挙上運動を行う（b）．負荷が強すぎると三角筋優位の活動となるため，自重もしくは柔らかいゴムチューブを使用した抵抗から開始する．

G. 肩峰下インピンジメント症候群のアスレティックリハビリテーション

腱板機能や軟部組織の柔軟性が改善し，関節窩に対して上腕骨頭の求心位が得られるようになってきたら，競技復帰に向けたアスレティックリハビリテーションを開始する．メディカルリハビリテーションでは主に肩甲上腕関節に着目し，上腕骨頭の動きを正常化することを目標としたが，この時期では上腕骨と肩甲骨，胸椎といった各部位との協調した動きを獲得することが重要である．また，実際の競技場面を想定した動作を行い，インピンジメントを誘発するような不適切な肩関節運動が生じている場合は動作自体の改善を図る．

投球動作を例に挙げると，コッキング動作では肩関節を内旋させながら上肢を挙上するため，外旋位での挙上と比べて肩峰下の接触圧が高まるが[9]，この時に肩甲骨上方回旋が不足していると肩峰と上腕骨頭の接触を回避することができない．まずは，肩挙上時に肩甲骨上方回旋が十分に生じているかを確認し，不足している場合には側臥位で徒手的に誘導しながら上方回旋運動を学習する 図7 ．その後，座位や立位などの抗重力位でも可能かどうかを確認し，ボールを把持した状態で抵抗を加えたり 図8ⓐ ，体幹の回旋を加えたり 図8ⓑ することによって実際のコッキング動作に近づけていく．

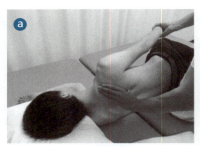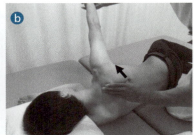

図7 側臥位での肩甲骨上方回旋運動
自動介助で肩挙上運動を行い，肩甲骨下角を押さえながら上方回旋を徒手的に誘導することにより運動を学習する．

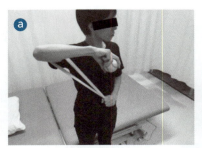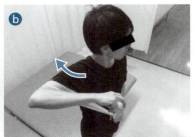

図8 コッキング動作を想定した肩挙上運動
ボールを把持し，上腕骨遠位にゴムチューブで抵抗を加えながら，肩甲骨面上で挙上運動を行う（ⓐ）．また，体幹回旋を伴わせることにより実際のコッキング動作に近づける（ⓑ）．

1 肩峰下インピンジメント症候群

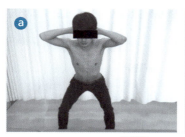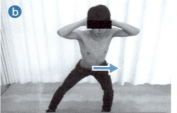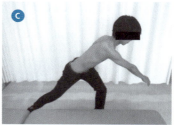

図9 非投球側への重心移動と体幹回旋・股関節内旋運動
骨盤を軽度前傾させたスクワット姿勢から（ⓐ），非投球側への重心移動を行う（ⓑ）．さらに，非投球側に重心を移動させた状態から，体幹回旋および非投球側の股関節を内旋させる（ⓒ）．

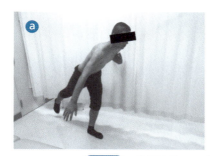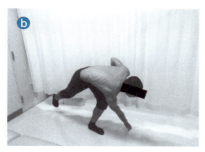

図10 片脚立位での体幹回旋・股関節内旋運動
フォロースルー動作を想定し，非投球側下肢で片脚立ちをした状態から（ⓐ），体幹回旋，非投球側の股関節を内旋させる（ⓑ）．

　また，フォロースルー動作でも肩峰下インピンジメントが生じる可能性があり，評価としては肩関節90°屈曲位から他動的に内旋するHawkins impingement testで痛みを再現することができる[10]．フォロースルー動作時に胸椎が過度に屈曲していると肩甲骨上方回旋が減少し，インピンジメントが生じやすい．まずは，座位や立位場面での姿勢に着目し，胸椎を軽度伸展位に保持したまま体幹を回旋できるかどうかを確認する．また，体幹回旋だけでなく非投球側の股関節内旋が不十分であると屈曲優位の動作となり，結果として胸椎の屈曲が大きくなる．したがって，スクワット姿勢から非投球側へ重心を移動させながら股関節を内旋させることにより，体幹回旋・股関節内旋を主体とした動作の獲得を目指す 図9．また，実際のフォロースルー動作に近づけるために，非投球側下肢で片脚立ちをした状態で同様の運動を行い 図10，さらにバランスボードを使用することにより下肢・体幹のバランスを同時に強化する．

■ 参考文献
1) Yamamoto N, et al. Contact between the coracoacromial arch and the rotator cuff tendons in nonpathologic situations: a cadaveric study. J Shoulder Elbow Surg. 2010; 19: 681-7.
2) Tibone JE, et al. Shoulder impingement syndrome in athletes treated by an anterior acromioplasty. Clin Orthop Relat Res. 1985; 198: 134-40.
3) Halder AM, et al. Dynamic contributions to superior shoulder stability. J Orthop Res. 2001; 19: 206-12.

〔Ⅲ 各論〕第6章 肩・肩甲帯

4) Kuechle DK, et al. Shoulder muscle moment arms during horizontal flexion and elevation. J Shoulder Elbow Surg. 1997; 6: 429-39.

5) Muraki T, et al. Effects of posterior capsule tightness on subacromial contact behavior during shoulder motions. J Shoulder Elbow Surg. 2012; 21: 1160-7.

6) Izumi T, et al. Stretching positions for the posterior capsule of the glenohumeral joint: strain measurement using cadaver specimens. Am J Sports Med. 2008; 36: 2014-22.

7) Clisby EF, et al. Relative contributions of the infraspinatus and deltoid during external rotation in patients with symptomatic subacromial impingement. J Shoulder Elbow Surg. 2008; 17: 87s-92s.

8) Yasojima T, et al. Differences in EMG activity in scapular plane abduction under variable arm positions and loading conditions. Med Sci Sports Exerc. 2008; 40: 716-21.

9) Yamamoto N, et al. Impingement mechanisms of the Neer and Hawkins signs. J Shoulder Elbow Surg. 2009; 18: 942-7.

10) Hawkins RJ, et al. Impingement syndrome in athletes. Am J Sports Med. 1980; 8: 151-8.

（石川博明　村木孝行）

2 関節唇損傷

・はじめに

　関節唇損傷は外傷で生じるものは少なく，スポーツ動作などによる非外傷性のものが多い．日常生活では症状が誘発されないが，投球などのスポーツ動作で用いられる特定の肩関節運動によって痛みなどの症状が誘発されるため，動作そのものが妨げられてしまう．外傷よりも動作の問題を主原因とする非外傷性の損傷が多いことから，関節機能の回復や適切な動作の習得による症状の改善が期待できる．

　スポーツ選手においては，腱板部分断裂や不安定性，肩甲上神経障害による筋萎縮などと合併することもしばしばあり，関節唇単独の影響を見極めるのは困難な場合がある．

A．症状と病態

　関節唇損傷の主症状は痛みである．しかし，安静時に痛みを生じさせることは少なく，あったとしてもそれほど重度ではない．症状の主体は肩関節運動時の痛みとなるが，特定の肩関節肢位においてのみ痛みが誘発され，それ以外の肩関節運動では痛みが生じない．

　肩関節脱臼を伴わない外傷性の関節唇損傷は上部の関節唇で生じることが多く，特に上腕二頭筋長頭腱起始部の周辺に損傷が起こる．また，オーバーヘッドスポーツにおける肩関節の使用過多が原因で起こる非外傷性損傷においても上方関節唇が損傷し，別名 SLAP（superior labrum anterior posterior）損傷とも呼ばれる．損傷している上方関節唇は関節窩から剥離していたり，擦り切れたようにバサついたりしていることが多く，充血して赤くなっているような炎症所見が観察されることもある．

　痛み以外の症状としては，損傷している関節唇に負荷のかかる肩関節運動を行った際に断髪音を生じたり，不安定性を感じたりするなどの症状も時々みられる．

B．障害発生メカニズム

　関節唇損傷の発生には3つのメカニズムが考えられている．1つ目は上腕二頭筋長頭腱が牽引されることで関節唇が関節窩から剥離する負荷が加わることによって起こる 図1．これは上肢が引っ張られるような強い外力が加わった時に起き，野球などでもフォロースルーの動作で生じると考えられている[1]．

　2つ目は，インターナルインピンジメントである[2]．肩関節外転位での外旋や屈曲位での内旋でインターナルインピンジメントが起きやすく，前者では後上方の関節唇[3]，後者では前上方の関節唇が損傷する[4]．これは肩甲上腕関節が挙上位の運動で最終域に到達すると上腕骨の大結節や小結節が関節唇に接近し，圧迫負荷を加えるためである 図2．前述

〔Ⅲ 各論〕第6章 肩・肩甲帯

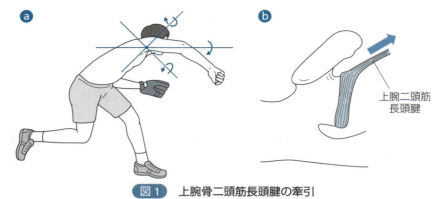

図1 上腕骨二頭筋長頭腱の牽引
ⓐ：投球のフォロースルー動作，ⓑ：長頭腱が上腕の方向に牽引される．

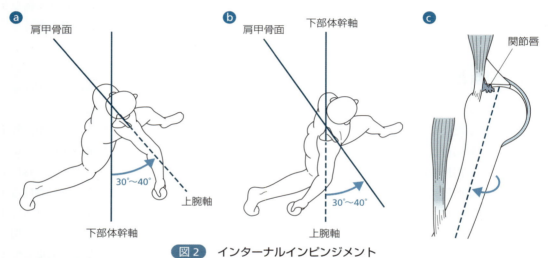

図2 インターナルインピンジメント
ⓐ：関節唇に負担の少ない投球動作，ⓑ：Hyperangulation，ⓒ：関節唇のインピンジメント．

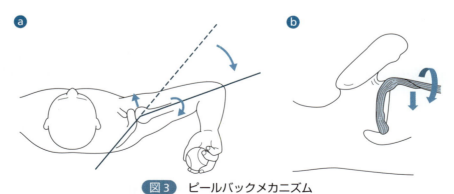

図3 ピールバックメカニズム
ⓐ：肩関節外転位での過度な外旋，ⓑ：上方関節唇のPeel back．

の外転位外旋や屈曲位内旋だけでなく挙上最終域や水平外転・水平内転の最終域でも同様のことが起こりうる．

3つ目はピールバック（peel back）現象である[5]．肩関節外転位で大きな外旋運動が起きると，上腕二頭筋長頭腱が後方にねじれ，それによって起始部の関節唇もねじれて牽引される 図3．投球動作などでコッキング期から加速期に移行する際に起きる肩関節の最大外旋によってピールバック現象が生じ，上方関節唇が損傷する可能性がある．

C．整形外科的治療方法

関節唇損傷は特定の動作でのみ痛みが生じるのが特徴であり，その動作を行わないのであれば疼痛を生じることはない．そのため，外傷が原因の急性期には安静が必要になる場合があるが，オーバーヘッドスポーツにおける使用過多が原因の場合は整形外科的治療が必要となることは少なく，理学療法が主体となる．動作時の痛みが強い場合は，痛みの局在を検索する意味も含め，損傷した関節唇およびその周囲の関節包の炎症を抑えるために肩甲上腕関節内に注射をすることがある．

D．関節唇損傷に関連する解剖学的特徴

上方関節唇は関節窩の深さを増すために存在しているだけでなく，上腕二頭筋長頭腱の起始部となっている点が特徴である．この上方関節唇から起始した上腕二頭筋長頭腱は，上腕骨頭の関節面上を外側に向かって走行し，結節間溝に進入する．この構造は上腕二頭筋長頭が緊張することで上腕骨頭を関節窩に引き付け，さらに下方に押し下げる作用をもたらす 図4．加えて，上腕二頭筋長頭腱の緊張は，上腕骨頭の前後方向への安定性にも寄与する．肩関節外転位において回旋中間位であれば上腕二頭筋長頭腱は内外側に走行するが，上腕骨が内旋・外旋すると結節間溝が前後に動くので，前述のピールバックのような現象が生じる 図5．

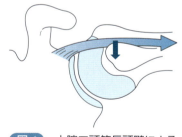

図4　上腕二頭筋長頭腱による上腕骨頭の下制作用

また，上腕骨挙上位での運動は大結節や小結節が関節窩に近づくため，これらの結節に付着している腱板の関節面側は関節窩に接触しやすい．関節窩縁上に関節唇があることで腱板と関節窩の間で圧迫負荷を緩衝している．しかし，圧迫が過剰に加わる場合は腱板と関節唇のどちらも損傷する可能性がある．

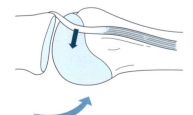

図5　肩関節外転位外旋による上腕二頭筋長頭腱の後下方移動

〔Ⅲ　各論〕第6章　肩・肩甲帯

E．関節唇損傷とアライメント（関節位置）の関連

　　非外傷性の関節唇損傷の場合，それぞれの障害発生メカニズムにおいて問題となる肩関節アライメントが存在する．上腕二頭筋長頭腱の牽引が原因の非外傷性関節唇損傷はオーバーヘッドスポーツにおけるフォロースルー動作で生じる．これは肩関節の水平内転に伴い，上腕骨頭を肩甲骨から離開させる力が生じることで起きる．これを軽減する動きである水平内転方向への体幹回旋や肩甲骨の外転が起きないと，肩甲上腕関節上で過剰な水平内転や上腕骨頭離開が生じてしまう．

　　インターナルインピンジメントの場合では，肩関節外転・外旋位から水平外転が大きくなると関節唇への圧迫負荷が大きくなる[6]．これは投球などのコッキング動作で起きるHyperangulation として知られている 図2ⓑ．過剰な水平外転が肩甲上腕関節で起きてしまうことが問題であるが，その背景には肩甲骨の内転不足や上方回旋不足が原因となっていることが多い．

　　ピールバックは肩甲上腕関節の外旋が大きくなればなるほど上腕二頭筋長頭腱のねじれは強くなり，上方関節唇は牽引される．投球動作などにおける肩関節外旋は肩甲上腕関節の外旋と肩甲骨の後傾，胸椎の伸展が含まれているため[7]，後者2つの運動が小さくなると肩甲上腕関節の外旋が大きくなってしまう．

F．関節唇損傷のメディカルリハビリテーション

　　関節唇損傷による痛みは，肩甲上腕関節内での過剰な運動によって生じるが，スポーツ動作は肩甲骨や胸椎を含めた複合運動であるため，これらの運動を大きくすることにより機械的ストレスを緩衝することができる．まずは，問診や疼痛誘発テストの結果からどのストレスで痛みが生じているのかを推察し，肩甲骨や胸椎の運動を制限する機能的問題を改善することが重要である．

　　上腕二頭筋長頭腱の牽引によりフォロースルー動作で痛みが生じる場合は，肩甲上腕関節での水平内転と比べて肩甲骨外転，体幹回旋が制限されていることが多い．僧帽筋中部線維や菱形筋の伸張性が低下していると肩甲骨外転を制限するため，十分にストレッチを行う．前鋸筋は肩甲骨外転に作用するため，筋力低下を認める場合は積極的に強化する．まずは，背臥位で肩甲骨の前方突出運動を行い，必要に応じて徒手的に誘導しながら運動方向を理解させる 図6ⓐ．小胸筋も肩甲骨外転の主動作筋であるが，下方に回旋させる作用も有するため，肩甲骨上方回旋，後傾を保持した状態で行い小胸筋の活動を抑制する．運動が習熟したのを確認した後，重錘を把持して抵抗を加え，さらに水平内転方向に運動を行うことでフォロースルー動作に近づける 図6ⓑ．

　　インターナルインピンジメントによりコッキング動作で痛みが生じる場合は，肩甲骨内転を制限する機能低下に対してアプローチする．オーバーヘッドアスリートの多くは，非利き手側と比べて利き手側の肩甲骨が外転・前傾位を呈していることが多く，これは小胸筋の短縮を反映している可能性がある．小胸筋のストレッチとして，背臥位で肩水平外転，

178

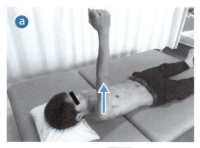 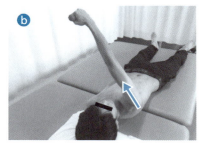

図6　背臥位での肩甲骨前方突出運動

背臥位で肩甲骨の前方突出運動を行う（ⓐ）．小胸筋の活動を抑制するために，肩甲骨上方回旋，後傾を保持した状態で行う．また，重錘を把持した状態から水平内転方向に運動を行うことで実際のフォロースルー動作に近づける（ⓑ）．

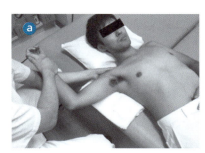 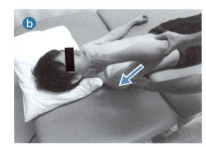

図7　小胸筋のストレッチ

小胸筋のストレッチとして，背臥位で肩水平外転，肩甲骨内転させる方法（ⓐ）と，肩屈曲30°位で肘を上腕骨長軸方向に押し上げる方法（ⓑ）の2種類がある．前者はインピンジメントを誘発し痛みが生じやすいため，特に急性期では後者の方法が推奨される．

肩甲骨内転させる方法が一般的であるが，急性期ではインピンジメントが誘発されやすい 図7ⓐ．肩屈曲30°位で肘を上腕骨長軸方向に押し上げる方法は，痛みを生じることなく小胸筋を伸張することができる[8] 図7ⓑ．また，僧帽筋中部・下部線維は肩甲骨内転に作用する重要な筋である．これらの筋を強化するために，腹臥位で肩水平外転を極力抑制しながら肩甲骨内転運動を行う．中部線維では肩外転90°位・内外旋中間位 図8ⓐ，下部線維では肩外転130°位・外旋位 図8ⓑ で行うが[9]，両者ともに肩甲挙筋，菱形筋の活動が優位になると下方回旋するため注意が必要である．

　コッキング動作で生じる痛みの原因としてピールバックが疑われる場合は，肩甲骨後傾，胸椎伸展方向への動きを改善し，相対的に肩甲上腕関節での外旋運動を少なくする必要がある．前述のとおり，小胸筋の伸張性が低下している場合はストレッチを行う．肩甲骨後傾を促すためには胸椎伸展と連動させながら行う．具体的には，ストレッチポール上で背臥位となり，腰椎伸展が入らないように腹部に力を入れながら肩甲骨後傾と胸椎伸展を同時に行う 図9ⓐ．その後，腹臥位でも同様の運動を行うが，この時に肘が下がらないように肩甲骨上方回旋を保持した状態で行う 図9ⓑ．

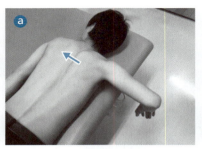 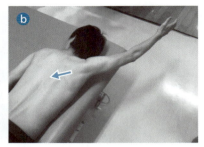

図8 腹臥位での肩甲骨内転運動

腹臥位で肩外転90°位・内外旋中間位から肩甲骨を内転させることにより，僧帽筋中部線維を強化する（ⓐ）．また，肩外転130°位・外旋位から肩甲骨を下制させながら内旋することにより，僧帽筋下部線維を強化する（ⓑ）．この時に，肩甲挙筋，菱形筋が過剰に収縮する肩甲骨下方回旋による代償運動が生じるため注意する．

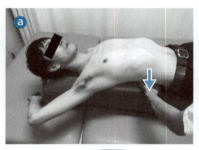 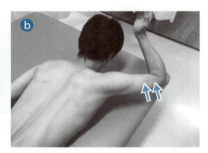

図9 肩甲骨後傾と胸椎伸展の複合運動

ストレッチポール上で肩甲骨後傾・胸椎伸展の複合運動を行う（ⓐ）．この時に，腰椎伸展による代償運動が生じやすいため，体幹屈筋群を収縮させた状態で行う．また，腹臥位で肩外転・外旋位から肘をベッドから浮かすようにして，肩甲骨後傾・胸椎伸展の複合運動を行う（ⓑ）．

G．関節唇損傷のアスレティックリハビリテーション

　　肩甲骨周囲筋力や胸椎の可動性が改善し，疼痛誘発テストで機械的ストレスを加えた際の痛みが消失した段階で徐々にトレーニングの強度を上げていく．オーバーヘッドスポーツにおける投球やスマッシュ動作は高速度かつ反復して行われるため，瞬間的に発揮する力や筋持久力を高める必要がある．

　　肘立て位での肩甲骨前方突出運動（Push-up plus）は，僧帽筋上部線維や大胸筋などの影響が少なく，前鋸筋の高い筋活動を得ることができる 図10ⓐ，ⓑ[10]．フォロースルー動作では，前鋸筋の求心性収縮に加えて僧帽筋中部・下部線維が遠心性に収縮することでボールリリース後の急激な減速に耐えることができ，結果として上腕二頭筋長頭腱への牽引ストレスが軽減される．したがって，回数をこなすだけでなく前方突出位で一定時間保持することにより，僧帽筋中部・下部線維の遠心性収縮を促し，胸郭に対する肩甲骨の安定性を高めることが重要である．さらに，ゴムチューブを両手で引きながら片脚を地面か

2 関節唇損傷

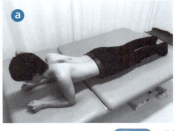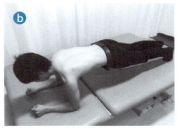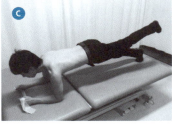

図10 肘立て位での肩甲骨前方突出運動（Push-up plus）
両側の前腕とつま先で体を支えた状態から肩甲骨を内転させ（ⓐ），肘を曲げないようにして肩甲骨前方突出運動を行う（ⓑ）．ゴムチューブを両手で引き，片方の脚を浮かせた状態で行うと負荷が増加する（ⓒ）．

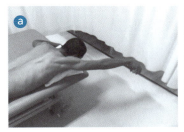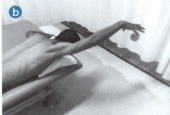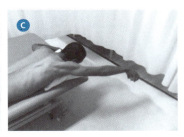

図11 腹臥位でのボール把握運動
腹臥位で肩甲骨内転を保持した状態でボールを把持し（ⓐ），リズミカルに"離す"（ⓑ），"握る"（ⓒ）を繰り返す．

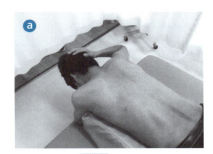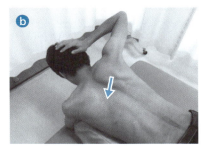

図12 投球側への体幹回旋と肩甲骨内転の複合運動
腹臥位で肩外転・外旋位から（ⓐ），投球側への体幹回旋と肩甲骨内転を同時に行う（ⓑ）．

ら浮かした状態で行うと，高負荷トレーニングとなるだけでなく下肢・体幹機能も同時に強化することができる 図10ⓒ．

インターナルインピンジメントを回避するための運動療法として，腹臥位での肩甲骨内転運動を紹介したが，この時期では筋持久力を高めるためにさらなる負荷を加えていく．具体的には肩外転130°位・内旋位で肩甲骨内転を保持し，ボールを地面に落とさないようリズミカルに"離す"，"握る"を繰り返す 図11．また，実際のコッキング動作を想定し，腹臥位で投球側への体幹回旋と肩甲骨内転を連動させながら行う 図12．さらに，ピール

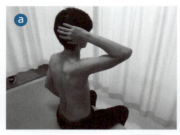 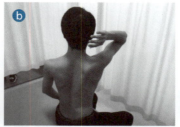 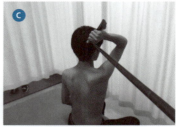

図 13　非投球側への体幹回旋と肩甲骨後傾の複合運動
座位で肩外転・外旋位から（ⓐ），非投球側への体幹回旋と肩甲骨後傾を同時に行う（ⓑ）．体幹と肩甲骨の協調した運動が可能となったら，ゴムチューブを使用して抵抗を加える（ⓒ）．

バックへの対応として，非投球側に体幹を回旋させると同時に肩甲骨後傾，胸椎伸展させ，可能であればゴムチューブを利用することにより抵抗を加える 図13．

■ 参考文献

1) Andrews JR, et al. Glenoid labrum tears related to the long head of the biceps. Am J Sports Med. 1985; 13: 337-41.
2) Curtis AS, et al. The peel-back mechanism: its role in producing and extending posterior type II SLAP lesions and its effect on SLAP repair rehabilitation. Arthroscopy. 2003; 19: 80-5.
3) Walch G, et al. Impingement of the deep surface of the supraspinatus tendon on the posterosuperior glenoid rim: An arthroscopic study. J Shoulder Elbow Surg. 1992; 1: 238-45.
4) Gerber C, et al. Impingement of the deep surface of the subscapularis tendon and the reflection pulley on the anterosuperior glenoid rim: a preliminary report. J Shoulder Elbow Surg. 2000; 9: 483-90.
5) Burkhart SS, et al. The peel-back mechanism: its role in producing and extending posterior type II SLAP lesions and its effect on SLAP repair rehabilitation. Arthroscopy. 1998; 14: 637-40.
6) Mihata T, et al. Excessive glenohumeral horizontal abduction as occurs during the late cocking phase of the throwing motion can be critical for internal impingement. Am J Sports Med. 2010; 38: 369-74.
7) Miyashita K, et al. Glenohumeral, scapular, and thoracic angles at maximum shoulder external rotation in throwing. Am J Sports Med. 2010; 38: 363-8.
8) Muraki T, et al. Lengthening of the pectoralis minor muscle during passive shoulder motions and stretching techniques: a cadaveric biomechanical study. Phys Ther. 2009; 89: 333-41.
9) Ekstrom RA, et al. Surface electromyographic analysis of exercises for the trapezius and serratus anterior muscles. J Orthop Sports Phys Ther. 2003; 33: 247-58.
10) Ludewig PM, et al. Relative balance of serratus anterior and upper trapezius muscle activity during push-up exercises. Am J Sports Med. 2004; 32: 484-93.

〈石川博明　村木孝行〉

3 肩関節不安定症

・はじめに

　スポーツ動作の中でも特にオーバーヘッドスポーツの動作においては，肩関節の正常な関節可動域の動作を超えて行うことがしばしばある．さらに，そのような動作を反復して行うことが多いため，オーバーヘッドスポーツ選手の肩関節可動域が一般健常者よりも大きくなることはごく自然なことである．特に外転位での外旋可動域が大きくなりやすく，その場合は肩関節の前方への弛みを伴うことが多い．また，外旋のような特定の方向だけでなく，全運動方向に正常を超える可動域をもつ選手もいる．このような肩関節は「柔らかい肩」として競技上の利点が多くあるが，一方で肩関節の脱臼や，運動時に疼痛を発生させるような損傷を引き起こしやすくなる．これらはオーバーヘッドスポーツ動作の遂行を妨げたり，動作時の肩関節可動域を制限したりする．したがって，脱臼や損傷を起こさせず，「柔らかい肩」を保つためのコンディショニングが重要となる．

　また，肩関節の弛みはなくても外傷によって脱臼が生じる外傷性肩関節不安定症もスポーツでは頻度の高い肩関節障害である．偶発的なものが多いが，動作スキルの問題で脱臼のリスクが高まる場合もある．特に脱臼を繰り返すと（反復性肩関節脱臼），日常生活でも容易に脱臼しやすくなるため，脱臼あるいは再脱臼を予防する上では動作スキルに対するアプローチも重要である．

A．症状と病態

　症状は脱臼や脱臼不安感，関節の違和感，だるさなどが主である．関節が緩い状態であるため，可動域が正常より大きくなることが多いが，脱臼不安感や違和感が強い場合は可動域が大きく制限されることもしばしばある．脱臼した際に，腱板や神経の損傷を合併することもあり，痛みや筋力低下を伴うことがある．

　肩関節不安定症は外傷性のものと非外傷性のもので分けることができる．外傷性の不安定症は関節構造を破綻させて脱臼するため，その後整復されても脱臼しやすい（不安定性）状態に陥る．破綻するのは脱臼した箇所の関節唇および関節包・靱帯である（Bankart 損傷）図1ⓐ．重症の場合は関節唇の下にある関節窩縁が欠損する（骨性 Bankart 損傷）．この欠損が大きいほど不安定性が高まる．また，上腕骨頭の後外側に欠損が生じる場合がある

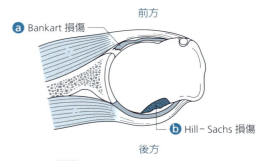

図1　肩関節脱臼時の損傷部位
ⓐ Bankart 損傷
ⓑ Hill–Sachs 損傷
前方／後方

（Hill-Sachs 損傷）図1ⓑ．

外傷性不安定症は構造が破たんしている部位の方向（単方向）に骨頭が大きく偏位するのに対し，非外傷性不安定症では多方向に偏位しやすい．関節包・靱帯が正常よりも緩いことが多いため，軟部組織の損傷や骨欠損などがほとんど生じることなく脱臼する．

B．障害発生メカニズム

この障害は上腕骨頭が変位し，関節窩の中心から外れてしまうことによって起きる．関節唇に乗り上げると亜脱臼，関節唇から外側に外れると脱臼となる．このような上腕骨頭の異常変位は外力，および筋の作用によって生じる 図2．

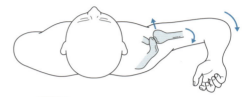

図2　前方脱臼のメカニズム

肩関節前方脱臼では外転，水平外転（または伸展），そして外旋の組み合わせで生じる．特に外傷性の場合は，前方から前下方の関節唇，関節包靱帯の損傷，および関節窩の欠損が生じ，関節の構造的な不安定性を増強させる．

後方脱臼では屈曲および水平内転の組み合せで生じる 図3．構造的には後方から後下方の関節唇や関節包の損傷および関節窩の欠損が生じやすく，後方組織が緩むため，後方へ脱臼する．

通常，脱臼は前記のように最終域可動域で生じるが関節包・靱帯の緩みが強い場合や骨欠損のような構造的破たんが重度の場合には筋の作用や外力によって中間域でも亜脱臼・脱臼してしまう．

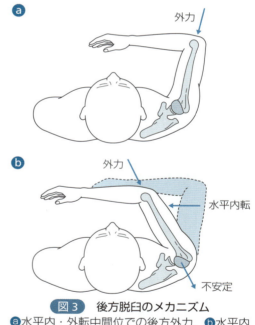

図3　後方脱臼のメカニズム
ⓐ水平内・外転中間位での後方外力，ⓑ水平内転位での後方外力．

C．整形外科的治療方法

肩関節のゆるみだけで関節可動域や筋力，スポーツ動作に問題がなければ，整形外科的な治療は必要とされない．整形外科的治療が必要となる主なケースは脱臼した時である．

脱臼が生じた場合には徒手整復が行われる．初回脱臼の場合，従来は徒手整復後に1～3週間程度の内旋位固定が行われていたが，最近では外旋位固定が再脱臼予防に有効とする

報告もある[1]. 反復性脱臼に対しては, 疼痛が軽減するまで三角巾などで安静を図り, 症状が軽快したら運動を許可する. 反復性脱臼の患者は自己整復できることも多く, 徒手整復が必要ない場合もしばしばある.

スポーツ動作時の再脱臼を予防するために, 肩関節の外転位外旋・水平外転を予防する脱臼予防装具を使用することもある.

D. 肩関節不安定症に関連する解剖学的特徴

肩関節は股関節と同じく球関節であるが, 大きな違いは関節窩の深さが浅いということである. そのため, 股関節に比べて上腕骨頭が関節窩上で大きく滑りやすくなる. 関節唇は浅い関節唇を深くする役割を持ち, 上腕骨頭の脱臼を抑制するのに寄与する 図4.

また, 関節包は関節窩以外の肩甲上腕関節をすべて覆い, あらゆる方向の運動を制動する作用を持つ. 関節包の前方には制動作用を補強すべく, 関節上腕靱帯の上部線維, 中部線維, 下部線維が走行している 図5. 上部線維は上方関節唇からか外側に斜走し, 中部, 下部と下方の線維になるにしたがって内側から外側へ横走する形になる.

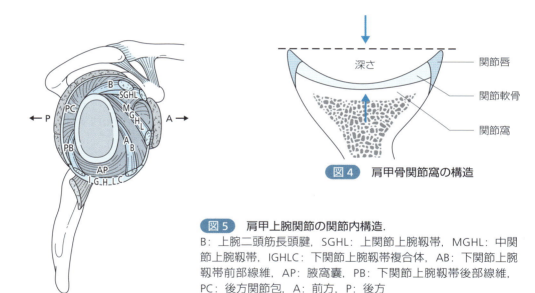

図4 肩甲骨関節窩の構造

図5 肩甲上腕関節の関節内構造.
B: 上腕二頭筋長頭腱, SGHL: 上関節上腕靱帯, MGHL: 中関節上腕靱帯, IGHLC: 下関節上腕靱帯複合体, AB: 下関節上腕靱帯前部線維, AP: 腋窩嚢, PB: 下関節上腕靱帯後部線維, PC: 後方関節包, A: 前方, P: 後方

E. 肩関節不安定症とアライメント(関節位置)の関連

肩関節の不安定性が生じやすい関節位置は肩甲上腕関節運動の最終域である. 最終域に近づくと上腕骨長軸の向きが関節窩面に対して平行に近づくため, 上腕骨頭が変位する力(脱臼する力)が強くなる. その状態では, 上腕骨頭の変位に対して骨性の支持が得られず, 結合組織に大きな負荷が加わり, 支えきれずに脱臼する. 特に結合組織が緩んでいたり, 破綻していたりする場合は容易に脱臼してしまう. したがって, 最終域を超えるような過

剰な肩甲上腕関節の関節位置は肩関節不安定症の症状が起きやすい．
　また，中間域では関節包や靱帯の緊張がほとんどなく，肩関節の安定性は筋の作用に依存する[2]．中間域において，関節窩面に平行に近い角度の作用線を持つ筋が強く収縮すると，上腕骨頭の偏位が生じて不安定になる 図6 ．このような作用線を持つ筋は表層の大きな筋に多い．肩甲骨が不適切な位置に保持されたり，適切に動かない場合は，上腕骨頭を関節窩に押し付ける力（求心力）を有する深層の腱板筋群などが収縮せず，表層の筋が収縮しやすくなることが多い．
　下方の安定性に関しても肩甲骨位置は重要である．上肢下垂位では上方関節包や上関節上腕靱帯など上部の結合組織が緊張し，上腕骨頭の下方偏位を制動している．しかし，肩甲骨が下方回旋しているとこれらの組織が緩み，関節窩も下方を向くため，肩関節は下方への不安定性を生じてしまう[3] 図7 ．

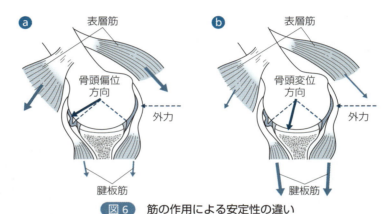

図6　筋の作用による安定性の違い
表層筋の作用が大きく腱板筋の作用が小さいため上腕骨頭の偏位方向が関節窩を外れる ⓐ．逆に，腱板筋の作用が大きく表層筋の作用が小さければ上腕骨頭は関節窩内に向かって偏位する ⓑ．

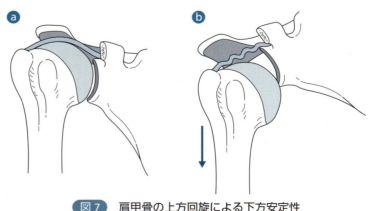

図7　肩甲骨の上方回旋による下方安定性
ⓐ上方回旋位，ⓑ下方回旋位．

F．肩関節不安定症のメディカルリハビリテーション

　肩関節不安定症の原因が外傷である場合，組織損傷の程度が大きく脱臼を繰り返す症例では手術療法が選択されるため，初回脱臼のみ保存療法の適応となる．約3週間固定した後にリハビリが開始となるが，開始直後は，長期の固定や再脱臼への不安感から三角筋や大胸筋などの表層に位置する筋の緊張が高まりやすい．このような症例ではマッサージなどのリラクセーションを十分に行い，緊張によって生じる痛みや可動域制限を改善する．また，表層筋の過剰収縮は上腕骨頭を変位させる力を生み，特に水平内転や内旋時に大胸筋が強く収縮することによって前方への不安定性が増大する．したがって，大胸筋を触知しフィードバックしながら自動介助運動を行い，正常な上腕骨頭運動を学習する 図8 ．また，患者自身で運動が可能となったら，重錘やゴムチューブを用いて抵抗を加えながら内外旋運動を行い，腱板の筋力強化を図る（1肩峰下インピンジメント症候群を参照）．

　非外傷性の不安定症では，安静時痛が強い場合のみ局所の安静を図るが，基本的には軟部組織の損傷を認めないため，早期からリハビリを開始する．表層筋の緊張が高い場合は，外傷性の不安定性と同様にリラクセーションや自動介助運動を施行した後に腱板の筋力強化を図る．また，肩甲上腕関節が緩い状態であるため，肩甲骨を動かす機会が少なく肩甲

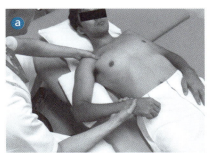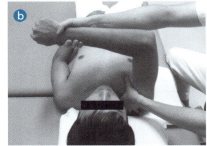

図8 背臥位での自動介助運動（肩関節内旋，水平内転）
自動介助での肩内旋ⓐ，水平内転ⓑを行う．この時に大胸筋を触知しながら活動を抑制し，正常な上腕骨頭運動を獲得する．

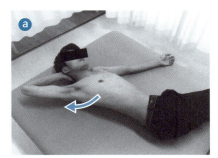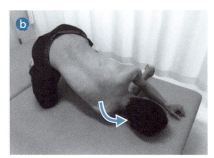

図9 胸郭のストレッチ
側臥位で投球側への体幹回旋ⓐおよび四つ這いで非投球側への体幹回旋ⓑを行い，胸郭の柔軟性を改善する．

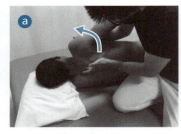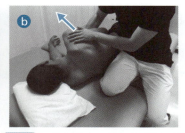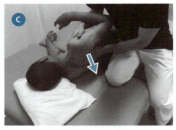

図10　肩甲胸郭関節の可動域訓練

側臥位で肩甲骨を上方回旋ⓐ，外転ⓑ，内転ⓒ方向に他動的に動かし，肩甲胸郭関節の可動性を改善させる．

胸郭関節の可動性が低下していることが多い．腱板だけでなく肩甲骨周囲筋の活動は動的な安定化機構として重要な役割を担っており，上腕骨の運動方向に対して関節窩が追従することで安定性を保っている．まずは，土台となる胸郭の柔軟性を改善し 図9 ，肩甲胸郭関節の可動域訓練を行う 図10 ．また，肩甲胸郭関節の可動性が改善したら，前鋸筋や僧帽筋中部・下部線維などの筋力強化を図る（ 2 関節唇損傷を参照）．

G．肩関節不安定症のアスレティックリハビリテーション

　動的な安定化機構である腱板や肩甲骨周囲筋機能の改善が得られたら，動作スキルを見直し，実際の競技場面での脱臼不安感や痛みの消失，脱臼の再発予防を目指す．前述したように，外傷性不安定症では単方向にのみ骨頭が変位するのに対し，非外傷性不安定性では多方向に偏位しやすい．脱臼や亜脱臼が生じる方向によってアプローチ方法が異なるため，どの方向で脱臼不安感や痛みが生じるのかを評価し，その原因となる動作を改善させることが重要である．

　肩関節前方脱臼の場合は，肩外転，水平外転に加えて外旋が強制された時に脱臼が生じる．この時に，肩甲骨が内転方向に動き上腕骨を追従することによって脱臼を回避することができる．まずは，バランスボールを利用して肩甲骨内転を意識しながら水平外転を行い，さらに体幹の回旋を加えることにより肩甲骨と体幹の協調した動きを獲得する 図11 ．また，スポーツ動作では速い動きの中で，瞬時に反応し筋を収縮させる必要があるため，プライオメトリクスの要素を取り入れた瞬発力トレーニングを行う 図12 ．

　後方脱臼では，肩屈曲，水平内転が強制された時に脱臼が生じる．この場合は肩甲骨が外転方向に動くことにより，関節窩に対する上腕骨の安定性が保たれる．前方脱臼に対するアプローチと同様にバランスボールを利用して肩甲骨外転運動を促し 図13ⓐ ，より負荷を強めるために体幹回旋筋群のトレーニングと組み合わせて行う 図13ⓑ ．運動のスピードや回数を増やすことで瞬発力や筋持久力を強化することができるが，肩甲上腕関節での単独の運動になりやすいため，肩甲骨や体幹との運動連鎖を十分に意識して行う．

　下方脱臼では，肩屈曲した際に脱臼が生じるが，このような症例では肩甲骨上方回旋が不足していることが多く，結果として下方への不安定性が増大する．トレーニングとして

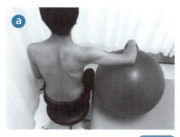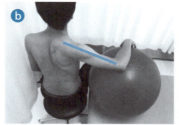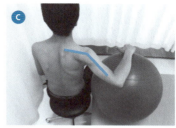

図11　バランスボールを利用した肩甲骨内転運動
座位でバランスボールの上に前腕を乗せた状態からⓐ，肩甲骨内転，体幹回旋運動を行うⓑ．この時に，肩甲上腕関節での水平外転が大きくならないように注意するⓒ．

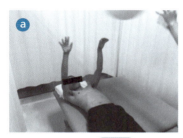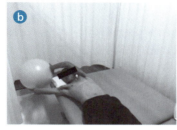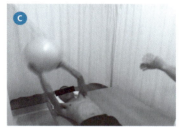

図12　プライオメトリクスの要素を取り入れた瞬発力トレーニング
セラピストがバランスボールを投げⓐ，そのボールをキャッチしⓑ，素早く返球するⓒ．ボールをキャッチする時は肩甲骨内転，返球する時は肩甲骨外転を意識して行う．

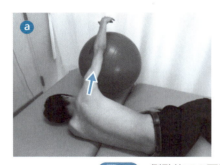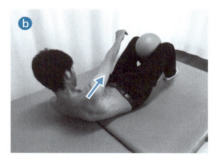

図13　側臥位での肩甲骨外転と体幹回旋運動
側臥位でバランスボールの上に前腕を乗せた状態から，肩甲骨を外転させるⓐ．さらに，背臥位で体幹回旋を伴わせることにより肩甲骨と体幹の協調した動きを獲得するⓑ．

は，立位で壁にボールを押し当てた状態から肩を挙上させる．この時に肩甲骨下角を外側に押し上げるように意識すると上方回旋を促しやすい図14．また，上方回旋不足の根底にある原因として，姿勢異常（胸椎屈曲位）が関与していると考えられているため[4,5]，骨盤帯や下肢を含めた全身の姿勢に対するアプローチが重要となる．

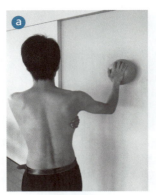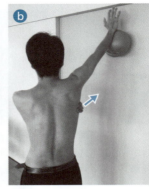

図14 立位での肩甲骨上方回旋運動
立位で壁にボールを押し当てた状態から@a, ボールを転がすようにして肩を挙上させる@b. この時に, 反対側の手で肩甲骨下角を触知し, 下角を外側に押し上げるようにすると上方回旋を促しやすい.

■ 参考文献
1) Itoi E, et al. Immobilization in external rotation after shoulder dislocation reduces the risk of recurrence. A randomized controlled trial. J Bone Joint Surg Am. 2007; 89: 2124-31.
2) Lippitt S, et al. Mechanisms of glenohumeral joint stability. Clin Orthop Relat Res. 1993; 291: 20-8.
3) Itoi E, et al. Scapular inclination and inferior stability of the shoulder. J Shoulder Elbow Surg. 1992; 1: 131-9.
4) Kebaetse, et al. Thoracic position effect on shoulder range of motion, strength, and three-dimensional scapular kinematics. Arch Phys Med Rehabil. 1999; 80: 945-50.
5) Finley, et al. Effect of sitting posture on 3-dimensional scapular kinematics measured by skin-mounted electromagnetic tracking sensors. Arch Phys Med Rehabil. 2003; 84: 563-8.

〈石川博明　村木孝行〉

4 肩関節障害に対する体幹筋トレーニング介入効果のエビデンス

　肩関節障害は，ラグビーなどのコンタクトスポーツにおいては急性外傷，野球やハンドボールなどのオーバーヘッドスポーツではオーバーユース障害が多く発生する．それぞれのスポーツ種目において肩関節障害の予防は欠かせないものであるが，下肢障害に比べると予防トレーニングに関するエビデンスが少ないのが現状である．肩関節障害に関する研究としては，野球やハンドボールといったオーバーハンドスポーツの選手を対象とした研究が多く，障害のリスクファクター抽出やリハビリテーション・予防トレーニングに関する内容が報告されている．

　肩関節障害のリスクファクターとして，肩関節の内外旋総合可動域，内旋可動域，外旋筋力，肩甲骨ディスキネシスなどが挙げられているが[1]，体幹安定性の低下も肩関節障害のリスクを増大させるといわれている[2]．Kibler は，体幹安定性を「スポーツ動作時の適切な力の産生，四肢への力の伝達のために体幹の動作や位置をコントロールする能力」[3]としており，この体幹安定性の欠落は肩関節の障害を引き起こすと述べている[3,4]．

　体幹安定性を片脚立位時の骨盤挙動により評価した研究では，骨盤の前後傾動作が大きい（8°以上）投手はシーズン中の障害発生（肩関節障害を含む）が多いことが報告されている[5]．また，このような閉眼片脚立位バランスは肩関節障害のリスクファクターである肩甲骨ディスキネシスと関連があるとも報告されている[6]．肩甲骨が安定した状態ではローテーターカフの筋活動が増加することからも，体幹安定性が優れた選手では上肢の関節や筋にかかる負担を軽減させることができると推察される．つまり，体幹筋の適切な活動によるスポーツ動作中の安定した姿勢保持や効率的なエネルギーの産生・伝達は重要であり，特に腰椎骨盤や肩甲帯のアライメントや動作をコントロールする能力が求められる．そのため，肩関節障害の予防には肩関節周囲筋のエクササイズのみではなく，腰背部・骨盤周辺のコントロールを意識した体幹安定化エクササイズも実施する必要がある．

　近年，競技団体においてウォーミングアップとしての障害予防プログラムが考案されており，ハンドボールでは OSTRC shoulder injury prevention program[7]，サッカーでは FIFA the 11 + Shoulder[8]が発表されており，いずれのプログラムにも体幹安定性の向上を目的としたトレーニングが含まれている．また，Wilk らはオーバーヘッドスローアスリートの障害予防において，肩関節の内外旋筋力のトレーニングだけでは不十分であり，サイドブリッジやプローンブリッジなどを行うことで体幹筋と肩関節周囲筋を刺激し，双方の安定性を向上させることが重要である[9]と述べていることからも，体幹へのアプローチは欠かせないものとなっている．

　肩関節障害に対する介入研究において，体幹トレーニングのみの効果を検証した報告はないが，肩関節周囲筋のトレーニングと体幹トレーニングを組み合わせた複合的な障害予防プログラムのトレーニング効果についての報告はいくつかみられる．

　Anderson らは，男女のハンドボール選手を介入チームと対照チームに分類し，シーズ

〔Ⅲ　各論〕第6章　肩・肩甲帯

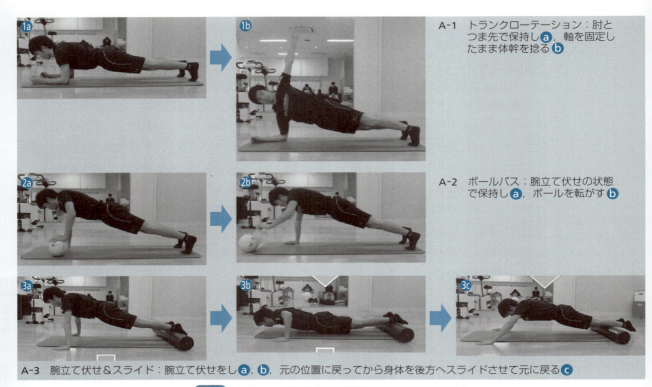

図1　OSTRCが推奨する肩関節障害予防プログラム
（Andersson SH, et al. Br J Sports Med. bjsports-2016-096226. doi: 10.1136/bjsports-2016-096226. 2016）

ン中の肩関節オーバーユース障害の有病率を調査した[7]．介入チームで OSTRC shoulder injury prevention program を実施した結果，シーズン中の有病率が17％であり，コントロール群の23％よりも低い有病率となり，28％低いリスクを示した．よって，エリートハンドボール選手のオーバーユース障害の有病率を減少させることが示唆された．

　女子ハンドボール選手を対象とした他の研究では，介入群のシーズン中のウォーミングアップにプッシュアップなどの予防エクササイズ3種目を追加した結果，開始時には介入群で34％，コントロール群では23％の選手が肩の痛みを訴えていたが，終了時には介入群11％，コントロール群36％となり，女子ハンドボール選手の肩関節障害予防に対してポジティブな効果が示された[10]．

　Hadala ら[11]は，ヨット選手への介入として試合時のウォーミングアップに体幹エクササイズを含む予防プログラムを実施したところ，肩・首の障害リスクが有意に減少したと報告している．

　以上のように肩関節障害に対する障害予防プログラムの効果を検証した報告は多くないが，肩関節周囲筋のトレーニングやケアと体幹トレーニングを組み合わせた障害予防プログラムをウォーミングアップとして実施することで肩関節障害が減少することが示されている．これは体幹安定性の向上による肩関節への負荷軽減や肩関節周囲筋の適切な力発揮が可能になったためであると考えられる．したがって，肩関節周囲筋の強化やケアも大切

4 肩関節障害に対する体幹筋トレーニング介入効果のエビデンス

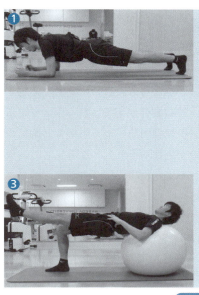
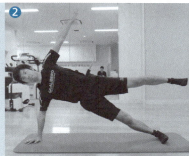
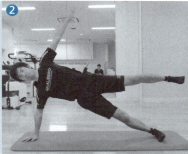
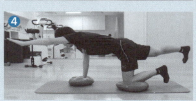

❶ プローンブリッジ
❷ サイドブリッジ
❸ バランスボールに背中を乗せて片脚挙上
❹ バランスディスク上で手と膝で身体を支え，対側の上下肢を挙上

図2 Hadaraらの介入プログラム
(Hadala M, et al. Med Sci Sports Exerc. 2009; 41: 1587-96)

であるが，体幹安定性を向上させるトレーニングも行うことが重要であるといえる．今後の課題としては，体幹トレーニング単独での効果検証やトレーニング後の動作や筋活動などの変化を明らかにし，より効果的な予防プログラムについて検討してくことが必要である．

■ 参考文献

1) Clarsen B, et al. Reduced glenohumeral rotation, external rotation weakness and scapular dyskinesis are risk factors for shoulder injuries among elite male handball players: a prospective cohort study. Br J Sports Med. 2014; 48: 1327-33.
2) Silfies SP, et al. Critical review of the impact of core stability on upper extremity athletic injury and performance. Braz J Phys Ther. 2015; 19: 360-8.
3) Kibler WB, et al. The role of core stability in athletic function. Sports Med. 2006; 36: 189-98.
4) Burkhart SS, et al. The disabled throwing shoulder: spectrum of pathology Part I: pathoanatomy and biomechanics. Arthroscopy. 2003; 19: 404-20.
5) Choudhari AM, et al. Lumbopelvic control and days missed because of injury in professional baseball pitchers. Am J Sports Med. 2014; 42: 2734-40.
6) Radwan A, et al. Is there a relation between shoulder dysfunction and core instability? Int J Sports Phys Ther. 2014; 9: 8-13.
7) Andersson SH, et al. Preventing overuse shoulder injuries among throwing athletes: a cluster-randomised controlled trial in 660 elite handball players. Br J Sports Med. 2017; 51: 1073-80.
8) Ejnisman B, et al. Shoulder injuries in soccer goalkeepers: review and development of a FIFA 11+ shoulder injury prevention program. Open Access J Sports Med. 2016; 7: 75-80.
9) Wilk KE, et al. Rehabilitation of the overhead throwing athlete: There Is more to It than just external rotation/internal rotation strengthening. PM R. 2016; 8: S78-90.
10) Østerås H, et al. Effects of a strength-training program for shoulder complaint prevention in female team handball athletes. A pilot study. J Sports Med Phys Fitness. 2015; 55: 761-7.
11) Hadala M et al. Different strategies for sports injury prevention in an America's Cup yachting crew. Med Sci Sports Exerc. 2009; 41: 1587-96.

〈今井 厚〉

5 上肢（肩・肘）障害に対する体幹筋トレーニングの紹介

　上肢障害は，肩・肘いずれの障害においても上肢にかかる負荷に対し全身的な応答が求められる．すなわち，上肢によって「投げる」「打つ」等の動作が実施される際，肩甲帯以遠の筋活動のみではなく，前鋸筋や菱形筋といった肩甲骨周囲筋による肩甲骨と胸郭の連結，そして何より腹筋群・背筋群の収縮による体幹の安定性が不可欠となる．もし，仮に肩甲帯や体幹の固定が不十分となれば，肩甲骨以遠が不安定な環境にさらされ，結果として肩ないしは肘，手関節など末梢関節にストレスが集中することになる．

　しかし，特に overhead sports では肩甲帯と体幹の固定は容易ではない．上肢挙上に伴う肩甲骨の後傾に対し[1]，胸郭にはその形状が対応可能となるだけの柔軟性が求められる．もし胸郭の柔軟性が不十分であれば，上肢挙上に伴う脊柱伸展[2]の際に胸郭が剛体となって浮上することになり，腰椎伸展での代償が生じる．逆に言えば，腹斜筋群により胸郭下縁を下制し骨盤との連結が十分に行われなければ[3]，空間上での胸郭の運動が行われるのは困難となる．

　また，上肢下垂位では腹筋群の活動が円滑に行えたとしても，上肢挙上位で同様に腹筋群による体幹安定性が担保されているわけではない．上肢障害で必要な体幹安定性を維持するためには，胸郭の柔軟性と胸郭下縁を下制する腹斜筋群の活動が不可欠である．よって，上肢障害に対する体幹トレーニングとしては，目的とする動作に必要な上肢の位置で体幹が安定する必要がある．

　筆者は，上肢障害に対する体幹トレーニングを以下の展開で進めている．
① 腹臥位での上肢運動に対する体幹安定性
② 肩甲帯での支持による体幹安定化
③ 肩甲帯支持下での上肢挙上と体幹安定化
④ 上肢支持下での上肢挙上と体幹安定性化
⑤ 上下肢支持下での体幹安定化～様々な肢位における上肢挙上位での体幹安定化

　基本的には中枢側から安定化を図り，徐々に運動を遠位に広げることで負荷も漸増していく．よって，基本的には肩関節と体幹の連動を獲得したのちに肘関節と体幹の連動へと進めていく．

　本項では，主に腹斜筋群が活動する側腹部の収縮と上肢帯との連動を促し，挙上位で上肢に生じる負荷に対応する体幹筋活動向上を狙ったトレーニングについて順を追って紹介する．

A．腹臥位での上肢運動に対し腹筋群が収縮するか

・Prone：アームハイ（arm high）図1

そもそも，腹筋群の固定を維持した状態で上肢挙上が可能か否か？ という観点は評価として重要である．まず腹筋群を収縮し，骨盤の前傾を抑制した状態で肩甲骨を内転，腹筋群の活動が維持できる範囲で上肢挙上を行う．胸郭の柔軟性が不十分であれば胸椎の分節的な伸展運動は確認できず腰椎伸展で代償することになり，腹筋群の活動が背筋群に対し不十分であれば上肢挙上に伴って腹筋は弛緩し，腰椎伸展が生じることになる．

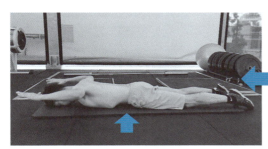
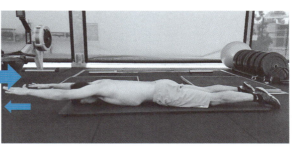

図1 Prone：アームハイ

B．肩甲帯での支持による体幹安定性

(1) Elbow-knee：アームハイ 図2

第5章 腰部障害の体幹トレーニングにおいてもフロントブリッジ（front bridge）のElbow-kneeを解説しているが，上肢と体幹の連動を促すトレーニングとしてElbow-knee姿勢からの片手挙げが有効である．「Ⅱ．体幹筋トレーニングのエビデンス」で解説されているように，ワイヤー筋電を用いフロントブリッジ（Elbow-toe）の筋活動を確認すると，片手挙上では挙上側腹横筋と支持側外腹斜筋の筋活動向上が認められている．よって，左右上肢の挙上において明らかな安定性の差が確認される場合，側腹部の筋群による固定能力の左右差と位置づけることができ，これが上肢—体幹の固定連動能の左右差ととられている．このとき，Elbow-toe姿勢では大腿直筋の努力量が大きいことも同様に確認されていることから，上肢—体幹の連動性向上にはElbow-knee姿勢が望ましいと考えている．

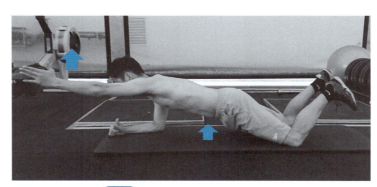

図2 Elbow-knee：アームハイ

(2) Elbow-knee: ツイスト（Twist） 図3

「投げる」「打つ」など多くの上肢を用いたスポーツ動作では，スイング動作すなわち体幹回旋を力源とした動作が軸となる．このとき，当然，ただ他動的回旋可動性が高ければよい訳ではなく，体幹の筋群全体が固定と回旋を同時に司ることになる．

よって，アームハイで体幹安定性が確保された後，腹筋群の収縮を維持した状態で胸郭の回旋を促すツイスト動作を行うことで，スイング動作につながるトレーニングとなる．このとき，腹筋群により肋骨下縁が固定され，骨盤を水平位に保ったまま胸郭のみを選択的に回旋することで，体幹全体がまんべんなく回旋することにつながる．

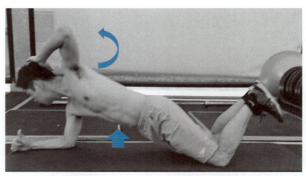

図3 Elbow-knee: ツイスト

C. 肩甲帯での支持下での上肢挙上と体幹安定性

・Elbow-toe: Pole slide 図4

まず，発達過程ではパピーポジションと呼ばれる肘立位をとる．この姿勢は上肢そのものの筋力の影響を軽減させた姿勢であり，発育発達において肩甲帯の安定性を獲得する意味をもつ．

この肘立姿勢を利用し，まず上肢帯中枢側である肩甲帯の安定性を積極的に向上させる．例えば，図の様にポールに足を乗せた肘立位姿勢から尾側に転がし，上肢挙上位となることで肩甲帯と体幹の安定性向上を狙う．

上肢挙上時に腹筋の収縮が不足すると体幹のアライメント維持が困難となる．

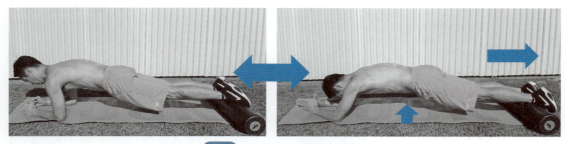

図4 Elbow-toe: Pole slide

D．上肢での支持下での上肢挙上と体幹安定性

(1) Sling：Arm raise 図5

On elbow で肩甲帯の安定性が獲得された後に，肘伸展位にて上肢そのものの筋力と肩甲帯・体幹の連動を促すトレーニングに移行すべきである．

スリングやスライドボード，ローラーを用いて同様のトレーニングが実施されているが，いずれのツールを用いたとしても，上肢と体幹の連動を促す目的で実施する場合は股関節伸展位を維持すべきと考えている．つまり，ここではあくまで上肢の運動に対し体幹の固定能力が十分か否かと捉えるべきであり，股関節の屈曲伸展運動は代償運動と捉えている．

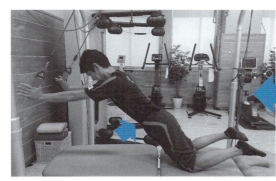
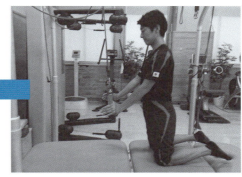

図5 Sling：Arm raise

(2) Sling：プルアップ（Pull up）図6

ロールダウンは前方への負荷であるが，逆方向の前方からのプル動作に対する腹筋群による固定を課題とするのがプルアップである．

広背筋を初めとする肩関節伸展筋群に対し，腹筋群の先行収縮による体幹の固定が十分になされなければ，起き上がりモーメントが肩のみならず体幹内部に発生し腰椎伸展運動が生じることになる．よって，腹筋群による固定不足はパワー伝達が非効率となるだけでなく，上肢への過負荷や脊柱体幹への負荷が発生することになり注意を要する．

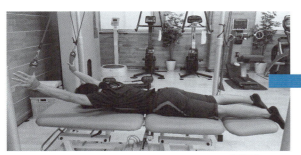
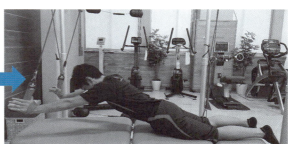

図6 Sling：プルアップ

E. 上下肢による支持下での体幹安定性
── 様々な肢位における上肢挙上位での体幹安定化

(1) V シットアップ：上半身　図7

伝統的に実施されている腹筋運動の一種であるが，上肢挙上位・下肢伸展位で股関節の屈曲伸展を主体として起こる運動であり，上肢−体幹，下肢−体幹の連動を促すトレーニングとして極めて有効である．ここでは上肢と体幹の連動を強調する意味で，下肢は45°挙上位で固定し，上半身のみ上げ下ろしを実施，負荷を上げる場合にはボールの受け渡しを上下肢間で行う．

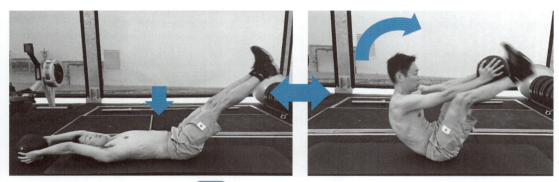

図7　V シットアップ（上半身）

(2) Stabilized push up　図8

いわゆる腕立て伏せはフロントブリッジ姿勢であり，体幹スタビリティトレーニングとしての側面をもつ．そこで，体幹に対しさらに負荷を加えるため足部をポール上に乗せた状態での腕立て伏せを実施する．

この姿勢では，ポールの転がりから前後に不安定性が生じ，より強力な体幹固定と上肢帯の運動が求められることになる．

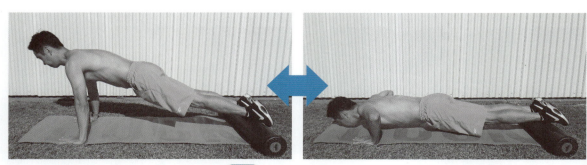

図8　Stabilized push up

(3) Rat pull down 図9

これも極めて一般的な広背筋を始めとする背筋群のトレーニングである．しかし，広背筋の収縮に伴い腰椎過前弯を生じた姿勢で実施している選手を散見する．広背筋と胸腰筋膜の走行を考えると，プル動作に伴い腰椎伸展のストレスが発生し，腹筋群による適切な固定がなされないと腰椎過前弯の姿勢となる．前述のように，プル動作の非効率化とともに腰椎への伸展ストレスが発生するリスクを生じることになる．よって，腹筋の先行収縮を促し，かつ牽引関節である尺側優位となるよう小指グリップを意識したプル動作を実施する．

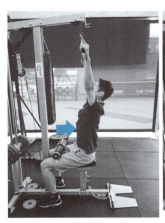
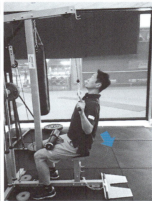
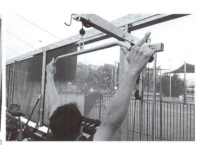

図9　Rat pull down

(4) シャクトリ虫エクササイズ 図10

上肢挙上位からのスイングに対し，下肢でボールを転がしながら腹筋群の活動で骨盤を引き上げることになる．腹筋群と上下肢の連動が不十分であれば上肢ないしは下肢に過負荷が生じることになる．全身でまんべんなく動かすことができれば，力まず軽快でスムーズな動きが実現する．

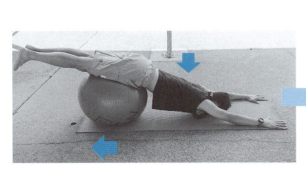
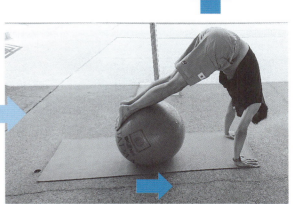

図10　シャクトリ虫エクササイズ

(5) Side trunk arc：立位 図11

　立位姿勢での側屈運動では，股関節外側・側腹部・胸郭側面が一体となることで滑らかなアーチを形成することが可能となる．一方，柔軟性と固定性がアンバランスである場合，一部分に可動や筋活動の努力量が集中することになる．とくに，上肢挙上位で負荷をかけたときの分節的な動的安定性が求められる．

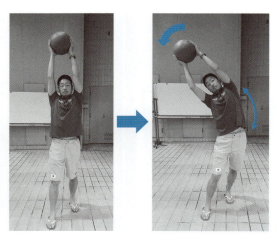

図11　Side trunk arc（立位）

(6) Prone push 図12

　最終的に，上肢挙上位で負荷をかけた際に体幹筋が活動するか？　が最も重要である．上肢挙上位での負荷に対し適切なタイミングで適切な体幹筋の活動量が獲得されなければならず，これを上肢障害に対して求められる体幹筋活動と考えている．よって，前述の過程を経ることで上肢体幹の連動性向上が期待される．Prone pushは上肢挙上位で床を押すことで体幹筋活動の反応を確認できるトレーニングでもあり評価でもある．

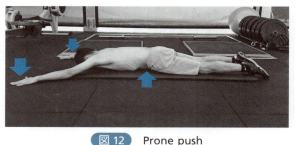

図12　Prone push

■ 文献

1) McClure PW, et al. Direct 3-dimension measurement of scapular kinematics during dynamic movement in vivo. J shoulder Elbow Surg, 10: 2004, 269-77.
2) Kapandji. 関節の生理学，荻島秀男，監訳，島田智明，訳．東京：医歯薬出版．1986, p66.
3) 柿崎藤泰. 下位胸郭の内方化. 胸郭運動システムの再建法，三輪書店．2016, p52-3.

（小泉圭介）

第7章 肘部

1 内側側副靱帯（MCL）損傷

・はじめに

　野球肘は，発症時の年齢により，その損傷部位が異なる．内側上顆骨端線が完全に閉鎖する15歳以降では，肘内側側副靱帯（MCL）損傷が発生する．治療には長期間の安静を要することが多く，近年では，手術例も増加する傾向があり[1,2]，予防が重要である．

A．症状と病態

　投球時の肩最大外旋の直前（胸を張った瞬間）やリリース直後に疼痛を訴えることが多い[3]．肘の屈曲，伸展時の運動時痛や外反不安定性を呈す．多くが慢性的な発症であり，徐々に疼痛が増悪するが，ときにピッチングや遠投時などに急激な疼痛が発生するなど，急性損傷もありうる．

B．障害発生メカニズム

　投球時，肘関節にかかる外反トルクは2峰性となり，肩最大外旋の直前と，リリース直後にピークを迎える[4]．この外反トルクにより，MCLに伸長ストレスが加わることで損傷する．投球動作の不良も指摘されており，体幹の早期回旋[5]（いわゆる"身体の開き"）や体幹の側屈が過度に起こる[6]と，肘外反トルクが増大する．

C．整形外科的治療法

　治療の第1選択は保存療法である．しかし，外反不安定性が残存するなど，保存療法に抵抗する場合には，観血的療法が選択される．

D. 肘関節の解剖学的特徴

(1) 肘関節の靱帯による構造安定化機構

肘関節の外反制動機構としては，MCL がその主な制動機構としてあげられる．MCL は前斜走線維（AOL）と後斜走線維（POL）に分かれ，肘の外反制動に寄与する 図1 ．AOL は肘外反制動の第 1 のスタビライザーであり，肘の角度に関わらず靱帯長は一定である．それに対し，POL は第 2 の肘外反制動機構であり，肘の屈曲角増大に伴い伸張される．また，POL は後内側回旋安定性にも寄与するといわれ[7]，尺骨の内旋方向への動きも制動する．

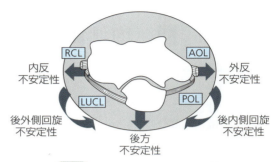

図1 肘関節の静的安定化機構

(2) 肘関節周囲筋による機能的安定化機構

前腕回内屈筋群が肘関節の動的外反制動機能を有する．特に尺側手根屈筋，浅指屈筋が重要な役割を果たす[8]．また，上腕三頭筋も肘頭を固定することで肘関節の動的安定性に関与する．中でも上腕三頭筋内側頭は尺骨過内旋の動的制動の役割をもつ．

E. MCL 損傷と安定化機構や上肢アライメントとの関連 図2

肘関節の伸展に伴い尺骨は生理的に外反し[9]，屈曲に伴い内旋する[10]．MCL 損傷選手の典型的なアライメントとして，肘関節外反，前腕回内アライメントを呈す．これは投球時の繰り返しの肘外反と前腕回内運動により形成される．また投球時の急激な肘伸展運動に対し，上腕屈筋群はブレーキングを行う[11]．上腕屈筋の中でも肘外反作用を有する腕橈骨筋のタイトネスは肘伸展時の尺骨外反を増大させ，AOL を持続的に伸張し，慢性的な肘伸展時痛の原因となる．また前腕回内アライメントでの肘屈曲運動は尺骨内旋を増大させる[10]．POL の張力が増大することで，肘屈曲時痛の原因にもなる．

MCL 損傷では，投球時に肘外反トルクが増大する肩最大外旋付近での胸郭，肩甲骨アライメントも重要である．肩最大外旋時の胸椎伸展，肩甲骨後傾が減少すると，肩甲上腕関節の過外旋や肘関節外反による代償が起こる．これにより，肘関節に加わる外反ストレスがさらに増大することとなる．

肘 MCL 損傷に多くみられる投球動作の不良なパターンとして，足接地から肩最大外旋までの間の肩外転角減少，いわゆる"肘下がり"があげられる[12]．"肘下がり"の原因は体幹の過度の側屈によるところが大きく，足接地から肩最大外旋にかけて体幹が過度に側屈することで，相対的に肩外転角が減少する[3]．前述したとおり，体幹の側屈は肘外反トル

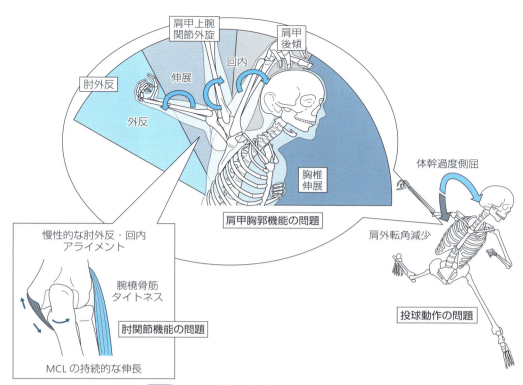

図2 MCL損傷と上肢アライメントとの関連

クを増大させる[6]．加えて，肩外転角の減少は肩甲骨の後傾を減少させる．関節上腕靱帯や大胸筋の緊張も増大し，肩甲上腕関節での外旋も制限される．"肘下がり"による肩甲骨後傾減少と肩関節外旋減少は肘関節への外反ストレスを増大させ，MCL損傷のリスクが高まる．

　足接地後の体幹の過度の側屈の原因の多くは，片脚立位から重心を前方に移動させる際の骨盤後傾や体幹伸展，体幹の投球方向への偏位が原因となることが多い．骨盤に対する体幹の矢状面・前額面上での異常運動を抑制することで，肘関節にかかる負担を減弱することが可能となる．

F．MCL損傷のメディカルリハビリテーション

　MCL損傷のメディカルリハビリテーションでは，肘運動時の内側部痛を減弱させる．
- 微弱電流や超音波（非温熱）を用い，MCLの治癒促進や周囲の腫脹の軽減を図る．
- 肘伸展時痛には，腕橈骨筋の柔軟性の改善を図り，過度の肘外反を軽減する 図3ⓐ．
- 肘屈曲時痛には，尺骨を外旋方向にモビライゼーションし，尺骨の過内旋を改善する 図3ⓑ．
- 尺骨外反・内旋アライメントが改善された後，MCLと回内屈筋群の滑走性を改善させ，肘内側部痛を改善する 図3ⓒ．

〔Ⅲ 各論〕第7章 肘部

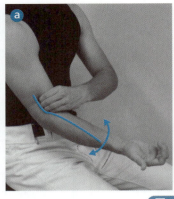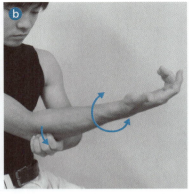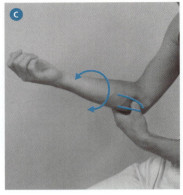

図3 MCL損傷のメディカルリハビリテーション
ⓐ腕橈骨筋の柔軟性改善：腕橈骨筋起始部や内側縁を把持し，肘屈伸や前腕回内外を行う．
ⓑ尺骨外旋誘導：尺骨近位部橈側より尺側に引っ張りながら，前腕を回外する．
ⓒ回内屈筋群の滑走性改善：回内屈筋群の前縁・後縁に指を入れ，前腕回内外を行う．

G．MCL損傷のアスレティックリハビリテーション

(1) 肘関節周囲筋機能の改善

- 肘の屈曲・伸展時痛消失後，浅指屈筋 図4ⓐ・尺側手根屈筋 図4ⓑ・上腕三頭筋 図4ⓒ をトレーニングし，肘関節の動的安定性を獲得する．

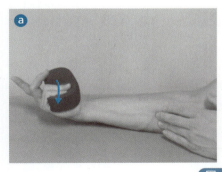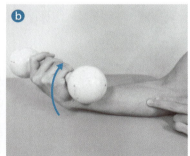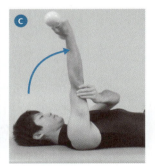

図4 肘関節の動的安定性改善
ⓐ浅指屈筋トレーニング：環指・小指を PIP 関節から曲げる．
ⓑ尺側手根屈筋トレーニング：前腕最大回外位で掌屈し，重錘を持ち上げる（3〜8 kg）．
ⓒ上腕三頭筋トレーニング：前腕回外位で肘を伸展させ，重錘を持ち上げる（1.5〜5 kg）．

(2) 肩甲胸郭機能の改善

- 胸郭の閉鎖に対し，下位胸郭の拡張性改善 図5ⓐ や中位胸郭可動性改善を行う 図5ⓑ．

1 内側側副靱帯（MCL）損傷

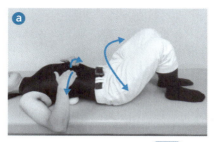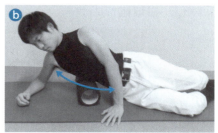

図5 胸郭拡張性の改善
ⓐ下位胸郭モビライゼーション：肋骨下縁を外側に引っ張り，骨盤を回旋させる．
ⓑ中位胸郭モビライゼーション：前鋸筋・外腹斜筋起始部を圧迫し，上下動する．

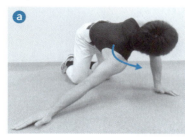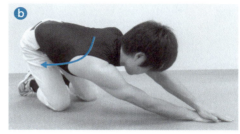

図6 肩甲骨可動性の改善
ⓐ大胸筋のストレッチ：四つ這いで手を身体の遠くにつき，床に肩をつけるように体幹を回旋させる．
ⓑ広背筋のストレッチ：四つ這いで手を対側の手の前につき，体幹を後外側に偏位させる．

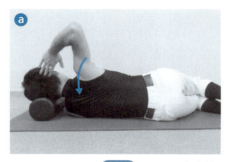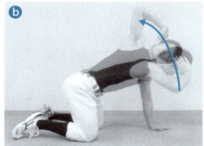

図7 肩甲骨安定性・肩甲胸郭協調性の改善
ⓐ肩甲骨内転エクササイズ：側臥位で手を耳の後ろにし，肩甲骨を内転させる．
ⓑ胸郭拡張・肩甲骨内転エクササイズ：耳の後ろにし，体幹を回旋させながら肩甲骨を内転させる．

- 肩甲骨後傾・肩関節外旋可動域改善のため，大胸筋 図6ⓐ や広背筋 図6ⓑ をストレッチする．
- 側臥位で肩甲骨内転運動を行うことで肩甲挙筋や三角筋の収縮を抑制させ，菱形筋や僧帽筋下部の収縮を促す 図7ⓐ．次に胸郭回旋運動と肩甲骨内転・後傾運動を同時に行い，投球時に必要な胸郭・肩甲骨の可動性を獲得する 図7ⓑ．

(3) 投球動作の改善

- 非投球側の股関節ハムストリングス柔軟性 図8ⓐ と軸足荷重時の腸腰筋機能 図8ⓑ を改善させ，投球動作時の骨盤後傾を抑制する．
- 片脚立位から足接地にかけて腰椎–骨盤の姿勢保持下でのストライド運動を行う 図9 ．
- 投球側の股関節伸展 図10ⓐ および両側股関節外転可動域 図10ⓑ を改善させ，骨盤の並進運動に十分な股関節柔軟性を得る．
- 骨盤の十分な並進運動を練習させ，体幹の投球方向への偏位を抑制する 図11 ．

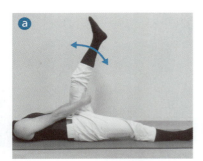 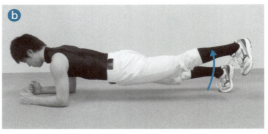

図8 片脚立位の安定性改善トレーニング
ⓐハムストリングスのストレッチ：股関節90°屈曲位より，膝関節を自動伸展する．特に伸張感が強い部分には手で圧迫を加える．
ⓑ腸腰筋トレーニング：オンエルボーの肢位で骨盤を挙上し，非投球側下肢を挙上する．

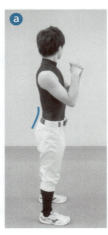 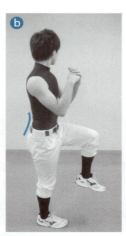 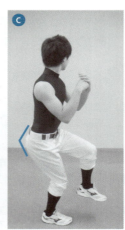 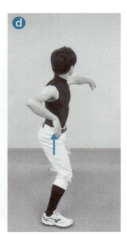

図9 腰椎–骨盤安定下でのストライドエクササイズ
ⓐ立位より，腰椎の自然な前弯を保ちながら，腹部を横に膨らませて立つ．
ⓑ腰椎–骨盤の姿勢を保持したまま，片脚立位をとる．
ⓒ椅子に座るような意識で重心を落とし，骨盤の前方偏位を抑制する．
ⓓ骨盤が投球方向に移動するように意識し，足を着く．

1 内側側副靱帯（MCL）損傷

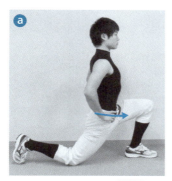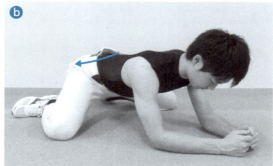

図10 骨盤の並進移動に必要なストレッチ
ⓐ股関節伸展ストレッチ：足を前後に開き，体重を前にかけながら股関節を伸展する．
ⓑ股関節外転ストレッチ：四つ這いで股関節最大外転位にし，骨盤を後方に下げる．

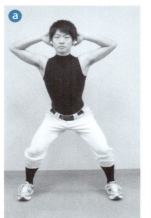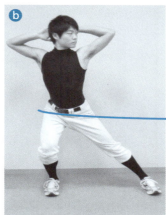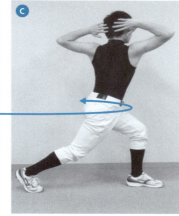

図11 骨盤の並進移動トレーニング
ⓐ肩幅の1.5倍程度に足を広げ，両手を頭の後ろにあてて胸を張り，腰を落とす．
ⓑ肩・股・膝・足が一直線上になるまで，骨盤を軸足方向に並進移動させる．
ⓒ次に踏み込み足に並進移動させ，骨盤を回旋させる．

参考文献

1) Hodgins JL, et al. Epidemiology of Medial Ulnar Collateral Ligament Reconstruction: A 10-Year Study in New York State. Am J Sports Med. 2016; 44: 729-34.
2) Erickson BJ, et al. Is Tommy John Surgery Performed More Frequently in Major League Baseball Pitchers From Warm Weather Areas? Orthop J Sports Med. 2014; 2: 2325967114553916.
3) 坂田淳, 他. 内側型野球肘患者の疼痛出現相における投球フォームの違いと理学所見について 日本整形外科スポーツ医学会雑誌. 2012; 32: 259-266.
4) Fleisig GS, et al. Kinetics of baseball pitching with implications about injury mechanisms. Am J Sports Med. 1995; 23: 233.
5) Aguinaldo AL, et al. Correlation of throwing mechanics with elbow valgus load in adult baseball pitchers. Am J Sports Med. 2009; 37: 2043-8.
6) Oyama S, et al. Effect of excessive contralateral trunk tilt on pitching biomechanics and performance in high school baseball pitchers. Am J Sports Med. 2013; 41: 2430-8.
7) Golan EJ, et al. Isolated ligamentous injury can cause posteromedial elbow instability: a cadaveric study. J Shoulder Elbow Surg. 2016; 25. 2019-24.
8) Park MC, et al. Dynamic contributions of the flexor-pronator mass to elbow valgus stability. J Bone Joint

Surg Am. 2004; 86-A: 2268-74.

9) Van Roy P, et al. Arthro-kinematics of the elbow: study of the carrying angle. Ergonomics. 2005; 48: 1645-56.

10) Pollock JW, et al. Effect of the posterior bundle of the medial collateral ligament on elbow stability. J Hand Surg Am. 2009; 34: 116-23.

11) Naito K, et al. Contributions of the muscular torques and motion-dependent torques to generate rapid elbow extension during overhand baseball pitching. Sports Eng. 2008; 11: 47-56.

12) 坂田淳, 他. 年野球選手における肘内側障害の危険因子に関する前向き研究 整スポ会誌. 2016; 36: 43-51.

〈坂田 淳〉

2 離断性骨軟骨炎（OCD）

・はじめに

離断性骨軟骨炎（OCD）は，学童期の野球選手に発症する．有病率は2-3％と高くないが，病気が進行するまで無症候性であることが多い[1,2]．発見が遅れると手術適応となる場合もあり，早期発見・早期治療が重要である．

A．症状と病態

上腕骨小頭の骨・軟骨に損傷が起こる．適切な修復過程を逸脱すると，透亮像の初期，離断像の進行期，遊離体を形成する終末期に至る進行過程をたどる．離断性骨軟骨炎の場合，症状の出はじめは違和感程度のことが多く，リリース前後で疼痛を訴える場合が多い[3]．また関節内の腫脹と関節可動域制限が観察される．

B．障害発生メカニズム

上腕骨小頭外側は軟骨の剛性が低く[4]，投球時の肘外反ストレスにより小頭に対する圧迫ストレスが加わることで損傷する．加えて，リリースでの前腕回内動作時の橈骨頭回旋による小頭への剪断ストレスも要因として考えられる．

C．整形外科的治療法

治療の第1選択は保存療法である．ただし，小頭の骨端線が閉鎖した分離期後期以降では観血的療法が施行される．

D．肘関節外側の解剖学的特徴

(1) 構造安定化機構

腕橈関節は上腕骨小頭と橈骨頭で構成され，肘外反ストレスの制動に関与する[5,6]．輪状靱帯やRCL，LUCLにより強固に固定され，肘関節の内反や後外側回旋を制動する図1．

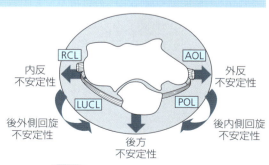

図1 肘関節の静的安定化機構

(2) 機能的安定化機構

前腕回内外運動は，正常では橈骨頭と尺骨頭を結んだラインを軸とし，近位橈尺関節では橈骨頭を中心に回旋し，遠位橈尺関節では尺骨上に橈骨が回る[7]．近位橈尺関節における尺骨橈骨切痕の形状により，前腕回内時，橈骨頭は前方に2mm偏位する[8] 図2ⓐ．また，回内時には尺骨に対する橈骨頭の関節環状面の接触面積が低いことから[9]，近位橈尺関節は構造的に回外位で安定し，回内位で安定性が低下する 図2ⓑ．

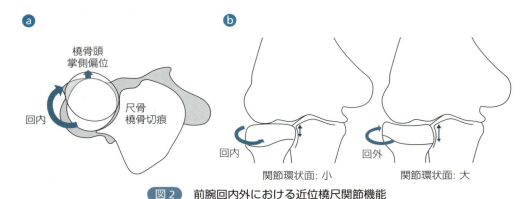

図2 前腕回内外における近位橈尺関節機能
ⓐ前腕回内時，橈骨頭が尺骨橈骨切痕上をすべり，掌側に偏位する．
ⓑ近位橈尺関節環状面の接触面積が回内時は小さく，回外時は大きくなる．

E．OCDと安定化機構や上肢アライメントとの関連 図3

OCD患者の多くは肘外反アライメントに加え，前腕回内拘縮を呈す．前腕回内拘縮は，慢性的な橈骨前方偏位アライメントを形成し，橈骨頭の適合性を不良にさせる．前腕回内位では，腕橈関節の圧を増大させるともいわれており[10,11]，このようなアライメント不良に肘関節外反ストレスが加わることで，小頭へのストレスが増大する．またOCD患者における長期の肘伸展可動域制限は，肩甲骨前傾・肩伸展・肘屈曲位の姿勢を形成する．これにより，肩甲骨下角は浮き上がり（winging），前鋸筋機能低下を引き起こす．特に上肢への長軸方向の力が増大するリリースにおいて，肩甲骨固定性が低下すると，より末梢の肩関節や肘関節への負担が増大する．

OCDに多くみられる投球動作の不良なパターンとして，上肢の運動に依存したリリース，いわゆる"手投げ"の動作があげられる[12]．"手投げ"の原因は，肩甲骨・胸郭の協調性が低下し肩最大外旋からリリースまで肩甲骨内転位を保持できないことがあげられる．また，体幹の早期回旋によるところも大きく，足接地前より体幹が投球方向に回旋することで，リリース付近での体幹の回旋運動が減少し，代償的に上肢の運動が増大する[13]．前述したとおり，体幹の早期回旋は肘外反トルクを増大させる．加えて，肩関節水平内転の増大は肩後方を伸張させ，上腕骨の内旋が減少する．結果として，前腕回内の代償が起こり，小頭への剪断ストレスも増大する．

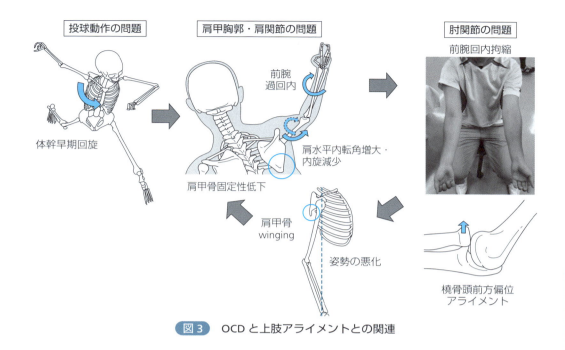

図3　OCDと上肢アライメントとの関連

　体幹の早期回旋の原因の多くは，軸足片脚立位における骨盤の水平面上でのコントロールが不良であることにある[14]．骨盤の回旋が投球側に起きながらも，体幹はつられずに反対側に捻る動きが起こることで，"身体の開き"を抑制することが可能となる．

F．OCDのメディカルリハビリテーション

- LIPUSによる小頭への血流を促すことで，小頭の治癒を促進させる．
- 肘関節の過外反と回内拘縮を改善させることで，腕橈関節の減圧と適合性改善を目指す．
- 肘過外反アライメントの修正には，橈側に付着する筋（腕橈骨筋）の柔軟性を獲得する（前掲 1 内側側副靱帯（MCL）損傷 F. 図3ⓐⓑ（204頁））．
- 近位橈尺関節可動性の改善には，橈骨頭の後方モビライゼーションを行う 図4ⓐ．
- 遠位橈尺関節の可動性を改善させるため，長母指屈筋のストレッチを行う 図4ⓑ．
- 橈骨の運動を誘導しながら肘屈曲伸展運動を行い 図4ⓒ，腕橈関節での正常な屈曲・伸展運動を獲得する．

〔Ⅲ 各論〕第7章 肘 部

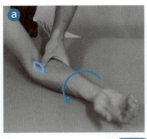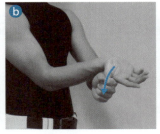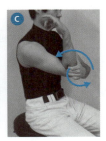

図4　OCDに対する肘ROM改善
ⓐ橈骨頭モビライゼーション：橈骨頭を掌側より後方に押し込みながら，前腕を回外させる．
ⓑ長母指屈筋のストレッチ：母指を下から把持し，前腕回外・手関節が背屈方向に母指を引っ張る．
ⓒ腕橈関節モビライゼーション：橈骨頭を掌側より把持し，回外位での肘屈曲伸展運動を繰り返す．

G．OCDのアスレティックリハビリテーション

(1) 肘周囲筋機能

- OCD患者では肘関節の腫脹や伸展制限に起因する上腕三頭筋機能低下を認める場合が多い．
- 腕橈関節への圧に対して留意し，仰臥位による上腕三頭筋セッティング図5ⓐや，腹臥位，ベッド端に前腕を垂らし，前腕回外位での肘伸展抵抗運動を行う図5ⓑ．

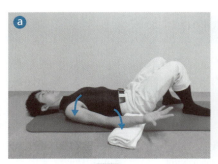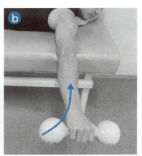

図5　上腕三頭筋のトレーニング
ⓐ上腕三頭筋セッティング：肩甲骨を内転させ，前腕近位部でタオルをつぶすように肘を伸展する．
ⓑ肘伸展トレーニング：前腕を垂らし，前腕回外位で肘を伸展させ，重錘を持ち上げる（1.5–5 kg）．

(2) 肩甲胸郭・肩甲上腕関節機能

- 肩甲骨・上腕骨の良肢位獲得と肩甲骨・胸郭の協調性改善を行う．
- 胸部から腹部にかけてストレッチし，肩甲骨の前傾を改善させる図6ⓐ．

- 肩下方・後下方のストレッチを行うことで上腕骨頭のアライメントと肩内旋可動域の改善を図る 図6ⓑⓒ.
- 前鋸筋をトレーニングし，リリース時の肩甲骨の安定性を改善する 図7ⓐⓑ.
- 肩最大外旋からリリースにかけての肩甲骨内転位保持のため，肩甲骨・胸郭の協調性トレーニングを行う 図8.

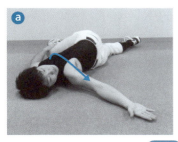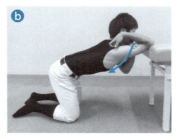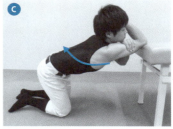

図6　OCD に対する肩甲骨周囲のストレッチ
ⓐ胸部のストレッチ：肩水平外転位とし，体幹を回旋させ，大胸筋から外腹斜筋までストレッチする．
ⓑ上腕三頭筋のストレッチ：骨頭を下方に押し込み，肘屈曲位にて体幹を後ろに引き，肩を屈曲する．
ⓒ肩後下方のストレッチ：ⓓの姿勢より肩内旋位とし，体幹を後側方に引き，肩を水平内転させる．

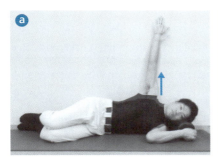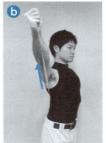

図7　前鋸筋のトレーニング
ⓐ側臥位：肩外転90度，肩甲骨後面を壁から離さないように，肩甲骨を外転させる．
ⓑ立位：肩甲平面状に肩外転位をとり，肩甲骨を外転させることでチューブを引っ張る．

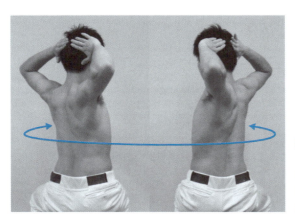

図8　肩甲骨・体幹の協調性トレーニング
両手を後頭部にあて，胸を張り，肩甲骨を内転位に保持し，体幹を投球側・非投球側に回旋させる．

(3) 投球動作の改善
- 体幹の早期回旋を抑制するため，軸足片脚立位における骨盤の水平面上でのコントロールを行う 図9ⓐⓑ．

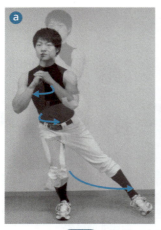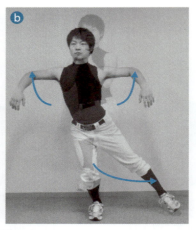

図9 骨盤の水平面におけるコントロール
ⓐ外方リーチ：軸足で片脚立ちとなり，外方に反対足をリーチする．
ⓑ＋上肢挙上：ⓐの動きに加え，同時に両上肢も外転させる．

■ 参考文献
1) Matsuura T, et al. Prevalence of Osteochondritis dissecans of the capitellum in young baseball players: Results based on ultrasonographic findings. Orthop J Sports Med. 2014; 2: 2325967114545298.
2) Kida Y, et al. Prevalence and clinical characteristics of osteochondritis dissecans of the humeral capitellum among adolescent baseball players. Am J Sports Med. 2014; 42: 1963-71.
3) 鈴川仁人, 他. 野球肘の機能解剖学的病態把握と理学療法―肘離断性骨軟骨炎. 理学療法. 2012; 29: 1217-1226.
4) Schenck RC Jr, et al. A biomechanical analysis of articular cartilage of the human elbow and a potential relationship to osteochondritis dissecans. Clin Orthop Relat Res. 1994; 299: 305-12.
5) Beingessner DM, et al. The effect of radial head excision and arthroplasty on elbow kinematics and stability. J Bone Joint Surg Am. 2004; 86-A: 1730-9.
6) Morrey BF, et al. Valgus stability of the elbow. A definition of primary and secondary constraints. Clin Orthop Relat Res. 1991; 265: 187-95.
7) Nakamura T, et al. Functional anatomy of the interosseous membrane of the forearm -dynamic change during rotation- Hand Surg. 1999; 4: 67-73.
8) Baeyens JP, et al. In vivo 3D arthrokinematics of the proximal and distal radioulnar joints during active pronation and supination. Clin Biomech (Bristol, Avon). 2006; 21 Suppl 1: S9-12.
9) Malone PS, et al. Anatomic relationships of the distal and proximal radioulnar joints articulating surface areas and of the radius and ulna bone volumes-implications for biomechanical studies of the distal and proximal radioulnar joints and forearm bones. Front Bioeng Biotechnol. 2016; 4: 61.
10) Diab M, et al. The biomechanical effect of radial shortening on the radiocapitellar articulation. J Bone Joint Surg Br. 2005; 87: 879-83.
11) Morrey BF, et al. Force transmission through the radial head. J Bone Joint Surg Am. 1988; 70: 250-6.
12) 坂田淳, 他. 投球フォームからみた上腕骨小頭離断性骨軟骨炎の危険因子の検討. 整スポ会誌. 2014; 34: 173-178.
13) 坂田淳, 他. 内側型野球肘患者の疼痛出現相における投球フォームの違いと理学所見について. 整スポ会誌. 2012; 32: 259-66.
14) 坂田淳, 他. 少年野球選手における投球側肘外反弛緩性と内側上顆の形状との関連. 整スポ会誌. 2015; 35: 56-62.

〈坂田 淳〉

3 上腕骨外上顆炎

・はじめに

上腕骨外上顆炎はテニス肘とも呼ばれ，主に中高年のラケットスポーツを楽しむ選手に多く発生する．無理をしてスポーツを続けてしまうケースが多く，症状が慢性化し，リハビリテーションが長期化する場合も多い．運動量のコントロールなどの適切な初期対応に加え，再発予防も含めたアスレティックリハビリテーションの遂行が重要である．

A．症状と病態

上腕骨外側上顆に起始をもつ手関節および指伸筋群のうち，特に短橈側手根伸筋（ECRB）の腱付着部症であるとされる[1]．付着部周囲には，症候の要因となりうる豊富な血管，神経組織，滑膜組織を含む滑液包や脂肪性結合組織などがみられる．加齢による腱付着部組織の変性に加え，腱着部にストレスが加わり，周辺組織に炎症が波及することで，疼痛が発生する．同部位の関節内病変として，滑膜ヒダの腕橈関節によるインピンジメントもあり，病態を複雑にさせている．初期はスポーツ活動中あるいは活動後に疼痛が出現し，徐々に日常生活の把持動作でも疼痛が出現する．さらに重症化すると，安静時痛や肘の屈曲伸展などの関節運動時痛も出現するようになる．バックハンドストロークのインパクト時の肘外側部痛が典型的な症状であるが，それ以外に，スピンを強く使ったフォアハンドストロークやサーブでも疼痛が出現する．

B．障害発生メカニズム

従来考えられていたECRBの過剰収縮による腱付着部への牽引ストレスだけでなく，肘関節・前腕運動に伴うECRBの走向変化による腱付着部への剪断ストレスが生じることで，腱付着部症が生じる[1]．

難治性のものでは，関節包外側の断裂やECRBの変性，滑膜ヒダ以外に，滑膜炎や橈骨頭の変性所見など腕橈関節における変形性関節症の初期変化を高頻度に認める．これらは腕橈関節や近位橈尺関節における橈骨異常運動が外側上顆炎に関与する可能性を示唆する．

C．整形外科的治療法

治療方法の第1選択は保存療法である．各種薬物療法やステロイド局所注入療法，エルボーバンドによる装具療法などが行われる．最低6カ月以上の保存療法に抵抗性を示すものは難治性とされ，ECRBの切離などが行われる．

D. 手関節・手部の構造安定化機構

手関節橈側は橈骨と舟状骨, 月状骨で関節をなし(橈骨手根関節), 骨性に安定する一方, 尺側は三角線維軟骨複合体により関節の安定性が保たれるため, 構造的に脆弱となる 図1.

近位手根骨は, 手関節機能に重要であり, 舟状骨, 月状骨, 三角骨, 豆状骨で横アーチを形成する. 遠位手根骨 (大菱形骨, 小菱形骨, 有頭骨, 有鉤骨) は近位手根骨と手根中央関節を形成し, 遠位手根骨が回外位となることで手根骨を安定させる.

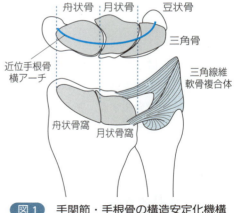

図1 手関節・手根骨の構造安定化機構

E. ECRBの解剖と手関節の機能的安定化機構

ECRBは外側上顆前内側に付着し, 上腕骨小頭から橈骨頭にかけて肘屈曲位では前方を走行し, 伸展に伴い外側に偏位する[2]. 前腕回内外時にも走行が変化し, 回内位にて内側, 回外位にて外側に偏位するという解剖学的特徴をもつ. 周囲の解剖をみると, 腕橈骨筋や長橈側手根伸筋に表層から圧迫され[3], かつ橈骨頭の異常運動により深層 (関節側) からも圧迫される構造となっている.

手関節および手部は, 橈尺側に存在する伸筋[4,5]および屈筋[6,7]により, 機能的に安定する 図2. 特にECRBは, グリップ下での前腕回内時, 回内屈筋群が活動するために手関節の安定化作用として機能し, 前腕回外時には回外の主動作筋としても活動する[4]. インパクト付近では, ECRBと共に, 対角線上に位置する尺側手根屈筋の活動が高まる[8]. 浅指屈筋もまた, 手関節への振動が加わった際に活動が高まる点で重要である[9].

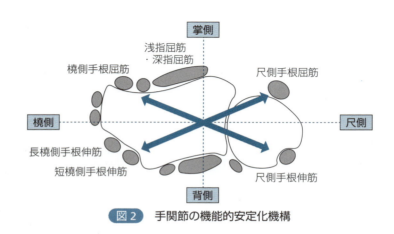

図2 手関節の機能的安定化機構

F．上腕骨外上顆炎と安定化機構や上肢アライメントとの関連 図3

　上腕骨外上顆炎の患者の多くは，小指・環指による握りでなく，示指・中指に力が入った橈側優位のグリップであることが多い．橈側優位のグリップは，ECRBの過活動を生じさせる．その状態で，ストローク動作などで前腕回内外を繰り返すことで，ECRB付着部に張力が加わりながら内外側に走向が偏位し，剪断ストレスが増大する．

　また，橈側に位置する橈側手根屈筋や長母指屈筋のタイトネスを生じさせる．結果，舟状骨の背側偏位が起こり，手部尺側（三角骨・豆状骨）の掌側偏位を助長する．手関節尺側の安定性が低下することで，尺側手根屈筋の活動が低下し，インパクト時の手関節固定力が低下する．代償としてECRBの活動が増大することで，外上顆炎が慢性化することとなる．

　また，橈側優位のグリップでなくとも，肩甲骨の固定性が低下することで，より末梢の関節，特に肘関節・手関節の固定が必要となることも，外上顆炎のリスクとなる．

　加えて上腕骨外上顆炎の患者の中でも，前腕回内拘縮を呈している場合は注意が必要である．前腕回内拘縮は，橈骨頭の異常運動を引き起こす．橈骨の異常運動は橈骨頭とECRBの摩擦を関節側から引き起こし，いわゆる難治性の外上顆炎を引き起こす可能性がある．

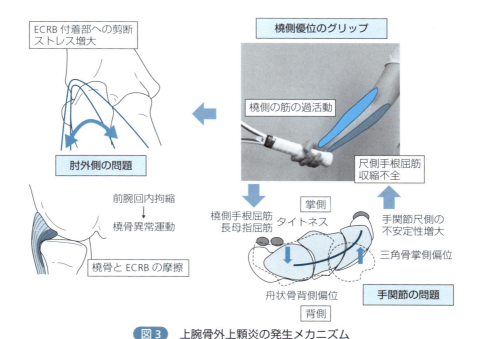

図3　上腕骨外上顆炎の発生メカニズム

G. 上腕骨外上顆炎のメディカルリハビリテーション

- 回内位での把持動作は極力避ける，できるものは反対側を使うなど，日常生活での疼痛管理を徹底するよう指導することが重要である．
- 握力発揮時の肘外側部痛の減弱を目指し，圧痛部位（近位部）を避けながら，腕橈骨筋とECRB間 図4ⓐ，長橈側手根伸筋とECRB間 図4ⓑ の滑走性を改善する．
- 近位手根骨横アーチを形成するため，長母指屈筋のストレッチ 図5ⓐ，舟状骨掌側モビライゼーション 図5ⓑ，三角骨持ち上げエクササイズ 図5ⓒ を行う．

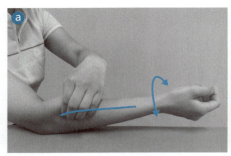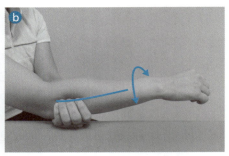

図4　ECRBと周囲筋の滑走性改善
ⓐ腕橈骨筋-ECRB間滑走性改善：上から腕橈骨筋（背側）を把持し，前腕回内外を行う．
ⓑ長橈側手根伸筋-ECRB間滑走性改善：下からECRB（掌側）を把持し，前腕回内外を行う．

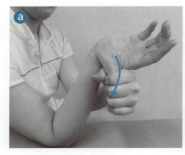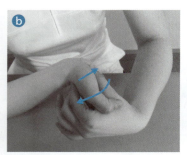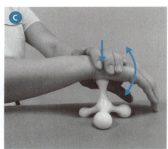

図5　近位手根骨横アーチの改善
ⓐ長母指屈筋のストレッチ：母指を下から把持し，手関節背屈，母指伸展する．
ⓑ舟状骨モビライゼーション：舟状骨を把持し，掌側方向へ押しながら手関節を背屈する．
ⓒ三角骨持ち上げ：三角骨下に物を置き，横アーチを作りながら圧迫し，手関節を掌背屈する．

H. 上腕骨外上顆炎のアスレティックリハビリテーション

（1）前腕周囲筋機能の改善

- 握力発揮時の疼痛消失後，尺側優位のグリップ下での前腕周囲筋トレーニングを行う．
- 小指・環指を用いた浅指屈筋トレーニングを行う 図6ⓐ．

- 尺側優位のグリップのまま，掌屈 図6ⓑ，前腕回内外 図6ⓒⓓ を行う．
- 前腕伸筋の収縮改善と遠心性収縮による組織治癒促進のため，前腕伸筋トレーニングを行う 図7ⓐⓑ．

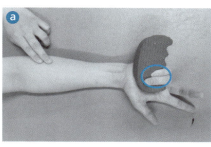
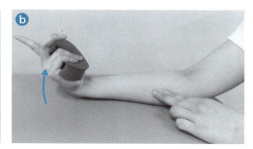
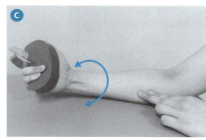
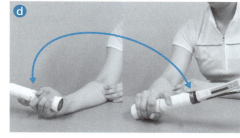

図6　尺側優位グリップでの前腕トレーニング
ⓐ浅指屈筋トレーニング：環指・小指をPIP関節から曲げる．
ⓑ尺側手根屈筋トレーニング：尺側で握りながら，手関節を掌屈する．
ⓒ前腕回内外トレーニング：尺側で握りながら，前腕を回内外させる．
ⓓラケットトレーニング：ラケットを持ちながら，前腕を回内外させる．

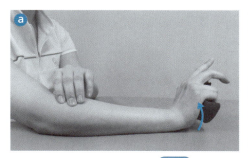
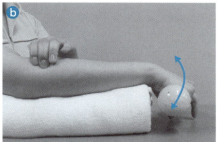

図7　前腕伸筋トレーニング
ⓐ前腕伸筋トレーニング：尺側で握りながら，手関節を小指より背屈する．
ⓑECRB遠心性トレーニング：重錘を握りながら，手関節を掌背屈する．

(2) 肩甲骨部関節機能の改善
- 円背姿勢がみられる場合には，胸椎の伸展可動性を改善させる 図8ⓐ を行う．
- 肩甲骨内転のトレーニングを行い，肩甲骨固定性を改善する 図8ⓑ．

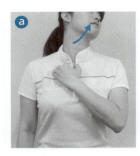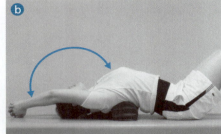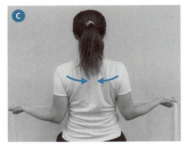

図8　肘外上顆炎に対する肩甲胸郭のトレーニング
ⓐ斜角筋のストレッチ：鎖骨下に手をあて，頚部を伸展・回旋する．
ⓑ胸椎伸展エクササイズ：胸椎後弯の頂点に枕を置き，肩の屈曲伸展を繰り返す．
ⓒ菱形筋トレーニング：肩下垂位で肩甲骨を内転，肩を外旋する．

(3) ストローク，サービス動作の改善
- 肩甲骨内転を用いたストローク，サービス動作を行うことで，肘関節，手関節に加わる負担を減弱させる．
- 肩甲骨内転を意識し，フォアハンドストロークのテイクバック 図9ⓐ やインパクト 図9ⓑ，バックハンドストロークのフォロースルー 図9ⓒ を行う．

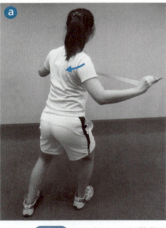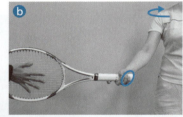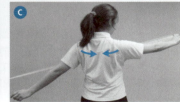

図9　ストローク動作時の肩甲骨安定性トレーニング
ⓐフォアハンドストローク：肩甲骨を内転しながらチューブを引き，テイクバックを行う．
ⓑインパクトでの固定：尺側優位グリップ・肩甲骨内転位を維持し，ラケットで押す．
ⓒバックハンドストローク：両肩甲骨を内転しながら，インパクトまでチューブを引く．

- 肩甲骨内転位を保持した状態で胸郭の回旋を意識したサービス動作 図10 を行い，肩甲骨の安定性を高める．

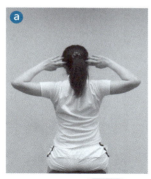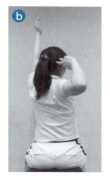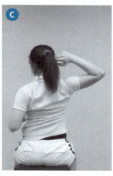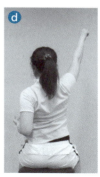

図10 肩甲骨内転位での胸郭回旋を意識したサービス動作
ⓐ坐位で肩甲骨内転する．
ⓑ胸郭を回旋させ，トスをあげる姿位をとる．
ⓒ肩甲骨内転を意識しながら，体幹を回旋させる．
ⓓインパクトの位置まで，肩甲骨内転を維持する．

■ 参考文献
1) 日本整形外科学会診療ガイドライン委員会．東京：南江堂．2006；15-16．
2) Erickson BJ, et al. Is Tommy John Surgery performed more frequently in major league baseball pitchers from warm weather areas? Orthop J Sports Med. 2014; 2: 2325967114553916.
3) Bunata RE, et al. Anatomic factors related to the cause of tennis elbow. J Bone Joint Surg Am. 2007; 89: 1955-63.
4) O'Sullivan LW, et al. Upper-limb surface electro-myography at maximum supination and pronation torques: the effect of elbow and forearm angle. J Electromyogr Kinesiol. 2002; 12: 275-85.
5) Caty V, et al. Wrist stabilisation and forearm muscle coactivation during freestyle swimming. J Electromyogr Kinesiol. 2007; 17: 285-91.
6) Salva-Coll G, et al. The role of the flexor carpi radialis muscle in scapholunate instability. J Hand Surg Am. 2011; 36: 31-6.
7) Esplugas M, et al. Role of muscles in the stabilization of ligament-deficient wrists. J Hand Ther. 2016; 29: 166-74.
8) Sakurai S, et al. Muscle activity and accuracy of performance of the smash stroke in badminton with reference to skill and practice. J Sports Sci. 2000; 18: 901-14.
9) Padulo J, et al. Lower Arm Muscle Activation during Indirect-Localized Vibration: The Influence of Skill Levels When Applying Different Acceleration Loads. Front Physiol. 2016; 7: 242.

〈坂田 淳〉

4 肘関節障害に対する体幹筋トレーニング介入効果のエビデンス

　肘関節に生じるスポーツ障害としては，コンタクトスポーツにおいては接触や転倒により靱帯損傷や脱臼などの急性外傷が発生しやすく，投球を反復する競技やラケット競技ではテニス肘や野球肘，離断性骨軟骨炎などのオーバーユース障害の発生頻度が高い．オーバーユース障害については動作の反復によって一定箇所に過度なストレスが加わり続けることが原因となるため，ストレッチなどのケアや様々な身体機能や動作の改善を実施することが治療および予防として必要となる．

　近位の安定性は遠位の安定性に関与することから，体幹安定性は適切で効率のよい力の伝達や産生のために欠かせないものであり[1]，体幹安定性の欠落は肘関節障害を引き起こすとされている[2,3]．肘関節障害と体幹機能の関係性についてはいくつか報告されており，ソフトボール選手では体幹回旋の可動域が肘関節障害に関与すること[4]，野球選手の投球時に体幹回旋のタイミングが早いと肘外反トルクが大きくなり障害のリスクとなる[5]ことが示されている．また，その他にも野球選手において腰痛が肘関節障害のリスクを増大するとも報告されている[6]．腰痛者では体幹筋機能の低下や筋萎縮などもみられることから，肘関節障害の予防や治療として体幹機能を向上させるためのトレーニングが必要となる．

　前述のように肘関節障害には体幹の機能や動作中の体幹のコントロールが関与するが，予防プログラムとして体幹トレーニングの有効性を調べた研究はほとんどない．ヨット選手を対象に体幹安定化エクササイズを含む複合的なプログラムを実施した研究では，統計的な有意差は認めなかったが，肘や手関節の上肢障害のリスクが0.60（injury/competition day）から0.05に減少したと報告している[7]．

　肘関節の動きや関節や靱帯などにかかる負荷は体幹や肩関節の機能により影響を受けるため，肘関節障害の予防としてより近位となる体幹機能の向上も欠かせない要因の一つである．しかし，その介入研究はほとんど行われていないため，相互の関連性を証明するためにも様々な競技種目で多くの介入研究を実施していくことが必要である．

■ 文献
1) Kibler WB, et al. The role of core stability in athletic function. Sports Med. 2006; 36: 189-98.
2) Kibler WB, et al. Kinetic chain contributions to elbow function and dysfunction in sports. Clin Sports Med. 2004; 23: 545-52.
3) Silfies SP, et al. Critical review of the impact of core stability on upper extremity athletic injury and performance. Braz J Phys Ther. 2015; 19: 360-8.
4) Aragon VJ, et al. Trunk-rotation flexibility in collegiate softball players with or without a history of shoulder or elbow injury. J Athl Train. 2012; 47: 507-13.
5) Aguinaldo AL, et al. Correlation of throwing mechanics with elbow valgus load in adult baseball pitchers. Am J Sports Med. 2009; 37: 2043-8.
6) Sekiguchi T, et al. Youth baseball players with elbow and shoulder pain have both low back and knee pain: a cross-sectional study. Knee Surg Sports Traumatol Arthrosc. 2018; 26: 1927-35.
7) Hadala M, et al. Different strategies for sports injury prevention in an America's Cup yachting crew. Med Sci Sports Exerc. 2009; 41: 1587-96.

〈今井　厚〉

索引

あ

アウターユニット後斜系 64, 65, 100, 142
アウターユニット前斜系 99, 130, 166
アキレス腱 40, 45
アキレス腱症 43, 45
アキレス腱障害 45
アキレス腱付着部症 45
アクティブストレッチ 130
アライメント 132

い

インソール 40, 53
インピンジメント障害 7
インピンジメントテスト 105

う

運動器の stage 分類 3

え

円背姿勢 220

か

外転筋 131
外反 74
外反ストレステスト 70
外腹斜筋 13, 42
外乱刺激 77, 98, 165
片脚デッドリフト 76, 90
片脚バックブリッジ 89
片脚ブリッジ 75
下腿三頭筋 42
肩関節障害のリスクファクター 191
下部大臀筋 89, 142, 143
寛骨臼大腿インピンジメント 121
関節運動の不安定性 7
関節筋 62
関節唇損傷 118
患部外トレーニング 88

き

臼蓋関節唇損傷 103
臼蓋大腿インピンジメント 103
急性鼠径部痛 105
胸郭 166, 194, 195
胸腰筋膜 143
距骨 54
距骨下関節 54
距腿関節 54
近位手根骨横アーチ 216
筋筋膜経線 25
筋筋膜コルセット様システム 146
筋筋膜性腰痛 158
筋付着部障害 158

く

グローイントライアングル 117
グローイントライアングル上方 124
グローイントライアングル内部 124
グローインペインシンドローム 116
グローバル筋 12, 145, 164

け

牽引性障害 6
肩甲胸郭 212
肩甲胸郭関節機能 204

こ

後距腓靱帯 34
後脛骨筋 41, 50, 53
後脛骨筋腱 32
後踵骨滑液包 46
広背筋 143
後方重心 74
後方重心姿勢 67
絞扼性障害 156
股関節関節唇損傷 103
股関節内転筋 99
骨間距踵靱帯 32
骨盤後傾 165
骨盤・股関節のマルアライメント 119
骨盤固定 165
コーディネート相 110, 113, 122, 124
コペンハーゲン内転エクササイズ 128
固有感覚受容器 36

さ

サイドブリッジ 60, 92
サスペンション 84
三角骨掌側偏位 217
三角靱帯 32, 48, 54
三次元的安定性 101

し

指床間距離 155
舟状骨 54
舟状骨背側偏位 217
重心制動 67
受動的治療 122
踵骨 54
上肢挙上位 143, 194, 196, 199, 200
踵腓靱帯 32, 48
踵部脂肪体 42
上腕骨外上顆炎 215
神経根絞扼性障害 156
シンスプリント 45, 52, 66
深部筋群 145

す

スタビライズ相 110, 113, 124
ストライド 86
ストレッチ 82, 89
ストレッチ痛 87
スポーツヘルニア 116, 122
スリング 90, 99, 143, 197

索　引

せ

セッティング	82, 83
前距腓靱帯	32, 48
先行収縮	197, 199
前斜系	131, 133
浅層筋群	145
仙腸関節機能障害	120, 134
仙腸関節の可動性	135
仙腸関節の障害発生メカニズム	135
前方引き出しテスト	71
前腕回内拘縮	210

そ

足圧中心	66, 74
足関節捻挫	32
足関節不安定症	32
足底腱膜	39, 54
足底腱膜炎	39, 45
側腹筋群	131, 132
足部・足関節障害のリスクファクター	59
側方安定性	62, 66
鼠径管関連痛	118
鼠径管後壁損傷	116, 122
鼠径靱帯	120
鼠径部障害のリスクファクター	127
鼠径部痛症候群	116
組織間リリース®	108, 122

た

体幹安定化エクササイズ	162, 191, 222
体幹エクササイズ	60
体幹過度側屈	202
体幹筋肉離れ	158
体幹装具（コルセット）	151
体幹の早期回旋	211
退行変性	39
大腿筋膜張筋	63
大腿骨頭の求心性	111
大腿骨頭の前方偏位	120
大腿四頭筋セッティング	73
大腿直筋反回頭	112
大臀筋	49, 62, 75, 88, 98, 100, 101, 142

大腰筋	15
多関節筋	7, 63
多裂筋	14
単関節筋	7
単関節筋機能不全	8

ち

恥骨関連痛	118
恥骨結合の偏位	120
恥骨結合の開大	120
肘外反アライメント	210
肘外反制動機構	202
肘外反トルク	201
中臀筋	49, 62, 75, 98, 101
肘内側側副靱帯損傷	201
長趾屈筋	41, 53
長短足底靱帯	41
長腓骨筋	41
腸腰筋	167
腸腰筋関連痛	118

つ

椎間関節ブロック注射	151
椎間板ヘルニア	154
椎間板変性	154

て

テニス肘	215

と

橈骨異常運動	215
橈側優位グリップ	217
疼痛除去テスト	137
動的安定性	200

な

内側広筋	75, 83, 99
内側縦アーチ	54
内転筋関連痛	118
内転筋群	131, 132
内腹斜筋	13, 165

に

二関節筋	85
ニュートラルスタンス	77
ニュートラルゾーン	148

の

能動的治療	122
ノルディックハムストリング	95

は

ハイアーチ	40
バックブリッジ	64, 84
パトリックテスト	107
ばね靱帯	41
ハーフスクワット	74
ハムストリングス	84, 85, 86, 88, 90, 91, 100
パラテノン	40
バランスディス	77
バランスマット	77
パワーポジション	76, 77

ひ

微細損傷	2
膝関節障害のリスクファクター	92
膝崩れ	71
肘下がり	203
引っ張り障害	6
ヒップリフト	92
腓腹筋	49
ヒラメ筋	49, 53
ヒールスライド	73

ふ

腹横筋	14, 164
腹横筋の単独収縮	139
腹直筋	13, 42
腹部引き込み運動	164
腹筋運動	26
フットストライク	85
フロントブリッジ	75, 99, 167, 195, 198
プローンブリッジ	60, 92
分節的安定性	164

へ

変形性股関節症患者	108

ほ

母趾球	67

み

ミクリッツ線	69

よ

腰椎椎間関節障害	144
腰椎椎間板障害	154
腰椎椎弓疲労骨折	144
腰椎椎弓分離症	144
腰部障害のリスクファクター	161
腰方形筋	15

り

リアライン・コンセプト	110
リアライン相	110, 111, 123
離断性骨軟骨炎	209
両脚バックブリッジ	89

れ

レッグエクステンション	82, 83
レッグカール	84
レッグカール動作	74

ろ

ローアーチ	40
ローカル筋	12, 145, 164, 165
ロシアンハムストリングス	90
ロッキング	80

数字

3 次元的動力	64

A

α 角	106
ACL	70, 72
ACL 損傷	71
ACL 不全膝	82
Active SLR	27
active treatment	122
Ankle strategy	67

B

BMI	81

C

Cam 変形	104
CE 角	106, 110
CKC トレーニング	66, 74, 82, 83, 133, 143
Coper	71
cross motion	118

D

Draw-in	19

E

Elbow-knee	166, 195
Elbow-toe	75, 83, 99

F

feedforward 作用	17
femoroacetabular impingement: FAI	103, 118, 121
FIFA The 11 +	92, 161
FNS 角	110
force closure	137, 142
Front bridge	166
FTA	69

H

Hand-knee	166
Harmoknee program	92
hoop stress	79

I

ISR	108

K

Knäkontroll	92

Knee-in

Knee-in	75, 77

L

Lachman test	71

M

MCL	70, 72
MCL 損傷	71, 201
Medial Tibial Stress Syndrome: MTSS	52
MR 拡散強調画像	23
musculofascial corset-like system	146

O

OCD	209
OKC	82
one unit theory	146
OSTRC shoulder injury prevention program	192
overhead sports	194

P

passive treatment	122
Pincer 変形	104

R

RICE 処置	34, 53, 88

S

Sealing 機能	107
Shenton line	110
Sit-up	26
suction 機能	107

W

winging	210

編 者 略 歴

金岡恒治（かねおか こうじ）

1988 年筑波大学を卒業した脊椎専門の整形外科医師．筑波大学整形外科
講師を務めた後，2007 年から早稲田大学スポーツ科学学術院准教授，
2012 年より同教授．シドニー，アテネ，北京五輪の水泳チームドク
ターを務め，ロンドン五輪には JOC 本部ドクターとして帯同．

委員等：日本水泳連盟理事・医事委員長，JSPO スポーツ医科学専門委
員会委員，アスレティックトレーナー部会員，JOC 情報医科学
専門部会員，JSC スポーツ事故防止対策協議会委員，
Tokyo2020 組織委員会アドバイザーほか

著書：『腰痛のプライマリケア』（2018，文光堂），『プロフェッショナル
腰痛診療』（編著，2018，中外医学社）など

スポーツ傷害 予防と治療のための
体幹モーターコントロール　　　　　　©

| 発　行 | 2019 年 7 月 10 日　　1 版 1 刷 |
| | 2020 年 7 月 10 日　　1 版 2 刷 |

編著者　　金 岡 恒 治

発行者　　株式会社　中 外 医 学 社
　　　　　代表取締役　青 木　　滋
　　　　　〒162-0805 東京都新宿区矢来町62
　　　　　電　話　　　（03）3268-2701（代）
　　　　　振替口座　　00190-1-98814 番

印刷・製本／三報社印刷（株）　　　＜MM・YK＞
ISBN 978-4-498-07316-6　　　　Printed in Japan

JCOPY ＜(社)出版者著作権管理機構 委託出版物＞

本書の無断複製は著作権法上での例外を除き禁じられています．
複製される場合は，そのつど事前に，(社)出版者著作権管理機構
（電話 03-5244-5088，FAX 03-5244-5089，e-mail: info@jcopy.
or.jp）の許諾を得てください．